国家卫生健康委员会"十四五"规划教材

全国高等中医药教育教材

供中医学、针灸推拿学、中西医临床医学等专业用

中国古代哲学

第 3 版

中醫

主　编　崔瑞兰

副主编　王　新　李　俊　周晓菲

编　委　（以姓氏笔画为序）

王　新（长春中医药大学）　　　张龙成（成都中医药大学）

关素华（南京中医药大学）　　　周晓菲（北京中医药大学）

许　伟（山东中医药大学）　　　崔瑞兰（山东中医药大学）

严家凤（安徽中医药大学）　　　韩彦华（黑龙江中医药大学）

李　俊（山西中医药大学）　　　程　佩（江西中医药大学）

李国荣（广州中医药大学）　　　谢雪姣（湖南中医药大学）

杨卫东（云南中医药大学）　　　魏孟飞（河南中医药大学）

张大川（天津中医药大学）

秘　书　丛日坤（山东中医药大学）

人民卫生出版社

·北京·

图书在版编目（CIP）数据

中国古代哲学/崔瑞兰主编. —3 版. —北京：
人民卫生出版社，2024.4（2025.5 重印）
ISBN 978-7-117-36260-3

Ⅰ.①中… Ⅱ.①崔… Ⅲ.①古代哲学–中国–中医
学院–教材 Ⅳ.①B21

中国国家版本馆 CIP 数据核字（2024）第 083894 号

人卫智网　www.ipmph.com	医学教育、学术、考试、健康，购书智慧智能综合服务平台	
人卫官网　www.pmph.com	人卫官方资讯发布平台	

中国古代哲学
Zhongguo Gudai Zhexue
第 3 版

主　　编：崔瑞兰
出版发行：人民卫生出版社（中继线 010-59780011）
地　　址：北京市朝阳区潘家园南里 19 号
邮　　编：100021
E - mail：pmph @ pmph.com
购书热线：010-59787592　010-59787584　010-65264830
印　　刷：三河市潮河印业有限公司
经　　销：新华书店
开　　本：850×1168　1/16　　印张：11
字　　数：288 千字
版　　次：2012 年 6 月第 1 版　　2024 年 4 月第 3 版
印　　次：2025 年 5 月第 2 次印刷
标准书号：ISBN 978-7-117-36260-3
定　　价：52.00 元

打击盗版举报电话：010-59787491　E-mail：WQ @ pmph.com
质量问题联系电话：010-59787234　E-mail：zhiliang @ pmph.com
数字融合服务电话：4001118166　E-mail：zengzhi @ pmph.com

◇◇◇ 数字增值服务编委会 ◇◇◇

主　编　崔瑞兰

副主编　王　新　李　俊　周晓菲

编　委　（以姓氏笔画为序）

王　新（长春中医药大学）

关素华（南京中医药大学）

许　伟（山东中医药大学）

严家凤（安徽中医药大学）

李　俊（山西中医药大学）

李国荣（广州中医药大学）

杨卫东（云南中医药大学）

张大川（天津中医药大学）

张龙成（成都中医药大学）

周晓菲（北京中医药大学）

崔瑞兰（山东中医药大学）

韩彦华（黑龙江中医药大学）

程　佩（江西中医药大学）

谢雪姣（湖南中医药大学）

魏孟飞（河南中医药大学）

秘　书　丛日坤（山东中医药大学）

◇◇◇ 修 订 说 明 ◇◇◇

为了更好地贯彻落实党的二十大精神和《"十四五"中医药发展规划》《中医药振兴发展重大工程实施方案》及《教育部 国家卫生健康委 国家中医药管理局关于深化医教协同进一步推动中医药教育改革与高质量发展的实施意见》的要求,做好第四轮全国高等中医药教育教材建设工作,人民卫生出版社在教育部、国家卫生健康委员会、国家中医药管理局的领导下,在上一轮教材建设的基础上,组织和规划了全国高等中医药教育本科国家卫生健康委员会"十四五"规划教材的编写和修订工作。

党的二十大报告指出:"加强教材建设和管理""加快建设高质量教育体系"。为做好新一轮教材的出版工作,人民卫生出版社在教育部高等学校中医学类专业教学指导委员会、中药学类专业教学指导委员会、中西医结合类专业教学指导委员会和第三届全国高等中医药教育教材建设指导委员会的大力支持下,先后成立了第四届全国高等中医药教育教材建设指导委员会和相应的教材评审委员会,以指导和组织教材的遴选、评审和修订工作,确保教材编写质量。

根据"十四五"期间高等中医药教育教学改革和高等中医药人才培养目标,在上述工作的基础上,人民卫生出版社规划、确定了中医学、针灸推拿学、中医骨伤科学、中药学、中西医临床医学、护理学、康复治疗学7个专业155种规划教材。教材主编、副主编和编委的遴选按照公开、公平、公正的原则进行。在全国60余所高等院校4 500余位专家和学者申报的基础上,3 000余位申报者经教材建设指导委员会、教材评审委员会审定批准,被聘任为主编、副主编、编委。

本套教材的主要特色如下:

1. **立德树人,思政教育** 教材以习近平新时代中国特色社会主义思想为引领,坚守"为党育人、为国育才"的初心和使命,坚持以文化人,以文载道,以德育人,以德为先。将立德树人深化到各学科、各领域,加强学生理想信念教育,厚植爱国主义情怀,把社会主义核心价值观融入教育教学全过程。根据不同专业人才培养特点和专业能力素质要求,科学合理地设计思政教育内容。教材中有机融入中医药文化元素和思想政治教育元素,形成专业课教学与思政理论教育、课程思政与专业思政紧密结合的教材建设格局。

2. **准确定位,联系实际** 教材的深度和广度符合各专业教学大纲的要求和特定学制、特定对象、特定层次的培养目标,紧扣教学活动和知识结构。以解决目前各院校教材使用中的突出问题为出发点和落脚点,对人才培养体系、课程体系、教材体系进行充分调研和论证,使之更加符合教改实际、适应中医药人才培养要求和社会需求。

3. **夯实基础,整体优化** 以科学严谨的治学态度,对教材体系进行科学设计、整体优化,体现中医药基本理论、基本知识、基本思维、基本技能;教材编写综合考虑学科的分化、交叉,既充分体现不同学科自身特点,又注意各学科之间有机衔接;确保理论体系完善,知识点结合完备,内容精练、完整,概念准确,切合教学实际。

4. **注重衔接,合理区分** 严格界定本科教材与职业教育教材、研究生教材、毕业后教育教材的知识范畴,认真总结、详细讨论现阶段中医药本科各课程的知识和理论框架,使其在教材中得以凸

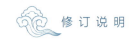

显,既要相互联系,又要在编写思路、框架设计、内容取舍等方面有一定的区分度。

5. 体现传承,突出特色 本套教材是培养复合型、创新型中医药人才的重要工具,是中医药文明传承的重要载体。传统的中医药文化是国家软实力的重要体现。因此,教材必须遵循中医药传承发展规律,既要反映原汁原味的中医药知识,培养学生的中医思维,又要使学生中西医学融会贯通;既要传承经典,又要创新发挥,体现新版教材"传承精华、守正创新"的特点。

6. 与时俱进,纸数融合 本套教材新增中医抗疫知识,培养学生的探索精神、创新精神,强化中医药防疫人才培养。同时,教材编写充分体现与时代融合、与现代科技融合、与现代医学融合的特色和理念,将移动互联、网络增值、慕课、翻转课堂等新的教学理念和教学技术、学习方式融入教材建设之中。书中设有随文二维码,通过扫码,学生可对教材的数字增值服务内容进行自主学习。

7. 创新形式,提高效用 教材在形式上仍将传承上版模块化编写的设计思路,图文并茂、版式精美;内容方面注重提高效用,同时应用问题导入、案例教学、探究教学等教材编写理念,以提高学生的学习兴趣和学习效果。

8. 突出实用,注重技能 增设技能教材、实验实训内容及相关栏目,适当增加实践教学学时数,增强学生综合运用所学知识的能力和动手能力,体现医学生早临床、多临床、反复临床的特点,使学生好学、临床好用、教师好教。

9. 立足精品,树立标准 始终坚持具有中国特色的教材建设机制和模式,编委会精心编写,出版社精心审校,全程全员坚持质量控制体系,把打造精品教材作为崇高的历史使命,严把各个环节质量关,力保教材的精品属性,使精品和金课互相促进,通过教材建设推动和深化高等中医药教育教学改革,力争打造国内外高等中医药教育标准化教材。

10. 三点兼顾,有机结合 以基本知识点作为主体内容,适度增加新进展、新技术、新方法,并与相关部门制定的职业技能鉴定规范和国家执业医师(药师)资格考试有效衔接,使知识点、创新点、执业点三点结合;紧密联系临床和科研实际情况,避免理论与实践脱节、教学与临床脱节。

本轮教材的修订编写,教育部、国家卫生健康委员会、国家中医药管理局有关领导和教育部高等学校中医学类专业教学指导委员会、中药学类专业教学指导委员会、中西医结合类专业教学指导委员会等相关专家给予了大力支持和指导,得到了全国各医药卫生院校和部分医院、科研机构领导、专家和教师的积极支持和参与,在此,对有关单位和个人表示衷心的感谢!为了保持教材内容的先进性,在本版教材使用过程中,我们力争做到教材纸质版内容不断勘误,数字内容与时俱进,实时更新。希望各院校在教学使用中,以及在探索课程体系、课程标准和教材建设与改革的进程中,及时提出宝贵意见或建议,以便不断修订和完善,为下一轮教材的修订工作奠定坚实的基础。

人民卫生出版社

2023 年 3 月

◇◇◇ 前　言 ◇◇◇

中国古代哲学是系统介绍中国古代哲学的思想体系和发展脉络以及人们对世界、社会和人生认识的学科。中国古代哲学是中医研读者的专业提高课，是高层次中医药人才培养的重要课程。通过对本课程的学习，可以帮助大学生了解和掌握中医学的哲学基础，提高医学生的哲学思维能力，增强医学生的文化自信。

《中国古代哲学》系统介绍了中国古代哲学主要派别的基本思想，结合中医药特点，着重对中国古代哲学思想与中医学形成和发展的关联性进行诠释和说明。由此，本教材的修订在承继 2 版教材特色和精华的基础上着重突出以下三个方面的特色：①突出中医药特色；②强化课程思政功能；③注重教材内容的时代性。本次修订以坚持"三基六性"为原则，突出中国古代哲学对中医学影响的阐释，增加了课程思政的相关内容。为了让本教材的内容更加丰富精细，更加适合中医研读者使用，在医学生哲学思维的培养中发挥更大作用，提高课程育人质量，本教材紧密结合当代中医药学发展和卫生事业改革中呈现出的哲学问题进行探索，并积极吸收借鉴国内外专家学者最新的研究成果，从而使教材内容具有鲜明的时代性、学理性、先进性。

本教材适用于高等中医药院校中医学、中西医临床医学、针灸推拿学等专业学生学习，同时，也适用于广大中华传统文化爱好者学习使用。

本教材在 2 版基础上，由崔瑞兰提出编写大纲及整体构想，经过主编人会议、编写会议、定稿会议等，由编委会全体成员共同努力完成。全书由崔瑞兰修改、统稿、定稿，王新、李俊和周晓菲三位副主编对部分章节进行了统稿，许伟、丛日坤两位老师协助主编做了大量具体工作。具体编写分工如下：崔瑞兰、许伟编写绪论，程佩、韩彦华编写第一章，周晓菲编写第二章，李俊编写第三章，王新编写第四章，魏孟飞、杨卫东编写第五章，张龙成编写第六章，李国荣、严家凤编写第七章，关素华编写第八章，谢雪姣、张大川编写第九章。

本教材的编写得到了人民卫生出版社和各编写单位的大力支持。同时，在编写过程中，我们还吸收借鉴了国内外有关专家和学者的一些最新研究成果。在此，编委会一并致以诚挚谢意！

由于修订者水平和时间有限，不足之处恳请广大读者和专家批评指正，以便今后进一步修订完善。

编者

2023 年 4 月

◇◇◇ 目　　录 ◇◇◇

绪论 ……………………………………………………………………………… 1
　　一、哲学概述 ………………………………………………………………… 1
　　二、中国古代哲学的发展历程 ……………………………………………… 2
　　三、中国古代哲学的特征 …………………………………………………… 5
　　四、中国哲学与中医学的关系 ……………………………………………… 7
　　五、学习中国古代哲学的方法 ……………………………………………… 10

第一章　《周易》和阴阳、五行思想 ……………………………………………… 12
　第一节　《周易》 ……………………………………………………………… 12
　　一、《周易》的构成与性质 ………………………………………………… 12
　　二、《易经》的内容及其评价 ……………………………………………… 13
　　三、《易传》的内容及其哲学思想 ………………………………………… 16
　第二节　阴阳思想 ……………………………………………………………… 17
　　一、阴阳的渊源与含义 ……………………………………………………… 17
　　二、阴阳的属性与关系 ……………………………………………………… 20
　第三节　五行思想 ……………………………………………………………… 22
　　一、五行的渊源与含义 ……………………………………………………… 22
　　二、五行的分类与关系 ……………………………………………………… 23
　第四节　《周易》及阴阳、五行思想对中医学的影响 ……………………… 24
　　一、《周易》对中医学的影响 ……………………………………………… 24
　　二、阴阳思想在中医学中的应用 …………………………………………… 27
　　三、五行思想在中医学中的应用 …………………………………………… 28

第二章　先秦道家思想 …………………………………………………………… 30
　第一节　老子"道"为万物本源的哲学 ……………………………………… 30
　　一、老子其人 ………………………………………………………………… 30
　　二、"道"的基本内涵 ……………………………………………………… 31
　　三、"反者道之动"的辩证法 ……………………………………………… 32
　　四、"静观""玄览"的认识论 …………………………………………… 33
　　五、"无为而治"的政治观 ………………………………………………… 34
　第二节　庄子"道通为一"的哲学 …………………………………………… 34
　　一、庄子其人 ………………………………………………………………… 34
　　二、以"道"为本原的宇宙观 ……………………………………………… 35

三、"道通为一"的认识论 ……………………………………………………………… 36

四、"无待"的人生哲学 ………………………………………………………………… 37

五、"恬淡""虚无"的养生观 ………………………………………………………… 38

第三节　道家哲学对中医学的影响 ……………………………………………………… 40

一、天人合一的整体观 ………………………………………………………………… 40

二、尊生贵德 …………………………………………………………………………… 41

第三章　先秦儒家哲学 ……………………………………………………………………… 44

第一节　孔子以"仁"为核心的哲学 …………………………………………………… 44

一、孔子其人及其儒家思想 …………………………………………………………… 44

二、"仁"学思想 ……………………………………………………………………… 45

三、"天命"论思想 …………………………………………………………………… 46

四、"中庸"思想 ……………………………………………………………………… 47

五、"生而知之"与"学而知之"的认识论 ………………………………………… 48

第二节　孟子以"人性善"为核心的哲学思想 ………………………………………… 49

一、孟子其人 …………………………………………………………………………… 49

二、人性本善论 ………………………………………………………………………… 50

三、重义轻利的价值观 ………………………………………………………………… 51

四、"尽心、知性、知天"的认识论 ………………………………………………… 51

五、仁政学说 …………………………………………………………………………… 52

第三节　荀子以"人性恶"为核心的哲学思想 ………………………………………… 53

一、荀子其人 …………………………………………………………………………… 53

二、"性恶论"与"化性起伪" ……………………………………………………… 53

三、"天人之分"的自然观 …………………………………………………………… 54

四、"隆礼""重法"的政治主张 …………………………………………………… 55

第四节　先秦儒家思想对中医学的影响 ………………………………………………… 56

一、儒家的"中庸"之道奠定中医阴阳平衡观念 …………………………………… 56

二、儒家"仁爱"思想促进中医伦理道德的形成 …………………………………… 57

三、儒医推动中医学的传承与发展 …………………………………………………… 59

第四章　先秦墨家、名家、兵家与法家思想 …………………………………………… 61

第一节　墨家思想 ………………………………………………………………………… 61

一、墨子哲学思想 ……………………………………………………………………… 62

二、后期墨家思想 ……………………………………………………………………… 67

三、墨学对中医学基础理论形成的影响 ……………………………………………… 69

第二节　名家思想 ………………………………………………………………………… 69

一、惠施的"合同异" ………………………………………………………………… 69

二、公孙龙的"离坚白" ……………………………………………………………… 70

第三节　兵家思想 ………………………………………………………………………… 71

一、孙子的兵家思想 …………………………………………………………………… 71

二、孙膑的哲学思想 …………………………………………………………………… 73

三、兵家学说对中医学的贡献 ………………………………………………………… 75

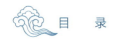
第四节　法家思想 ……………………………………………………………… 76
一、前期法家思想 ………………………………………………………… 76
二、韩非子的法家哲学思想 ……………………………………………… 76
三、法家思想对中医学的影响 …………………………………………… 78

第五章　两汉哲学 ……………………………………………………………… 79
第一节　黄老学派的哲学思想 ………………………………………………… 79
一、《论六家之要指》中的道家要旨 …………………………………… 79
二、《淮南子》的宇宙演化论 …………………………………………… 80
三、《老子河上公章句》"身国同治"的思想 ………………………… 81
第二节　董仲舒的哲学思想 …………………………………………………… 83
一、"天人感应"的天人学说 …………………………………………… 83
二、"阳尊阴卑"的阴阳学说 …………………………………………… 85
三、"深察名号"的认识论 ……………………………………………… 86
第三节　王充的哲学思想 ……………………………………………………… 87
一、元气自然论 …………………………………………………………… 88
二、"实知""知实"的认识论 ………………………………………… 91
第四节　两汉哲学对中医学的影响 …………………………………………… 92
一、两汉道学与中医学 …………………………………………………… 92
二、两汉儒学与中医学 …………………………………………………… 94
三、两汉的天地之学与中医学 …………………………………………… 97

第六章　魏晋玄学和道教哲学 ………………………………………………… 99
第一节　王弼的"贵无论" …………………………………………………… 99
一、"以无为本"的本体论 …………………………………………… 100
二、"得意忘象"的认识论 …………………………………………… 101
三、"静为躁君"的运动观 …………………………………………… 102
第二节　裴頠、郭象的哲学思想 …………………………………………… 103
一、裴頠的"崇有论"思想 …………………………………………… 103
二、郭象的"独化"论自然观和"无为"的政治观 ………………… 104
三、郭象的因果各自成体的形而上学 ………………………………… 106
第三节　道教哲学 …………………………………………………………… 107
一、道教的形成和概况 ………………………………………………… 107
二、葛洪和陶弘景的道教哲学思想 …………………………………… 109
第四节　道教对中医药学的影响 …………………………………………… 111
一、道教养生哲学 ……………………………………………………… 111
二、道医对中医学的推动作用 ………………………………………… 112
三、道医对中药学的推动作用 ………………………………………… 112
四、道教经典对医疗实践的总结 ……………………………………… 113

第七章　隋唐哲学 …………………………………………………………… 114
第一节　隋唐时期的佛教哲学 ……………………………………………… 114

一、佛教的创始与西典东来 ……………………………………………………… 115

二、华严宗的哲学思想 …………………………………………………………… 117

三、禅宗的哲学思想 ……………………………………………………………… 119

第二节　反佛斗争中新儒学的兴起 …………………………………………… 121

一、韩愈的道统哲学 ……………………………………………………………… 121

二、李翱的哲学思想 ……………………………………………………………… 124

第三节　天人关系发展的新阶段 ……………………………………………… 125

一、柳宗元的元气自然观 ………………………………………………………… 125

二、刘禹锡的"天人交相胜"思想 ……………………………………………… 126

第四节　隋唐哲学对中医学的影响 …………………………………………… 128

一、禅宗对中医学的启示 ………………………………………………………… 129

二、"道统论"对中医学的影响 ………………………………………………… 130

第八章　宋明理学 ……………………………………………………………… 132

第一节　宋明理学的兴起 ……………………………………………………… 132

一、宋明理学的产生和发展 ……………………………………………………… 132

二、理学的学术特点 ……………………………………………………………… 133

第二节　张载的气学思想 ……………………………………………………… 133

一、"太虚即气" ………………………………………………………………… 134

二、"气"与"性" ……………………………………………………………… 134

三、气化流行 ……………………………………………………………………… 135

第三节　程朱理学 ……………………………………………………………… 136

一、二程的理学思想 ……………………………………………………………… 136

二、理学的集大成者——朱熹 …………………………………………………… 138

第四节　陆王心学 ……………………………………………………………… 141

一、陆象山的心本论 ……………………………………………………………… 141

二、王守仁的"心学" …………………………………………………………… 143

第五节　宋明理学与中医学 …………………………………………………… 145

一、气学理论对中医学的影响 …………………………………………………… 145

二、理学伦理观对中医学的影响 ………………………………………………… 145

三、格物思想对中医学的影响 …………………………………………………… 146

第九章　清代哲学 ……………………………………………………………… 148

第一节　王夫之的哲学思想 …………………………………………………… 148

一、"太虚即气""理依于气"的自然观 ………………………………………… 149

二、"太虚本动""气化日新"的辩证发展观 …………………………………… 150

三、"能必副其所"和"行可兼知"的认识论 ………………………………… 152

四、"理势合一"的历史观 ……………………………………………………… 153

五、"日生日成"的人性论与理欲之辨 ………………………………………… 154

第二节　颜元、戴震的哲学思想 ……………………………………………… 155

一、颜元的自然人性论和重习行的认识论 ……………………………………… 155

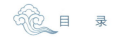

二、戴震的认识论和对理欲之辨的批判 ································· 158
第三节　清代哲学对中医学的影响 ································· 160
一、清代朴素唯物主义对中医学的影响 ························· 160
二、清代经世致用的实学思潮对中医药学的影响 ················· 161

主要参考书目 ································· 163

◇◇◇ 绪　　论 ◇◇◇

📝 学习目标

1. 了解哲学的概念和哲学的学科特征；中国哲学与中医学的关系。
2. 掌握中国哲学的历史进程和特征。

　　哲学是一定时代的经济、政治在精神上的反映。它是不同时代、不同民族的思想家对人与自然、社会、思维以及人的身心关系的系统化、理论化的表达。马克思指出："任何真正的哲学都是自己时代精神的精华。"哲学貌似离我们现实生活比较远，但无时无刻不渗透在每个民族、每个人的生产生活之中，又通过不同的生活方式、行为方式和文化特点等方面表现出来。

一、哲学概述

　　哲学，源出希腊语 philosophia，意为"爱智慧"，即对智慧的追求。这里的"智慧"，不仅包括人如何处理与自然、社会之间的关系，也包括人如何安身立命、缓解身心关系等人生问题。因不同民族人文性质各异，各民族哲学的特点会有较大差异，但所追问的基本问题往往又有许多相似之处。

（一）哲学的肇始

　　人有超越的情怀和向往。这种内心对崇高的渴望就是哲学产生的内在动因，或者说是追求智慧的原动力。这种渴望从人类诞生之初就已经出现，并与人类社会发展相始终。正因为这种情怀和向往是"超越"的，人类对智慧的追求也就一直"在路上"。孙正聿教授在《哲学通论》中指出："哲学智慧是反思的智慧、批判的智慧、变革的智慧。它启迪、激发和引导人们在社会生活的一切领域永远敞开自我反思和自我批判的空间，促进社会的观念更新、科学发现、技术发明、工艺改进和艺术创新，从而实现人类的自我超越和自我发展。"因而，哲学的功用不是现实的、直接的，而是根本的、深层次的。

　　纵观人类文明史，巫文化是多种世界文化的源头。这种人神关系的混沌状态，既是哲学的滥觞，也是宗教的源头。随着人类认识能力的提高，哲学的理性在人们观察世界和考察未来的方式、方法中占有越来越大的比重，呈现出哲学每前进一步、迷信就会退后一步的趋势。罗素在其《西方哲学史》中说："哲学，就我对这个词的理解来说，乃是某种介乎神学和科学之间的东西。它与神学一样，包含着人类对于那些迄今仍为确切的知识所不能肯定的事物的思考；但是又像科学一样，是诉之于人类的理性而不是诉之于权威的。"只不过东、西方哲学在"天人合一"和"主客二元"的不同理论前提下，呈现出不同的特点。在西方哲学发展的过程中，后代学者通过对前人哲学思想的批判而建立自己哲学体系的特点非常突出；而中国哲学的传承在"述而不作""以述为作"和"疏不破注"的理念下，突出体现了对前人尊重的这一特点。

笔记栏

（二）哲学的研究对象

一般而言,哲学的研究对象包括自然界、人类社会和人类思维的规律及其相互关系。马克思主义哲学将其凝练为"思维和存在的关系问题是哲学的基本问题"不无道理。这一点与具体科学不太一样。具体科学研究的对象是本学科独特领域的独有现象和规律及其内在关系,尽管也会涉及无限性的问题,但与探讨"无限宇宙"或"人类终极关怀"的"爱智"的哲学相比较,还是一种特殊性(个性)和普遍性(共性)之间的关系。

包含整个自然界、人类社会和人类思维在内的无限时空,就是宇宙。"宇"指上下四方的空间,无边无际;"宙"指古往今来的时间,无始无终。当人的思维面对无限性时空的时候,会产生出反映其关于终极问题的认识能力、思维特点的结论,如西方哲学界著名"芝诺悖论"中的"飞矢不动""阿基里斯永远追不上他前面跑的一只乌龟"等,中国古代道家代表人物庄子的"齐万物""齐是非"等。所以,哲学考察的并非"常识",而是各种具体知识和实践活动的理论前提,会一步一步推至"终极根源",或者说哲学的追问总是会表现出对"现实"的超越。

哲学对未来的理解和把握,常常建立在对人类已经走过的道路及其源头的梳理和总结上,呈现出"关注过去就是关注未来"的特征。石里克在《哲学的未来》中说:"哲学事业的特征是,它总是被迫在起点上重新开始。它从不认为任何事情是理所当然的。"这显然与具体科学有很大区别。

哲学研究对象的无限性,除了"至大无外"的"大一",还包括"至小无内"的"小一"。事物的无限可分性,同样离不开哲学的探索。

就关注对象而言,中国哲学与西方哲学也有不同。西方哲学在"主客二元化"的前提下,把自然界乃至人体本身对象化、客体化的倾向尤为突出。这是现代科技首先出现于西方的一个重要原因。中国古代也有领先于世界的技术,但往往被视为"奇技淫巧",加之"天人合一"的理念,对外在自然界采用了取象比类等探究方式。所以,中国哲学的侧重点在于本人和他人、个人和社会、身和心之间关系的考察,对于人类和自然界、他人等客体,主要采用了哲学而非科学的角度,从而与西方哲学区别开来。

二、中国古代哲学的发展历程

人类的哲学认识与社会的变迁,是互为表里、矛盾发展的过程。冯友兰先生在其《中国哲学简史》中说:"人在思想时,总不免受到生活环境的制约,处于某种环境之中,他对生活就有某种感受,在他的哲学思想里就不免有些地方予以强调,而另一些地方又受到忽略,这些就构成了他的哲学思想的特色。这种情况就个人来说是如此,就一个民族来说,也是如此。"地域和民族性格的差异,会导致不同哲学的世界观(或宇宙观)、人生观、价值观和方法论产生巨大差异。中国哲学与西方哲学,必然各有特色。我们通过考察中国哲学发展的源流,来展现其兼收并蓄、知行合一的哲学特质。

在漫长的历史进程中,中国哲学主要展现为如下几个历史阶段。

（一）原初文明，即五帝和夏商周时期的哲学

根据各种史料及历史传说,上古时期(旧石器时代中晚期)的伏羲氏(一说包牺氏、庖牺氏、宓羲氏、伏戏氏等)已经通过"仰观天文、俯察地理、中通人事"的方式,以阴阳符号为基础,创作了八卦。这是先贤对整个世界长期观察后经过提炼和升华做出的最早的哲学性总结。这种以阴阳为立论基础、以八卦代表八方和八类自然物象的创设模式,体现了先贤"以简驭繁"的哲学智慧,成为后世中华文化的"源头活水"。

从轩辕黄帝时代,甚至更早的神农时代开始,古代中国逐渐形成了"以水为生""以农立国"的农耕劳作模式。在人们改造自然、社会的过程中,黄河流域、长江流域和周边不同族群

的文化相互融合、相互渗透,认识和实践的广度不断提升。上古时期逐渐形成的阴阳观念、天人合一观念和五行观念,到了中古时期越来越理论化和系统化。如《周礼·春官》曰:"(大卜)掌三易之法,一曰《连山》,二曰《归藏》,三曰《周易》。其经卦皆八,其别皆六十有四。"对此,东汉经学家郑玄在《易赞》中解释为:"夏曰《连山》,殷曰《归藏》,周曰《周易》。"即夏、商、周三代各有自己的《易》,只不过名称不同,内容和卦的顺序排列也有一些差异。另据《诗经》《尚书》《左传》等典籍所记载的三代资料来看,尽管"天命神学"观念浓厚,但民智已开,"天命靡常"(《诗经·大雅·文王》)、"皇天无亲,惟德是辅"(《尚书·蔡仲之命》)等"以德配天"的哲学理性越来越清晰。这段时期是中国哲学的奠基期。

(二)春秋战国时期的哲学

西周末年,周天子被架空,诸侯国各自为政,政治禁区观念的淡薄,使得思想界异常活跃。流落于民间的"士"阶层为推行自己的主张而游说、辗转于各诸侯国,出现了"百家争鸣"的局面。

春秋战国时期,中国古代哲学出现第一次高峰,也是中华传统文化史上最灿烂、最辉煌的一页。这个阶段的代表性人物有老子、孔子、墨子、孟子、庄子、荀子等。西汉时司马迁的父亲司马谈,把当时有代表性的学术流派分为儒家、道家、墨家、名家、法家、阴阳家六家。据《汉书·艺文志》记载,史学家刘歆关于六家的来源做过阐述,但冯友兰先生并不认可,其在《中国哲学简史》中予以新的解读:"儒家者流,盖出于文士;墨家者流,盖出于游侠之士;道家者流,盖出于隐者;名家者流,盖出于辩者;阴阳家者流,盖出于方士;法家者流,盖出于法术之士。"这种观点比较有代表性,下面做简要阐述。

一是道家。老子是道家学派的开创者,建立了以"道"为核心的哲学体系。庄子是先秦时期道家最重要的继承者。老子惜墨如金,仅作"五千言"传世;庄子则洋洋洒洒,擅长用"寓言""重言""卮言"的方式阐述道理,其思想中相对主义的特点尤其突出。老庄哲学最终都流露出明显的出世倾向。

二是儒家。先秦儒家的代表人物是孔子、孟子、荀子。孔子是儒家学派的开创者,建立了以"仁"为核心的哲学体系,推崇"中庸"之道,主张"学而知之"。战国时期的孟子和荀子,各自抓住了孔子思想观点中的某些方面进行了发挥:孟子表现为理想主义倾向,荀子表现为现实主义倾向。但就积极入世、强调责任感和担当感而言,三者又是一致的。

三是墨家。春秋战国时期儒、墨两家并称"显学",互相进行过激烈的争论。墨家学派,纪律严明、技术高超(据《墨子·公输》)。战国时期的后期墨家学派受到秦王重视,是秦能够统一六国的重要因素之一。

四是名家。以惠施、公孙龙为代表人物,主要命题有"合同异""离坚白""白马非马"等。若与后期墨家的"名实之辩"综合考察,皆可视为我国古代逻辑学萌芽的代表。

五是法家。代表人物韩非和李斯,都是荀子的学生。他们对荀子"隆礼"和"重法"的思想进行了扬弃,过滤掉前者而保留了后者。他们同样受到秦王重视,是秦能够统一六国的另一个重要因素。

六是阴阳家。代表人物是战国时期邹衍。他用阴阳、五行来解释自然现象乃至社会现象,提出阴阳灾异、五德终始等观点。

纵横家、杂家、农家和小说家四家,与阴阳家相类似,在哲学思想上并无突出之处。

(三)秦汉时期的哲学

秦汉时期,是中国古代哲学演变中的重要一环。这样表述并非指秦汉时期在正向意义上对哲学发展做出了多大的贡献,而是此时期借助于政治的力量对"诸子百家"的历史筛选和文化格局进行了重新定型。

秦王统一六国的原因是多方面的,其中,以法家的思想为意识形态和仰仗后期墨家的技术是两条极重要的因素。在"官本位"的传统社会里,统治者对技术和既定规则的尊重如果能够延续六十年甚至更久,中国哲学的特征可能与近代西方相类似,但这种状况持续了仅仅十五年而未成气候。

西汉建立后,黄老道家思想一度占据统治地位六十余年。汉武帝时期,儒家思想借助于政治的力量第一次正式走到前台,但持续六十多年的道家并未戛然而止,而是以隐性的方式仍然在起着作用。经过这样的文化筛选,就此形成了儒道互补的文化格局,或者说呈现出新的阴阳平衡的局面,即儒阳道阴。《易经》中阴阳平衡的思想以一种新的形式得到了传承。

武帝时期,董仲舒对天人关系的重新强化,也使得战国后期荀子的"天人相分""制天命而用之"类似于唯物主义的自然观被严重忽视。东汉章帝时召开的"白虎观会议",对天人关系的神化起到推波助澜的作用。这种文化格局,对包括中医学在内的整个传统文化的影响是深远的。

两汉时期的哲学有两个突出特点:一是天人关系被进一步神化,导致该时期谶纬迷信思想甚嚣尘上;二是以"五经"为基础的选拔人才的方式使儒家哲学经学化,儒家大行其道,朝野上下"名教"思想严重,甚至一度成为桎梏。

西汉末年、东汉初年,佛教传入中国,用"格义"的方法解释其思想,开启了释儒、释道融通之路。

(四)魏晋时期的哲学

谶纬迷信、名教思想,盛极而衰,出现了一批反迷信、反名教的思想家。两汉之际的桓谭和东汉初期的王充是反迷信思想在哲学上的代表人物。出于反对名教思想的束缚,汉末魏晋时期出现了哲学史上的一股清流——魏晋玄学。其又称新道家,表明"独尊儒术"以后道家并未湮灭。

尽管魏晋玄学分几个阶段,也有不同的流派,但追求放达风雅、张扬个性是其共同的风格,"贵无贱有"更是本体入手完成哲学体系建构。从先秦老庄哲学开始,就已经逐步形成了"无中生有"的宇宙生成论和"道本器末"的宇宙本体论,从老子的"有之以为利,无之以为用"(《老子》)来看,基本还是"有""无"并重,等到魏晋时期玄学家的代表性人物王弼提出"崇本以息末""守母以存子"的"贵无贱有"的主旨时,道家思想明显被玄学化了。这种思潮对两汉时期初成体系的中医学影响极深。

从学术发展进程来看,魏晋玄学是以对两汉经学"纠偏"的面目出现的,但显然又走向另一端。时至隋唐,儒、释、道三家并行于世,呈现出如黑格尔所言的"正—反—合"的历史轨迹。

(五)隋唐时期的哲学

隋唐与秦汉有些相似,经过一个统一但又短暂的王朝之后迎来了盛世,也促进了中国文化的繁荣。经世致用的儒家哲学受到重视,标志是完备的科举考试制度的形成及《五经正义》的编订。《五经正义》是经学家孔颖达在唐太宗的昭告下为开科取士编订的基本"教材",不是为了"立一家之言",所以其"中庸的气象"非常突出。当然,道家(包括道教)也没有被忽视。这种兼收并蓄的开放思想,是唐代盛世形成的重要文化基础。

佛教的传入对中国哲学、艺术等方面都产生了重大的影响。佛教大约从东汉明帝时期开始传入中国,魏晋南北朝时期经历了一个小高潮,隋唐时达到极盛,逐渐出现了各种流派。一般而言,以玄奘法师和其上首弟子窥基创立的"唯识宗"最接近原汁原味的"真经"。当时在朝野名噪一时,但在下层百姓中实际影响并不大。反倒是已经中国化的禅宗,对后世影响最大、流传最广,反映出中国本土文化极强的容纳和消解能力。由此可以看出:任何一种外来文化要在中国生根发芽、成长壮大，必须要经过一个"中国化"的过程。

隋唐时期佛家思想达到鼎盛，但并非一家独大，儒、释、道三家并行是这个阶段的思想特色，各学派之间在相互斗争中又相互吸取。这种"三家争鸣"的状况，为后来"理学"的出现打下了基础。

（六）宋明时期的哲学

宋明理学的出现，可以说是中国古代哲学史上又一个理论高峰。郭齐勇教授在其《中国哲学史》中曾说："宋明理学是以儒学为主干，融摄佛道两家的智慧，综合创造的新形态哲学。理学重建了宇宙本体论和心性修养论，重建了道德形而上学的体系。"理学分两支：程朱理学和陆王心学。由此也开启了从"周孔"并举到"孔孟"并称的时代。

"性与天道"，是宋明理学家普遍关注的问题。《论语·公冶长》记载子贡对孔子的评价是不言"性与天道"，表现出先秦儒家重伦理实践而疏哲学论证的特征。宋明儒者为了回应隋唐以来佛、老的挑战，避免空虚寂灭的倾向，以儒家思想为本位，借鉴佛、道两家的思想，努力弥补原始儒家的理论缺陷，理论重铸而形成宋明理学体系。

理学的开创以周敦颐为鼻祖，后经邵雍、张载、二程（程颢、程颐）、朱熹的阐发愈益庞杂而精微。尤其朱熹的著作，至元代被奉为开科取士的"范本"。心学的开创者是陆九渊，曾与朱熹展开过激烈辩论，即著名的"鹅湖之会"。至明代王守仁，心学体系更为精致、成熟。明末清初王夫之哲学的出现，一般认为是宋明理学的终结。

（七）清代的哲学

明清之际是中国传统社会末期，也是各种变革思潮和启蒙思潮的涌现期。

一方面，出于对"宋学"的反思，清代学者开始着力研究两汉时期的学术，但主要采用的是文献考据、整理等方式，或与当时的"文字狱"有一定关系。这种学术倾向一般称"朴学"，主要是"乾嘉学派"，讲究"言必有征"。另一方面，随着西学东渐，经世致用思潮日益兴起，出现了倡"实学"、重"理性""抬眼看世界"的"实学"学术倾向。颜元、戴震、魏源等，是这种思潮的代表人物。

时至五四运动时期，各种思潮在中国大地上激荡。中国哲学和传统文化又迎来了新的转向，面临一个新的"十字路口"。

三、中国古代哲学的特征

作为追求智慧的学问，各种哲学会有许多共同之处，也一定会有很大的差异。中国古代哲学的特征，主要是指与其他哲学体系相区别、能够代表中华传统文化特质的一些方面。这样阐述的目的，不是为了强调文化差异，而在于"和而不同"，即和谐的前提恰恰在于承认差异、尊重差异。

中国古代哲学的特点大体归纳如下。

（一）政治哲学的特点浓厚

巫文化是多种世界文化的源头。最初的部落首领既是实际的"王"，又往往是最大的"巫"。"王"涉及现实社会的管理和权利的分配，"巫"则直接关系到信仰问题。巫文化后来的分裂，在东西方却呈现出不同的走向。

西方文化在"主客二元化"的观念下，经过不断地裂变，在欧洲中世纪呈现出神权凌驾于世俗王权之上的特征。"文艺复兴"之后，神权与王权彻底分离，又表现为神职人员和科学家共存，都是令人尊敬的职业状况。这种"一分为二"的理念，深刻地渗透在包括医学在内的他们生产、生活的方方面面。

"天人合一"是中国古代传统文化占主流的理论前提，"人道法天道""推天道明人道"是

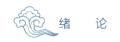

基本的方法论模式,"天子"是人神关系的媒介和垄断者。在这种理念指导下,神权与世俗的王权分离之后并未获得一个独立的地位,而是逐渐沦落为世俗权力的附庸甚至是工具,形成了以世俗王权为核心的"官本位"传统。秦代的墨家与法家,汉唐的儒、释、道三家以及宋元以后的程朱理学,它们的境遇都比较突出地体现了这一点。其间虽然有荀子、王充、方以智等极有见地的思想家出现,但就影响力而言显然与官学无法相提并论,这种文化特点造成了中医学重视医者主体感受而轻视外在工具的倾向。

(二)由善而美的"中庸"追求

真、善、美,是整个人类的永恒追求。就学科发展到当今程度大略言之:科学追求的是"真",即实然状态;哲学追求的是"善",即应然状态;艺术追求的是"美",即主客一致的享受状态。与西方哲学相比,中国传统哲学更注重"由善而美",而不是"由真而美"。所以,中国哲学以分析为基础的知识论不发达,以道德为基础的伦理哲学却非常突出。此种差别,在西方油画的"写实"和国画的"写意"里表现得非常突出。

冯友兰先生在其《中国哲学简史》中曾说:"根据中国哲学的传统,哲学的功能不是为了增进正面的知识(我所说的正面知识是指客体事物的信息),而是为了提高人的心灵,超越现实世界,体验高于道德的价值。"中国传统的"文以载道""文以明道"和"六经皆器"基本上表达了这种指向:做学问或者研究哲学的目的,不是为了成为"某种人",而是使"人成为人"。

由此,冯友兰先生在《中国哲学简史》中做了如下概括:"中国传统哲学的主要精神……既是入世的,又是出世的……既是理想主义的,又是现实主义的;既讲求实际,又不肤浅。"这种概括比较恰当地点明了整个中华传统文化"中庸"的特点,基本符合中国古代哲学的整体实际。

(三)天人合一是其主要的理论前提

对自然界和人类关系的考察,是哲学探讨的一个基本内容,也是哲学何以可能的基本前提之一。西方哲学从其源头古希腊哲学开始,基于海洋环境、因生存和发展的需要逐渐形成了"主客二元化"的观念,通过外在工具研发以干预、征服自然,满足自身生存和发展需要是其重要的创设模式。所以,建立在分析基础之上的逻辑学和知识论是西方哲学的突出特征,并由此形成了"重实体"的"构成论"和"原子论"的认知模式和方法论体系。

在"以水为生,以农立国"的中国古代社会,外在自然基本不被当作可以征服的对象,而是人类生存、发展的母体和依托。这种观念以西汉董仲舒的"天人感应"和"人副天数"理论为突出代表。在这种理论前提下,外在的工具并非不重要,但只是人类某种器官的延伸,最终只能由人控制,只能处于从属的地位。由此逐渐形成了天子从属于天(地)、人从属于天子、工具从属于人的观念。"天人同构""天人合一"成为整个中国古代哲学的理论前提。以此为前提逐渐形成的,是动态的"生成论"而非静态的"构成论"、动态的"气化论"而非静态的"原子论"。从《易经》中的天下地上的泰卦、天上地下的否卦,可清楚地看出先贤注重的是动态的价值判断而非静态的事实判断。

(四)整体观念突出

对所有事物作动态而非静态的考察和判断,本身就是整体观和辩证法的一种体现。但这里所言的整体观,不能仅局限于客体,还必须表现在主体一方。

与从西方传过来的地图"上北下南左西右东"不同的是,中国古代的时空观是"上南下北左东右西"。这种时空感的前提,首先需要主体具备面南背北、居高临下、俯视所有的全局观,即没有一定的高度、心胸和眼界来贯彻整体观是比较困难的。这是《黄帝内经》首篇首先强调医者和养生之人先要"知道"的原因所在。因为,"道"涉及的就是中国古代哲学的"宇宙观"(世界观)问题。孔子的"朝闻道,夕死可矣",韩愈把"传道"置于"授业"和"解惑"之前都表现出这种倾向。

从客体角度而言,整体观同样不是抽象、笼统的,通过阴阳的消长流变和五行的生克制化来解释社会的变迁乃至人体的异常,即不仅关注事物而且在整体视域下考察不同事物间关系的调整是中国古代哲学非常突出的方法论模式。在这种方法论模式下,包括人体在内的万事万物是通过阴阳和五行才构成了一个生生不息的大系统,彼此之间形成直接或间接的、本质或非本质的联系。在条件具备的情况下,原来间接的、非本质的联系,能够转化成直接的、本质的联系。

（五）象思维（直觉思维）而非逻辑思维发达

逻辑思维是在主客二元化的前提下、注重实体的基础上以分析为特征形成的思维模式,通常采用以清晰、无歧义的概念在形式逻辑的基础上进行推演,从而得出结论的方式。西方哲学"芝诺悖论"中"阿基里斯永远追不上他前面跑的一只乌龟"已经揭示,看起来严密的形式逻辑实际上存在着漏洞,这也是现代科技被称为"双刃剑"的原因。

战国后期墨家学派的"名实之辩"和名家学派的"白马非马",是中国古代逻辑学的雏形,这与墨家学派注重技术有直接的关系,但很快被视为离经叛道的诡辩论而沦落为末流。在古代中国,得不到统治者的支持、没有大思想家的关注和总结并与技术的研发形成良性互动,现代意义上的科学技术很难自然而然地生成。

象思维的特点则是:只是呈现(或叙述),结论由自己做出;指点而不是指实、暗示而不是明述,因而张力无限。这种特征从《周易》以卦爻符号体系来表达思想就已经开始了。学界有一种观点,《论语》《道德经》乃至《黄帝内经》篇和篇、段和段之间表面上缺乏逻辑联系的特点,与中国哲学重视象思维、缺乏形式逻辑直接相关。即使是建立了庞大而精致体系的宋明理学的"理",也是重视象思维、轻逻辑思维。明代思想家王廷相在其《雅述》中指出:"老庄谓道生天地,宋儒谓天地之先只有此理。此乃改易面目立论耳,与老庄之旨何殊?"只要以"有名无实"的"道"作为哲学的根本前提和本体,以分析为特征的逻辑思维就不太可能真正发展起来。但通过象思维展现出来的无限张力,也使得传统经典"永不过时"。

既然象思维的特点是"只是呈现(或叙述)",那么如何通过经典展现出来的"象"来把握其精髓就是至关重要的,其中直觉思维(或说悟性)在其中起着异乎寻常的作用。中国的学问,是生命的学问,是一种生命的感通,读者要在感悟中获得与作者无差别的相印。这个过程是从"言"到"象"再到"意"的过程,即"得意忘象""得象忘言"。

关于古代哲学的特点还有其他一些,如乐感文化、注重实践等,不再一一列举。

四、中国哲学与中医学的关系

整个中华传统文化,是中医学生成、发展和成熟的文化土壤。中国哲学是中华传统文化的精髓,为中医学提供了最基本的世界观(宇宙观)和方法论体系,使中医学呈现出异于西医学的特质。

（一）中国哲学与中医学互为表里

《周易》,是中华传统文化的"源头活水"。医《易》同源,伏羲除了画八卦,还有"制九针"之说流传于世。《周易》以阴阳为立论基础,以五行生克制化来判断吉凶(要注意剔除其中的迷信),建构了一个生生不息、大德敦化的有机哲学体系。中医学同样以阴阳平衡作为健康的标准,以五行(配以五脏六腑等)生克制化的紊乱作为疾患的理论依据。

春秋战国时期"百家争鸣",中华传统文化面临着一个"十字路口",中医学也面临着一个"十字路口"。秦统一六国可能使中医在本土面临一次"科技化"的机会:秦王推崇法家和以技术见长的墨家,这样的政治、文化氛围如果时间足够长,文化筛选的结果会使中医学更加接近西医学的特征。只是,这次中医在本土科技化的机会还没来得及形成,便随朝代的更替而消失。

时至先道后儒的两汉,儒道两家尽管处世倾向有异,但有一点很相似:道家把外在工具的研发视为"奇技淫巧";孔子推崇"通权达变""随时变易"的人生智慧,实际上对法家形成了排斥。加之名家学派的"白马非马"等命题,逐渐被当作离经叛道的"诡辩论",而沦落为末流。在这样的政治、文化氛围下,中医学里原本类似于西医学的很多内容(如《难经》中解剖的内容)就逐渐被过滤掉了。魏晋玄学"贵无贱有"的学术思潮,强化了对抽象的、本体性的"道"的重视,弱化了对于具体事物和技术的关注。当然,中医学的实践也在不同程度上体现着传统文化的特质。

五四运动前后,随着"德先生""赛先生"的冲击,中国文化和中医学都面临着又一次重大选择,至今仍在继续。我们需要不断地深入研究具体事物变化规律,归纳总结出一般规律,进而更好地指导实践,真正实现具体学科和哲学思维的双飞跃。

(二) 中国哲学是中医学的文化基因

以现代科学为立论基础的西医学,已经开始通过基因学为自己开辟道路,呈现出日益强势的发展趋势,对人类生命健康做出了重大贡献。中医学的复兴,同样应该以自己的特色为立足点,如果忽视自己的文化基因,完全用现代科学或者西医学的标准来衡量或制定发展规划不利于中医学的长远发展。

从作为中华传统文化"源头活水"的《周易》开始,中国哲学就已经形成了以阴阳为基础观察世界乃至人体自身的认知模式,即阴阳通过永不停滞的消长流变造就了世间万事万物生生不息的状态。所以,只要维持动态的阴阳平衡,唯变所适的符合宇宙律动,所有事物(包括人体)就处在一种正常、健康的状态。"阴阳",不同于现代所谓的科学概念,它是先贤通过仰观俯察总结出的最基本的概念,不仅符示了昼夜轮转、寒暑更替,更是一种对宇宙间一切事物和运动过程的总概括的哲学范畴,与"道""五行"等成为中国哲学最基本的表达方式。需要注意的是,阴阳不是阳变阴、阴变阳这么简单,而是一种有机体视域下的一分为二、合二为一的思维,具体展现在一个从太极生两仪、四象、八卦、六十四卦的演绎,以及从六十四卦、八卦、四象、两仪到太极的归纳的双向路径中。

五行即木、火、土、金、水,是与人们生产、生活联系最密切的五种自然物,更是阴阳展开为一日四时、一年四季的过程,是宇宙律动的时空表达。春秋战国时期,阴阳家邹衍的"五德终始"学说以五行相克来解释朝代的更替,五行已经完全脱离了自然含义而成为王朝更迭意义上的哲学概念。后来医家用五行匹配人体的五脏六腑,并根据其生克制化来解释、治疗人体疾病,更加丰富了五行概念的内涵。所以,中国哲学不仅与现代科学有很大不同,与西方哲学的世界观(宇宙观)、方法论和表达方式也存在很大差异。在不同的文化土壤下,出现不同的医学模式是必然的。如果用西医的标准和方法来衡量甚至剪裁中医学,结果可能是"南橘北枳"。

(三) 中国哲学为中医学提供了世界观

我国古代形成了自己独特的世界观,《易经》用卦爻符号体系来表达宇宙律动之理、人伦道德之序。这种"意以象著"的表达模式,含义深刻、张力无限,但需要贯通天人实现主客观的合一方能达到。对于卦的生成,《易传·系辞上》说:"是故易有太极,是生两仪,两仪生四象,四象生八卦。"这个过程,表达的是一个抽象到具体的演绎、具体到抽象的归纳的双向过程。从"太极"到八卦、六十四卦,不应理解为一个"发展"的过程,而是一个从"源"到"流"、从"干"到"支"、从"顶层设计"到"具体落实""具体展现"的过程。

同样,老子在《道德经·道生一》章第四十二也有类似的表述:"道生一,一生二,二生三,三生万物"。如果说《周易》是由卦的生成进而拓展到模拟万事万物生成的角度而言的,老子则是从纯哲学理论的角度表达出来的。二者都展现了"生生不息"的宇宙生成论和"一多相贯"的宇宙本体论。中国哲学没有"世界观"的称谓,但其以生生不息"宇宙观"展现了天地万物健动之理。在这样的世界观中,"道"(无)为本,"器"(有)为末。需要指出,"无"是相对于"有"的一种概括和抽象性范畴,是对宇宙万物的总概括。相比于中医学,西医学更多地认为,有形的实体是"本",其他是"末"。所以,中医学是一种有机体视域下对宇宙律动、人体运行全过程的考察,是全面考察人与自然、人体自身各器官协作的人类智慧。

先道后儒的两汉时期,是中医学体系的成熟时期,出现了《黄帝内经》和《伤寒杂病论》等重要著作。汉末魏晋时期"贵无贱有"的玄学思潮,对于实现中医学的理论归纳和升华起到拨云见日的作用。《黄帝内经》中所言"治病必求于本"的"本"不是指向实体性的器官,而是"阴阳"乃至"道"。所以,《黄帝内经》首篇中,岐伯才会首先说"其知道者,法于阴阳,和于术数"。从哲学角度看,这是在强调前提,即世界观的问题,更是一种中医思维方式的展现。包括病灶在内的实体性存在,只是结果、是表征,而非根源性的思维方式和系统理论。从这个角度看西医学治病的方式:用药物直达病灶的做法就是"舍本逐末"。这不是否定西医学,只是说中、西医学各有特色。

(四)中国哲学为中医学提供了方法论

有什么样的世界观,就有什么样的方法论。作为理论前提的"天人合一"和"主客二分"不同,作为认知模式的"生成论"和"构成论"不同、"气化论"和"原子论"不同,"本"和"末"的含义也不同。所以,中、西医学的方法论体系大相径庭。

现代社会往往"学术"并称,"学"和"术"虽密不可分,但指向有异。"术"指的是操作工艺、操作方式和流程;"学"指的是理论根基。西医的"技术"以现代科学的发展为基础是没有异议的,但中医"技术"的理论基础并非如此。中国历史上没有现代科技,却不乏高明的医者和高超的医术。在西医学领域,"先进的技术"是常用的表达;在中医学领域,一位中医医生看病效果即使再好也不会得到技术很"先进"的赞赏,而是"高超"的技术。"先进技术"和"高超技术"这两种不同的表达方式,反映出来的其实是科学思维模式和哲学思维模式的差异。在西医学中,西医从业者可能会有一种感觉:这种医术最好永远不要使用在自己的身上。但中医学不同:掌握了这种医术的精髓之后,最先受用的是自己。

中医学离不开外在工具,但工具只是处于从属地位,作为主体的人是最主要的。从哲学角度考察,这是为了避免"异化"现象的出现,即人不能沦落为机器的奴隶。从此一点看西医学,西医学的异化倾向是比较明显的。

(五)孔子成仁思想对中医学"上工"的借鉴

中医学经典,在不同的研习者看来是不同的,有"上工""中工"和"下工"的区别。这种差别与外在所使用的工具无关,却与医者本身的人格因素有着密切的关系。对于从"成器"到最终"成人"乃至"成家",孔子成仁思想对于成为"上工"有借鉴意义。

中医研习者大体要经历这样的过程,才能达到"上工":

首先,是"志于学",要把学当作自己的责任,是"为己之学"。这个过程是一个人能量积聚的过程。医者完成了这个阶段,只能算是初窥门径的"登堂"。

其次,是从"知之"到"好之"再到"乐之",其间需要持之以恒。因为"人而无恒,不可以作巫医"(《论语·子路》),"苗而不秀者有矣夫,秀而不实者有矣夫"(《论语·子罕》)。学习中医的人很多,真正"结果"(成为"上工")的很少,急功近利的心态使很多人不能坚持到底;就是坚持到底,也只能算是初步"入室"。

最后,是像孔子跟随师襄子学琴一样,从会弹奏到熟练、从熟练到准确、从准确到体悟到

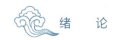

曲子的旨趣、从明了曲子的旨趣到悟到曲子作者的为人和气象。这才是真正的"入室"。医者通过反复地切磋琢磨,将患者内在无形的阴阳流变的异常和五行生克制化的紊乱,在自己内心中清晰地呈现出来,并结合时令以及通过适合的药物配伍予以解决,这才是中医学的"上工"应该达到的境界。

孔子出于对人自身的关注而形成的方法论模式适合许多领域,尤其对中医学的复兴和战略规划却有着异乎寻常的意义。

中国古代有"秀才学医,笼中捉鸡"的说法,是指古代秀才为了科举考试反复研习经典,在这个过程中不仅熟悉经书的语境,更是建立起中国本有的世界观和方法论模式。具备这样的基础再去学习中医,是很容易的。

五、学习中国古代哲学的方法

中国古代哲学最终追求的,不仅仅是知识,更是智慧。这种特质决定了学习中国哲学不是明白了经典的字义就能够达到目的,而是需要在诵读中结合生产、生活实践反复体悟,不断浸润其中才会真正有所收获。为此,学习中国古代哲学大体需要注意以下几个方面。

(一)熟读原典,体悟先贤之奥义

熟读经典是学习中国古代哲学的一个基本方法。

尽管现在有多种多样的关于中国古代哲学的著述和教材,但它们也只是读者了解中国哲学的一种途径,是编者根据自身的理解和体悟给予的一种解释。要真正了解中国哲学的精髓,必须回到原典,反复体悟。

了解中国哲学的精髓不可能一蹴而就。冯友兰先生曾经指出:中国哲学表达的特点,是"指点"而非"指实","暗示"而非"明述",经常采用寓言故事或格言的方式表达深邃的思想。这种特点决定了中国哲学初看时觉得不过如此,但随着学习的深入往往又不得不慨叹先贤的智慧如此博大精深。由此,我们在学习的过程中要能够不断体会到"举重若轻"背后的"重"以及"执简驭繁"背后的"简",用心灵去体验,用生命去感悟,并在人们的日用常行中逐渐展现出来,才算真正完成了一个"逻辑的圆圈"。这种历程与佛家所言三种境界不谋而合:初时"看山是山,看水是水",其次"看山不是山,看水不是水",最后"看山还是山,看水还是水"。

(二)哲学经典和中医学经典相互参照、印证

理论和实践相结合,是学习中国古代哲学的一个根本方法。

"知行合一"是中国古代哲学里一个非常突出的思想。学习经典、研究哲学的目的,是为了提升自己,使"人成为人"。但这要通过人的具体实践才能表现出来,并表现在每个人的工作、生活和学习中。对于中医院校的学生而言,要在中国哲学的世界观、方法论和认知模式等方面的指导下学习和研究中医学,同时运用中医学的临床、实践等方面的疗效来落实和印证中国哲学的思想,二者相互促进,共同提高。

(三)树立文化自信,贯彻"两创"方针

文化自信是对自己和自己所处文化环境的高度认同,对他人和其他文化有包容度的表现。一般而言,当一个民族处于盛世的时候,它的文化也往往处于强盛的状态,反之亦然。中国历史上有过汉唐盛世,那时中国的文化和技术领先于世界,并以我为主、兼收并蓄地吸收其他民族的优秀文化。清末以来,西方国家用坚船利炮打开中国的大门,整个民族陷入迷茫状态,在反思的过程中甚至出现"全盘西化"的思潮。当时,一些中医人失去了文化自信,主张"废除中医"或用西医学的标准来全面衡量中医学,是突出的例证。这显然是走向了一个极端。此种情况下,强调"文化自信"就是必然的、必要的。

　　建立文化自信,首先需要给自己一个恰当的定位。中华传统文化固然有种种弊端需要弥补和完善,但更要看到在这种文化支撑和指导下中华民族绵延生息以及所创造的繁荣。它固然不完美,但优点和优势也是相当明显的。其次,要本着实事求是的态度,根据中国的实际情况理清传统文化中的优缺点,努力做到"古为今用",真正实现中国优秀传统文化的创造性转化、创新性发展。

　　综上,绵延几千年的中华传统文化是华夏民族的精神家园,中国哲学就是其中的精髓,是中华民族的精神支柱。在实现中华民族伟大复兴的今天,我们要批判地继承中国优秀传统文化,并在此基础上进一步发扬光大。

● (崔瑞兰　许　伟)

复习思考题

1. 中国古代哲学的发展经历了哪几个历史阶段?
2. 中国古代哲学的特征有哪些?
3. 有人说中国哲学和中医学的关系是"道"和"术"的关系,谈谈自己的理解。

❖❖❖ 第一章 ❖❖❖

《周易》和阴阳、五行思想

> **◤ 学习目标**
>
> 1. 了解《周易》的构成与性质;阴阳思想、五行思想在中医学中的应用,为进一步学习中医基础理论打好中国哲学基础。
> 2. 掌握阴阳、五行思想的基本内涵及其对中医学的影响。

《周易》作为中华文化最古老、最重要的典籍,构成了中华文明主旋律的基调,而阴阳、五行思想是古人用以认识自然和解释自然的世界观和方法论,是我国古代的唯物论和辩证法。《周易》的思维模式对中医学产生了深远的影响,阴阳、五行思想,特别是阴阳学说、五行学说在中医学中得到了广泛的应用,奠定了中医学的理论基础。

第一节 《周易》

《周易》在中国历史上对人文社会科学、自然科学和生命科学都产生了重要影响。如果说《易经》《易传》《易学》是中华文明进行曲的三个乐章,那么《周易》不仅仅是中华文化最古老、最重要的典籍,也是构成中华文明主旋律的基调。

一、《周易》的构成与性质

(一)《周易》的构成

上古三代有三易,即夏代的《连山易》、商代的《归藏易》、周代的《周易》。《周礼·春官宗伯》中说:"(太卜)掌三易之法,一曰连山,二曰归藏,三曰周易。"《山海经》以及郑玄的《易赞》《易论》均认为三易分别为三代之易。因《连山易》《归藏易》早已失传,故称"易"一般都是指《周易》。

《周易》由两部分组成,一是经文部分,称为《易经》;一是传文部分,称为《易传》。《周易》的经文即《易经》,是由六十四卦卦符(又称卦画)、卦名、卦辞、三百八十六条爻辞组成的。《周易》的传文即《易传》,由《彖》上、下,《象》上、下,《文言》,《系辞》上、下,《说卦》,《序卦》,《杂卦》等七种十篇构成的,故又称《十翼》。

(二)《周易》的性质

分而言之,《易经》是一部卜筮书,以占筮成分为主;《易传》是一部哲学书,以哲学成分为主。宋代朱熹说:"易本卜筮之书。"当代一些人认为《周易》不过是占卜算命、远古巫术的资料汇编。郭沫若《中国古代社会研究》、高亨《周易古经今注》等书中均持有此观点。李镜池在《周易探源》中说:"《周易》是一部占筮书却是毋庸置疑的。"刘大钧在《周易概论》中说:"……归根到底,《周易》是一部筮书。"庄子认为"《易》以道阴阳"。阴阳问题又是中国哲学的基本问题,据此,《周易》也被认为是一部中国哲学著作。现代易学家李景春《周易哲学及其辩证法因素》,黄寿祺、张善文《周易译注》等书中均持此观点。李景春说:"《周易》不仅是中国古代一部最早的有系统的哲学著作,而且也是世界上最早的有系统的哲学著作之一。"黄寿祺说:"冠居群经之首的《周易》,是我国古代现存最早的一部奇特的哲学专著。"

汉代将"经""传"合为一体,称为《周易》,尊为"经"。如果说《易经》是中华文化的源头,那么《易传》就是中华文化的活水。《易经》从表面上看是占卜书,从本质上看是通过占卜来探索宇宙变化规律的书;《易传》则明确指出"易"是"天人之学",是"开物成务,冒天下之道""与天地准,故能弥纶天地之道""广大悉备,有天道焉,有人道焉,有地道焉"的论"道"之学。也就是说,《易经》是带有哲学色彩的占卜书,《易传》是带有占卜色彩的哲学书。

二、《易经》的内容及其评价

《周易》经文由卦爻象的符号系统和卦爻辞的文字系统共同构成,是周代卜筮之书,是上古先民对宇宙生命的占问。

(一)卦爻象——《易经》的符号系统

卦爻象不仅是《易经》的符号系统,而且也是中华文化的"文化基因"。从某种意义上说,中华文化来源于卦爻符号,因为卦爻符号体现了中华民族先民的原始观念,中华文化可以说就是通过对卦爻的逐层解读而形成与发展的。

1. 卦爻的组成 《周易》符号体系最基本的组成单位是"爻"。爻分阳爻、阴爻。阳爻符号为"—",阴爻符号为"– –"。爻的图像是仿效天下万物变化运动而产生的,《周易·系辞上》说:"爻者,言乎变者也。"《周易·系辞下》说:"爻也者,效天下之动者也。""爻象动乎内,吉凶见乎外。"爻的本质特征在于"效"和"动"。卦是由爻组成的。爻不是独立使用的符号,爻必须组成卦。因此,卦是《周易》符号体系中基本的独立使用单位。易卦分为八经卦、六十四重(别)卦两种。八经卦分别由三根爻组成,六十四重卦分别由六根爻组成。八经卦由阳爻、阴爻由下而上叠合三次而成。可得出以下八种符号(图1-1)。

☰（乾）　☵（坎）　☳（震）　☴（巽）

☷（坤）　☲（离）　☶（艮）　☱（兑）

图 1-1　八经卦

六十四重卦由阴爻、阳爻自下而上叠六次而成。六十四重卦构成《周易》经文的符号体系(图1-2)。《周易·说卦》:"易六画而成卦。""易六位而成章。"

2. 卦爻的内涵 要探索卦爻的意义,即卦爻表示的真实内涵,不能离开当时的历史背景。有关卦爻的起源,有人以为"—"起源于象天浑然之一体,"– –"起源于象地之千沟万壑;有人以为"—"起源为奇数,"– –"起源于偶数;有人以为"—"起源于男性生殖器官,"– –"起源于女性生殖器官。比如高亨认为八卦中的阴阳爻象征占筮用的两种竹棍,八卦是有节和无节两种竹棍的不同排列方式。李镜池认为阴爻和阳爻象征古代结绳记事中的小结和大结,古人用结绳方法记录占筮之数,后来衍化为八卦。郭沫若认为八卦中的阴阳爻源自男女生殖器官,阳爻取象于男根,阴爻取象于女阴。但冯友兰认为八卦由模仿占卜的龟兆而来,是标准化的"兆"。从《周礼·春官宗伯》的记载中可以看出,古三易是由太卜掌管的,太卜是主管占卜的官。可见三代之时卦爻符号是用来占卜的。有学者指出,卦爻是由模仿占卜的龟兆而来,直接来源于龟甲、兽骨上的占卜裂纹。因此卦爻的最初功用是上古先民用来

笔记栏

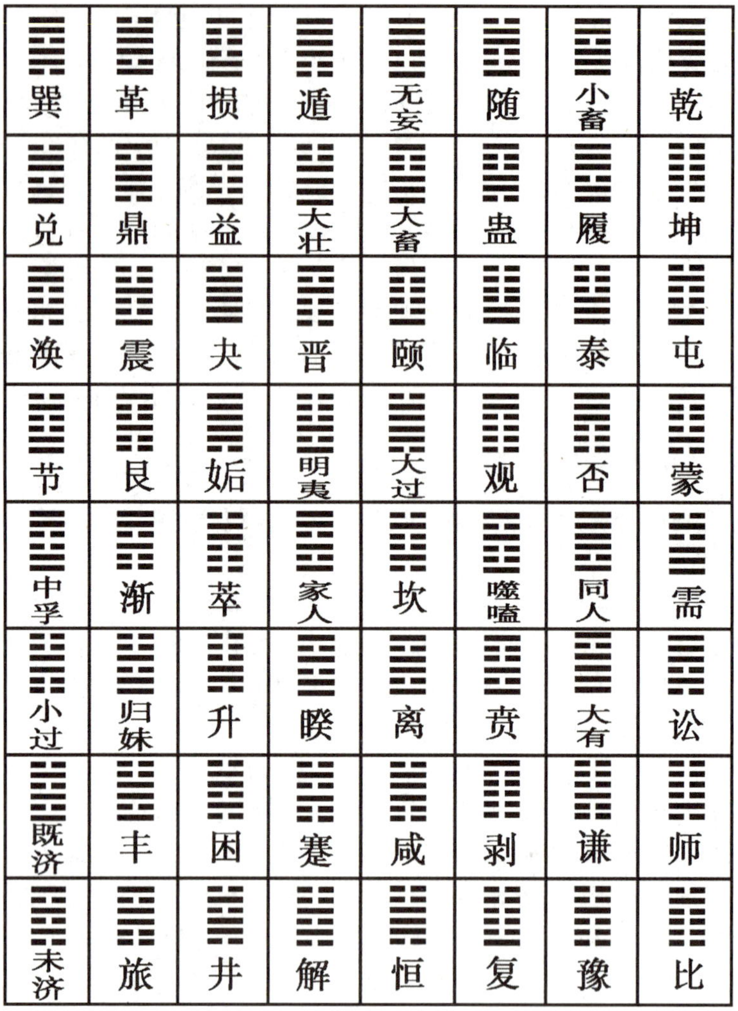

巽	革	损	遁	无妄	随	小畜	乾
兑	鼎	益	大壮	大畜	蛊	履	坤
涣	震	夬	晋	颐	临	泰	屯
节	艮	姤	明夷	大过	观	否	蒙
中孚	渐	萃	家人	坎	噬嗑	同人	需
小过	归妹	升	睽	离	贲	大有	讼
既济	丰	困	蹇	咸	剥	谦	师
未济	旅	井	解	恒	复	豫	比

图 1-2 通行本《周易》六十四卦序图

占卜的工具。然而从毫无规则的龟兆骨纹到井然有序的六十四卦,其间经过了一个漫长的过程。八卦是上古的智者、贤者(可能是伏羲、神农、黄帝等)通过仰观天文、俯察地理、中观鸟兽、近取诸身、远取诸物以后才发明的。六十四卦符号排列组合的逻辑次序(包括阴阳二爻六次重合排列成六十四卦,六十四卦从乾、坤到既济、未济的排列次序)无疑体现了高度的智慧与文明,体现了深奥的哲理。六十四卦的内涵随着后人的不断解读而逐渐深化。

3. **卦爻的解读** 对六十四卦所作的第一次系统解读应该说就是《易经》的卦名、爻名、卦辞、爻辞。卦爻名、卦爻辞是西周初叶所作,明显晚于卦爻符号,是占筮者对卦爻符号所作的解读。卦名是对易卦符号意义的最精要的概括。有人认为卦爻辞是借卦爻符号对占筮进行说解或记录,实际上这就是在对卦爻符号进行解读,只是在解读中赋予卦爻符号以占筮意义罢了。对六十四卦所作的第二次系统解读是《易传》。《易传》从形上之"道"的层面赋予六十四卦符号以丰富的哲理,将六十四卦看成是天、地、人"三才"合一的体系(六十四卦的上两爻表示天道,中两爻表示人道,下两爻表示地道)。六十四卦的"道"被《易传》归结为"一阴一阳"的变易化生之"道"。六十四卦由阴阳两仪逐层化生而来,这就是《周易·系辞上》所说的:"易有太极,是生两仪,两仪生四象,四象生八卦。"这种化生过程与《易经》六十四卦的排列次序被《易传》解读为宇宙万物生成的过程以及万事万物运动变化的规律。通过《易传》以及后世易家的不断解读,卦爻成为对宇宙自然与生命的综合抽象和简明概括的符号。卦爻来自宇宙万物,又反过来映照、模拟宇宙万物。因此,我们说卦爻是中国古代探求宇宙生命现象、描述宇宙生命规律的符号模型。对宇宙生命之"道"的探求是中国哲学的传统,《周易》更关注于宇宙万物的关系(天人之际)和规律(天道、地道、人道)。从这一点说《周易》卦爻符号是孕育中国哲学传统的母体。

(二)卦爻辞——《易经》文字系统

《易经》的文字系统由卦辞、爻辞组成。共有卦辞六十四条、爻辞三百八十六条。《周易》六十四重卦,每卦六爻,共三百八十四爻,加上乾、坤两卦各有一用爻,总为三百八十六爻,故有三百八十六爻辞。

1. 卦辞 卦辞前有卦名。卦名是易卦的名称,是对卦爻辞的高度概括,体现特定的义理和思维方式。卦辞即说明《易经》卦义的文辞,一般认为是卜筮者的记录,与甲骨文辞同类。《易经》共有六十四条卦辞,内容主要有:自然现象变化;历史人物事件;人事行为得失;吉凶断语。或分为象占之辞、叙事之辞、占兆之辞三类。涉及狩猎、旅行、经商、婚姻、争讼、战争、饮食、享祀、孕育、疾病、农牧等内容。卦辞的一般体例为先举出暗示意义的形象,或举出用于譬喻的事例,然后写出吉凶的断语。具体可分为:先叙事而后断吉凶;单断吉凶而不叙事;或叙事、断吉凶,再叙事,再断吉凶等不同体例。

2. 爻辞 爻辞前有爻名。爻名由两种数字组成,一种是表示位置的数,一种是表示性质的数。六十四卦六爻的位置从下往上数,依次为"初""二""三""四""五""上"。六爻的性质只有两种:一是阳性,记为"九";一是阴性,记为"六"。两者共同组成爻名。如乾卦六爻的名称分别为初九、九二、九三、九四、九五、上九;坤卦六爻的名称分别为初六、六二、六三、六四、六五、上六。爻辞即说明爻义的文辞。爻辞是解释各卦细节内容的部分。其体例内容、取材范围与卦辞相类。

从卦爻辞内容看,《易经》是部占筮书。卦辞、爻辞分别是对卦象、爻象的解说。据《左传》记载,春秋时期的人占筮时,筮得某一卦,便查阅《周易》中该卦的卦爻辞,按其所讲的事情,推测所问之事的吉凶。卦象和卦爻辞是《周易》的基本素材。上古发明占筮时,最初只有八卦,以八种不同的形象判断所占之事的吉凶。判断占问某事和吉凶的辞句,称为筮辞,是占问某事时的原始记录。《周易》六十四卦卦辞和三百八十六爻爻辞,皆来源于筮辞。筮辞并非某一人的创造,而是长期积累的结果。

(三)卦爻象与卦爻辞

《易经》从构成内容的层面来看两大要素是"象"和"辞",具体地说就是卦爻象与卦爻辞。《易经》卦象和卦爻的符号系统是在长期的原始卜筮过程中,逐渐把数和象整齐化、有序化、抽象化的结果,使其具有稳定性、规范性。就八卦来说,分别由奇偶对立两画,构成四个对立面。就六十四卦来说,又分别由八种对立的卦象构成,组成三十二个对立面。就卦序说,六十四卦又是"二二相偶",成为对立的卦象相配合的系列。这种思维是承认卦象存在着对立面,并由对立面所构成其变化,体现了以对立面的相互关系说明事物变化的思想萌芽,对后世哲学的发展产生了深刻影响。

《易经》的思想智慧已经渗透到传统中国社会生活的方方面面,它的内容极其丰富,对中国几千年来的政治、经济、文化等各个领域都产生了极其深刻的影响。无论《国语》《左传》等历史著作,还是儒道学说、中医元典,无不和《易经》有着密切的联系。《易经》卦爻辞的文字系统,涉及政治历史、人生态度、伦理观念、宇宙认识等各方面内容,反映了殷周之际奴隶制时代的社会生活、人们的精神风貌,以及当时所具有的历史、科学、政治、伦理学观念,体现了先民以占筮形式,卦爻象征解释客观事物变易规律的企图和寻找宇宙因果联系的努力。《易经》具有朴素的辩证法观点——承认事物的对立面、承认事物发展到极点就会转向其反面发展;《易经》反映了编纂者的世界观——天道和人事具有一致性,人的生活遭遇可以转化,人事的吉凶在一定程度上取决于个人的行为;《易经》中的生活经验、人生智慧、忧患意识、理性思维因素,成为中国哲学和中华文化的源头。

三、《易传》的内容及其哲学思想

传是后代读者对前代经典原文所作的注解和阐释。《易传》即是对《易经》的解释。《易传》继承了《易经》的象数观念,对《易经》进行了理论化的解说;并把《易经》的义理提升到一个新高度,阐述茫茫宇宙和客观世界的变易法则、人类社会的起源及其发展规律。从某种角度而言,《易传》已基本具备一部哲学著作的特征。

(一)《易传》的构成和主要内容

《易传》是系统解释《易经》的著述。分为七种十篇。

《彖传》解释卦名、卦象、卦辞。

《象传》解释卦象和爻象。其中,解释卦象的是《大象传》,解释爻象的是《小象传》。《大象传》有六十四条,每条分两句,前一句分析卦象,解释卦名,后一句讲"君子"等由卦象而得到的启示。如《易传·象传上·乾》"天行健,君子以自强不息。"《易传·象传上·坤》"地势坤,君子以厚德载物。"《小象传》主要采用爻位法和取义法,以解释爻象。

《文言传》是对乾、坤二卦的解释,其他六十二卦则没有《文言传》。因为乾、坤二卦为纯阳、纯阴卦,为易之门户,故特别加以阐述。

《系辞传》相当于《易经》通论。不仅总论占筮大义,而且诠释卦爻辞的观念,阐发《易经》的基本原理,将《易经》由一部占筮著作提升为哲学著作,是《易传》哲学思想的典型代表。

《说卦传》解说八卦的性质、功能、方位、取象特征及所取的物象。

《序卦传》解说六十四卦的排列次序。

《杂卦传》说明六十四卦之间的错杂关系。

(二)《易传》的哲学思想

《易传》经过孔子及其后学的阐释成为儒家经典,极大丰富了中国哲学的思想内涵,从表面上看似乎是解释《易经》的学问,实质是探索宇宙间各种生命变化的规律,是探索天、地、人三才之道。

1. 阴阳之道　阴阳对立统一的观念是《易传》的基本思想。《易传·彖传》最早引入阴阳来解释卦象,即乾卦象阳,坤卦象阴。《易传·系辞传》云:"乾,阳物也;坤,阴物也。阴阳合德而刚柔有体,以体天地之撰,以通神明之德。"将乾坤归纳为阴阳之道是《易传》最普遍的原则。

《易传·系辞传》指出:"一阴一阳之谓道。"阴阳分别代表宇宙间所有两两相对、相反、相成、相生的事物的性质、状态、功能和作用。与此同时,相互对立的阴阳之间又相互制约、相互联系和相互转化,犹如昼来夜往,日来月往,春来秋往,寒来暑往等,循环往复,以至无穷。

《易传》把阴阳对立统一规律视作宇宙间所有客观万物存在及其变化发展的基本规律,也是自然界的最高法则。

2. 变易之道　在《易传》中,"变易观念"被提升到哲学高度,从卦象的变化引申到天地万物变化的基本规律。《易传·系辞传》曰:"易之为书也不可远,为道也屡迁,变动不居,周流六虚,上下无常,刚柔相易,不可为典要,唯变所适。"

在《易传》看来,天地万物同卦爻象一样,都处在不断地变化之中,"易穷则变,变则通,通则久"。而天地万物变化的根本原因在于刚柔相推,刚柔相济。

在《易经》之中,卦象的变化基于阴阳两爻的相互推移,包括相互排斥或相互吸引两种。《易传》则概括为"刚柔相推而生变化"。变化无有穷尽,无有止境。其变化形式,如同卦爻象的变化一样,阴阳相互推移,一来一往,一屈一伸,相互转化,永不停止。《易传·彖传》云:"天地之道,恒久而不已也。"其变化结果不是旧事物的重复,而是不断地推陈出新,即所谓"苟日新,日日新"。

变易是一切事物发展变化的源泉。所谓"天地交而万物通,天地感而万物化生"(《易传·彖传》)。对立面的相互沟通是变化的缘由,同时更突出对立面的相交相济,相反相成,它们是事物发展的内在动力。同时《易传》认为,《易经》中卦爻象的变化,并非杂乱无章,而是有序可循的。《易传·系辞传》云:"言天下之至动而不可乱也。拟之而后言,议之而后动,拟议以成其变化。"即依据运动变化的法则而行动。

3. 天人之道 《易传·系辞传》云:"《易》之为书也,广大悉备。有天道焉,有人道焉,有地道焉。兼三才而两之,故六。六者非它也,三才之道也。"《周易》称天、地、人为"三才",把天道、地道、人道视为"三才之道"。《易传·说卦传》云:"是以立天之道,曰阴与阳。立地之道,曰柔与刚。立人之道,曰仁与义。"《周易》中的"三才之道"就是把宇宙万物归纳成不同层次而又相互制约的三大系统。由三大系统共同构成宇宙间的一个统一整体。

《易传》把天、地、人视为统一整体,体现了天人合一的哲学观念。天、地、人虽各有其自身规律,但人作为万物之灵,是天地交感的产物。因此,人事应该效法天地之道,而不可违背它。《易传·系辞传》云:"天地变化,圣人效之。"《易传》认为,人道虽然效法天道,但人并非无所作为,人应当发挥自身努力,与天地相协调,协助自然界化育万物,并从自然界吸取力量。《文言传》云:"夫大人者,与天地合其德,与日月合其明,与四时合其序,与鬼神合其吉凶。先天而天弗违,后天而奉天时。天且弗违,而况于人乎?况于鬼神乎?"意思是说,人们应该掌握天地之德,四时之序,奉天时,不违逆。

《易传》认为,人类效法天地可以表现为诸多方面,包括提升人的品格修为。《易传·系辞传》云:"圣人所以崇德而广业也。知崇礼卑。崇效天,卑法地。天地设位,而《易》行乎其中矣。"如《易传·彖传·乾》云:"天行健,君子以自强不息。"《易传·彖传·坤》云:"地势坤,君子以厚德载物。"《易传·彖传·小畜》云:"风行天上,小畜。君子以懿文德。"都是提倡君子效法"风行天上"的自然现象,以道德教化行于朝野,蓄积美德。

第二节 阴阳思想

阴阳学说,是研究阴阳的内涵及其运动变化规律,并用以阐释宇宙万象的发生、发展和变化的一种哲学理论,是古人认识宇宙本原、解释宇宙变化的一种世界观和方法论。阴阳学说渗透到中医学领域,对中医学理论体系的形成和发展产生了深刻的影响。究其意义,诚如《灵枢·病传》所谓的"明于阴阳,如惑之解,如醉之醒",又如《景岳全书》所说的"设能明彻阴阳,则医理虽玄,思过半矣。……道产阴阳,原同一气"。

一、阴阳的渊源与含义

(一)阴阳溯源

原始阴阳观念起源于古代人们对自然的观察。最初阴阳是一个日常观念,其基本意义是阳光能否照射到,与哲学及人的生命没有多大的关系。"阳"原指向日、日光,引申为光明、明亮等义;"阴"原指背日或日所不及,引申为暗淡等义。如山之北、水之南为阴,山之南、水之北为阳。

"阴"字和"阳"字早在甲骨文中已经出现。在中国现存最古老的三部典籍中,《易经》没有明确提出阴阳的概念,只提到"阴"字;《尚书》《诗经》提到了阴阳,但均没有哲学意义。直到西周中晚期,作为哲学范畴的"阴阳"才正式出现。

"阴阳"的哲学范畴虽然到西周中晚期才正式出现,但"阴阳"的观念却以符号的形式在殷周之际就已经出现了。《周易》经文六十四卦的符号是以阴爻和阳爻作为基础的,六十四卦实际上是三十二组对立卦,其中"乾""坤"两卦是纯阳和纯阴的卦爻符号,其他卦的六爻中都有阴有阳,表明阴阳交错的观念。此外,在卦名中也出现了"乾"—"坤""泰"—"否""剥"—"复""损"—"益"等对待、对立的概念范畴。《易经》以广泛的对立、对待、矛盾现象和实际经验为认识源泉,以吉凶祸福的矛盾转化为研究对象,认识到万事万物存在着对立、对待的普遍现象,反映了当时人们对生产实践、社会实践的认识水平。夏、商、周时代人们在农业生产实践中,逐步认识到向阳者丰收、背阳者减产,总结出"相其阴阳"的经验;在社会生活中出现君臣、主奴、贵贱、贫富、治乱、兴衰的矛盾;在自然现象中更是体认到天地、日月、昼夜、寒暑、阴晴、水火、男女等对待、对立现象。这一切都是《易经》矛盾观念的认识源泉,也是"阴阳"范畴正式提出的先导。

真正在哲学意义上使用阴阳概念的是西周末年的伯阳父。《国语·周语上》:"幽王二年,西周三川皆震。伯阳父曰,周将亡矣。夫天地之气,不失其序;若过其序,民乱之也。阳伏而不能出,阴迫而不能烝,于是有地震。今三川实震,是阳失其所而镇阴也。阳失而在阴,川源必塞;源塞,国必亡。"此段论述中的阴阳,至少包含三层意思:其一,阴与阳是相互矛盾的两种势力或两种气;其二,阴与阳处于相对平衡的运动状态,一旦运动被阻,就要失去平衡,出现异常现象;其三,阴与阳是社会现象与自然现象的共性。很显然,这样的"阴阳"已经具有较高的抽象性和概括性。

到了春秋时期,"阴阳"观念不仅相当成熟而且运用十分普遍。《国语·周语下》记载了周景王二十三年(公元前522年)乐官伶人用"阴阳"论述音乐,《国语·越语下》记载了越国大夫范蠡与越王勾践以阴阳论天时人事。春秋战国时期是诸子百家争鸣时期,其时儒家、道家、墨家、法家、兵家、杂家都普遍使用"阴阳"概念,战国时期更出现了专论阴阳的阴阳家。"阴阳"是诸子百家学说的重要范畴。到了春秋末期,道家创始人老子对前代的阴阳思想进行了发展,老庄学派和黄老学派都以"阴阳"说明万物的性质及变化规律。老子指出:"道生一,一生二,二生三,三生万物。万物负阴而抱阳,冲气以为和。"不仅以"气""阴阳"解释宇宙万物的本原、发生、发展的过程,而且以"阴阳"二气概括宇宙万物的属性。万物存在"阴阳"二气,"阴阳"二气又是互相包含,处在"和"的统一状态之中。

战国时期阴阳学说与五行学说开始融合。阴阳五行家以阴阳五行解释季节变化和农作物生长的规律(以《礼记·月令》《吕氏春秋·十二纪》为代表)。当然,将"阴阳"思想更加系统化、理论化,并达到空前水平的还是《易传》。《易传》将"阴阳"提升到哲学本体论层面,并明确提出"一阴一阳之谓道"的命题。可以说,《易传》是我国第一部关于宇宙生命阴阳哲学的专著,正如《庄子·杂篇·天下》所说"《易》以道阴阳"。朱熹《周易本义·序》也说:"故《易》者,阴阳之道也;卦者,阴阳之物也;爻者,阴阳之动也。"《易传》不仅把"阴阳"看成是宇宙万物的本体,而且把"阴阳"当成描述、解释宇宙生命一切现象的模型方法。"阴阳"被提升为表示两种对立统一事物或同一事物对立统一的两面的符号。《易传》对"阴阳"的内涵、属性、功用以及对立对待、和谐统一、转化变易的关系都进行了十分精详的说明,从而奠定了中国哲学文化的基础,决定了中华传统文化的面貌和特征,对中华传统科学各学科起

笔记栏

到了十分重要的影响。

（二）阴阳的含义

从阴阳概念的产生和发展来看,初期阴阳是自然的代表,是气;到春秋末期,阴阳概念大大延伸,已经突破了太阳对地球的作用这一含义,演变为不依附于太阳,不依附于地球,成为普适性的概念,于是阴阳带上了哲学意味,人们试着用阴阳解释自然现象,而医生试着用阴阳解释疾病。阴阳的普适性是阴阳进入哲学的前奏,并且和机体、精神产生联系,这也同时揭开了阴阳进入医学的序幕。

关于阴阳的基本概念,明代医家张景岳在《类经·阴阳类》中给出了高度概括,提出"阴阳者,一分为二也"的经典注释(注:"一分为二"的提出最早见于唐代医家杨上善《黄帝内经太素·知针石》的注文中)。现代不少学者对阴阳的概念进行了深入探讨,比较完整的叙述是:阴阳是对相关事物的相对属性或某一事物本身存在的对立双方属性的概括。它既可以标示既相关联又相对应的两种事物或现象的属性区分及运动变化,又可以标示同一事物内部相互对应着的两个方面的属性、趋向及运动规律。要详尽理解阴阳的概念还必须从以下几方面来认识。

1. 阴阳是气 道家认为:"万物负阴而抱阳,冲气以为和。""天地者,形之大者也;阴阳者,气之大者也。"这里,阴阳与天地对应,天地有形,阴阳是气,阴阳无形。天地为有形之物中最大,阴阳为无形之物最大。法家认为:"春者,阳气始上……秋者,阴气始下……"儒家说:"潜龙勿用,阳气潜藏。"

阴阳的原意为阳光能否照射到,为什么阴阳在上升为普适性概念的过程中最终演变为气呢?这主要是因为在古人的印象里,气看不见、摸不到,比阳光更加抽象。气体的弥散性象征着普遍性。

2. 阴阳既相关又相反 以阴阳来表示事物和现象及其属性,必须具备两个条件:一是事物或现象及其属性的相互关联性;二是事物或现象及其属性的相互对应性。换句话说,只有既相互关联又属性对应的两种事物或现象,或某一事物内部的两个方面,才能用阴阳来表达。如明与暗、上与下、寒与热等,都是既相关联又相对应的两个方面,因而皆可用阴阳来标示。同样,虽有关联性,而属性并不对应相反的两个事物或现象,则不能用阴阳来加以说明。如标与本,虽是相互关联的一对范畴,但由于其属性并非对应相反,故不能用阴阳来表示它们的关系。

3. 阴阳有属性限定 《庄子》《管子》虽把阴阳与动静联系起来,但是普遍地把对立概念归于阴阳概念之下,是《易传》完成的。《易传》里既涉及"对立"关系的实体,如日月、乾坤等,而又更多地介绍了对立的属性,如动静、刚柔、进退、往来、阖辟、寒暑、伸屈、尊卑、吉凶、得失、小大、险易、贵贱、远近等。

对立属性里,既有自然属性,又有社会属性。《易传》认为,无论是自然还是社会,都具有阴阳两种对立的属性,它们的相互作用是事物变化的原因。这样就把阴阳概念向前大大推进了一步,从而达到古代辩证法的顶峰。

阴阳包含着对立统一的概念,与现代哲学的矛盾范畴有类同之处,但阴阳并不等同于矛盾。矛盾范畴的对应双方除了具有对立统一的关系外,对双方的性质、特性等不加任何限定。即甲乙之间,甲可以作矛,也可以作盾,乙也是如此,两者的角色可以互换。而阴阳双方有着既定的、特殊的属性规定。因此对于同一事物或现象而言,其阴阳所指是确定的、不可互换的。如以寒热分阴阳,寒属阴而热属阳;上下分阴阳,上属阳而下属阴。不能将热、上归属阴,寒、下归属阳。

综上所述,阴阳是对相关事物的相对属性或某一事物内部对应双方属性的概括,即相关性、对应性和确定性三者缺一不可,缺一则不能构成阴阳。

二、阴阳的属性与关系

(一)阴阳的属性

任何事物或现象的阴阳属性既是确定可分的,又是相对可变的。

1. 事物阴阳属性的可分性　阴阳是对相互关联的事物或现象对应双方属性的概括。宇宙间一切事物或现象,凡具有相互关联、属性对应特点的,或一个事物内部相互对应的两个方面,均可用阴阳分析。以阴阳来归类事物的属性主要依据事物双方的性质、动态、位置、发展趋势等。如以空间位置分阴阳,则上为阳,下为阴;左(升)为阳,右(降)为阴;外为阳,内为阴。以时间、季节分阴阳,则昼为阳,夜为阴;春夏为阳,秋冬为阴。以事物的性质分阴阳,则热为阳,寒为阴;刚为阳,柔为阴;轻清为阳,重浊为阴。以事物的运动态势分阴阳,则动为阳,静为阴;数疾为阳,迟缓为阴;上升、外出为阳,下降、内入为阴。此外,处在同一范畴、同一层次的相对事物,如天地、男女、水火等,也可划分阴阳。水火被视为阴阳的征兆,是因水具有寒冷、湿润、就下、宁静等特点,比较典型地反映了阴的特性;火具有炎热、干燥、升发、运动等特点,比较集中地反映了阳的特性。水火作为阴阳的征兆,比较形象地说明了阴阳各自的特性,强调了寒热、润燥、动静、升降等区别阴阳特定属性的主要标志。可见,阴阳的属性是多方面的,它通过具体事物或现象及其属性表现出来。一般来说,凡是剧烈运动的、外向的、上升的、温热的、明亮的、兴奋的、无形的属于阳;而相对静止的、内守的、下降的、寒凉的、晦暗的、抑制的、有形的属于阴。在运用阴阳理论对事物属性进行归类时,所依据的正是阴与阳的这些基本特征。

2. 事物阴阳属性的可变性　事物或现象的阴阳属性既是绝对的,又是相对的。事物阴阳属性的相对性,即可变性,主要体现在三个方面:

(1)事物的阴阳属性可随其对立面变化而变化:任何事物或现象的属阴或属阳,均是与其对立面相比较而言的。当其对立面发生变化,事物的阴阳属性也就随之而变。如秋凉,相对于夏热而言,显然属阴;但若与冬寒相比,则又属阳。可见秋凉的属阴或属阳,是随其对立面的变化而变化的。

(2)事物的阴阳属性在一定条件下可向其相反方面转化:当事物发展到一定阶段或处在一定条件下,原先以阴占主导地位的事物会转化成以阳占主导地位,反之亦然。这样,事物的总体属性就会发生改变,原来属于阳的事物变为阴,原来属于阴的事物变为阳。

(3)阴阳之中可再分阴阳:事物的阴阳属性,虽然有严格的限定,但由于事物是无限可分的,因此,阴或阳的一方还可再分阴阳,这种划分是无止境的。需要说明的是,阴阳之中可再分阴阳,是针对事物的不同层次而言的。以人体为划分层次,则体表部位属阳,体内脏器属阴;以体内脏器为划分层次,则五脏属阴,六腑属阳;五脏依其所居部位及功能特点,又可划分阴阳。依次类推,阴阳之中,复有阴阳,无限可分。

(二)阴阳的关系

阴阳学说是以阴阳的相对属性、阴阳之间的运动变化规律来认识、解释自然的一种理论观点。阴阳之间的运动变化规律,着重探究的是阴阳之间的相互关系。《易传·系辞传上》说:"一阴一阳之谓道。"阴阳变化的规律就是所谓"道"。《管子·四时》则更明确地说:"是故阴阳者,天地之大理也;四时者,阴阳之大经也。"

1. 阴阳交感相错　任何事物或现象,都包含着阴和阳相互对应的两个方面,阴阳双方的相互作用,是阴阳之间其他关系得以进行、自然万物得以发生发展和运动变化的前提条件。古代思想家谓之"阴阳交感""阴阳相错"。所谓交感相错,即相互关联、相互感召、相互作用之义。古代思想家认为阴阳之间的相互作用是万物生成、变化之本始所在。对此,荀子指出"天地合而万物生,阴阳接而变化起"。其"合"与"接",就寓有交互作用之意。《易经》非常重视阴阳两者能否交感相错,认为"天地交,泰";"天地不交,否"。泰,即通畅、安康、正常、生机勃勃的状态;否,指痞塞、不通、失常、了无生机的状态。阴阳两者只有不断发生交互作用,才会进一步呈现出对立制约、互根相成、消长更胜、相互转化等特性或趋向。因此,阴阳交感相错是阴阳之间一切运动变化的前提。

2. 阴阳相反相搏 阴阳相反相搏有两层含义:一是阴阳的属性是相对应的、相矛盾的。如上与下、寒与热、内与外、升与降、明与暗等,都具有相对的属性。凡阴阳,其属性都是对应的,没有两相对应的双方便构不成阴阳。二是某些范畴的阴阳,在属性对应的同时,还存在相互争搏、相互制约的趋势,两者呈现你强我弱的态势。阴阳的任何一方过于强盛,均可过度抑制对方而使之趋弱;或者任何一方的过于不足,亦可导致对方的相对亢盛。如寒与热、动与静、阴邪与阳气、阳邪与阴液等都存在相互抗争、相互制约的关系。

3. 阴阳互根互用 阴阳相互依存、相互包含,在某些范畴的阴阳关系中还表现为相互资生、相互为用的特点,古人称其为"阴阳互根""阴阳相成"。

4. 阴阳消长平衡 阴阳双方在力量或数量上不是一成不变的,而是不断运动变化的。阴阳的运动变化,古代思想家以"消长"来概括。消长,亦称"消息",如《易传·象传下·丰》曰:"日中则昃,月盈则食,天地盈虚,与时消息。"消,即消退;息,即滋息。阴阳消息(消长),亦指阴阳的盛衰变化。阴阳消长的基本形式,概括起来有四类:一是阴或阳自身的消长;二是阴阳互为消长,包括此消彼长、此长彼消两种情况;三是阴阳以互长为主,表现为阴阳皆长;四是阴阳以互消为主,表现为阴阳皆消。这四种形式中,此消彼长和此长彼消,是建立在相反相搏的基础上,即对应制约基础上的阴阳盛衰变化。而阴阳皆长和阴阳皆消,是建立在互根互用基础上的阴阳消长变化。

阴阳消长的认识,体现了先贤对阴阳双方始终处于运动变化状态的一种深刻把握。而所谓平衡,是这种运动变化处于一定的范围、限度及时空之内相对而言的。"阴平阳秘"便是对这种理想状态的概括。阴阳之间的消长运动是绝对的、无休止的,而平衡是相对的、有条件的。

5. 阴阳胜复转化 一个事物属阴或是属阳,是由其本身所固有的阴、阳两方面孰主孰次所决定的。阴阳胜复转化,是指某些事物由原先以阴(阳)占主导的状态,转变成以阳(阴)占主导的新态势,它主要强调的是事物总体的阴阳属性发生质的改变,而不是指事物阴阳的消长盛衰的量的变化。阴阳胜复转化作为阴阳运动的一种基本形式,一般是在阴阳消长变化发展到一定程度时发生的。古人通过观察,认识到事物阴阳属性的改变一般出现在发展变化的极期阶段,即所谓的"物极必反"。阴阳胜复转化既可以表现为渐变形式,又可以表现为突变形式。所谓渐变,是指阴阳在其胜复消长过程中,随着阳长阴消的变化而阴渐变为阳,随着阴长阳消的变化而阳渐变为阴。如四时寒暑的更替、昼夜中阴阳的转化以及人体内物质与能量的转化,都是以渐变形式进行的。所谓突变,是指阴阳在其消长过程中,平时表现为量的变化而表现不出明显的质的变化,当消长变化发展到一定限度时,阴阳快速向其反面转化而表现为质的改变。

阴阳双方胜复转化的内在根据是阴阳的互根互用。只有阴中寓阳,阳中寓阴,才能为阴阳发生胜复转化提供依据和可能。老子《道德经·五十八章》说:"祸兮福之所倚,福兮祸之所伏。"祸福之所以转化,是因为双方相互倚伏着向其对立面转化的根源。事物初生之时,乃倚伏着败亡之因;旧事物衰竭之际,亦孕育着新生之源。所以这些胜复转化均是在"动而不已"的消长更胜过程中实现的。因此,阴阳的互根互用是阴阳胜复转化的内在依据,而永不

笔记栏

停顿的阴阳消长变化是其胜复转化得以进行的必要条件。阴阳胜复转化的现象是普遍存在的。自然界中,"日中则昃,月盈则食(蚀)";夏热至盛则凉,冬寒至极则温,是最常见的现象。

综上所述,阴阳的交感相错、相反相搏、互根互用、消长平衡及胜复转化,从不同侧面揭示了阴阳的运动规律。它们不是彼此割裂的,而是相互联系、互为影响的。其中,交感相错是阴阳间运动变化的基本前提,没有阴阳双方的交互作用,阴阳的其他关系便无从谈起。阴阳相反相搏表达了阴阳既相对应又相统一的关系。在阴阳相反相搏即对立制约的基础上,促成了阴阳消长变化的动态平衡;而互根互用又为阴阳胜复转化提供了内在的根据。

第三节　五　行　思　想

古人习惯于把事物分为五类,以五为基数的分类方法广泛用于政治、军事、生产、生活以及各门自然科学。"五"这个数字在古代生活中的纲要作用最终扩展为一个理论框架,并逐步形成一个抽象概念——五行。这样,五行的意义就大大超出一种分类方法,逐步上升为哲学思想体系,是古人关于宇宙本原与其运动变化规律的世界观和方法论。

一、五行的渊源与含义

(一)五行的渊源

关于五行的起源,有多种说法。比如,五行起源于先民对生产和生活经验的总结;五行产生于伟大的治水实践;五行源于商代的五方、五时观念;五行起源于商人的龟卜;五行起源于古代占星术等。

商周时期,由于生产的发展和文化的进步,在自然知识积累的基础上,朴素唯物主义的思想开始萌芽和产生。五行作为一个体系,出现于殷商时期。殷墟出土的卜辞中有许多"尚五"的说法,殷商时代人们已有了空间上的五方观念和时间上的五时观念。五方是把商朝所在领域称为"中商"与"东土""南土""西土""北土"并举,用"东西南北中"五方总括空间方位。殷商的"五方"观念,是"五行"思想的起源之一。此外,殷商时期,已经出现了"五时"的萌芽,"五时"即"五候",东汉贾逵认为:"五候,五方之候也,敬授民时,四方中央之候也。"五时是在总结农业生产规律、观测四时气候变化与天体运动的基础上,将天气的运行分为五个时节,是"五行"思想的起源之一。

(二)五行的含义

从现存文献看,最早记载"五行"概念的是《尚书》之《甘誓》《大禹谟》和《洪范》三篇。《甘誓》记载夏启征讨有扈氏的誓词,其中宣告有扈氏的罪状是"威侮五行,怠弃三正"。但是五行具体指什么,《甘誓》却没有提及。《大禹谟》提出:"水、火、金、木、土、谷,惟修;正德、利用、厚生、惟和。"《洪范》关于五行的论述比较具体,对五行的具体内容、基本属性及作用进行了初步描述,曰:"五行:一曰水,二曰火,三曰木,四曰金,五曰土。水曰润下,火曰炎上,木曰曲直,金曰从革,土爰稼穑。润下作咸,炎上作苦,曲直作酸,从革作辛,稼穑作甘。"这是最早的五行观念,从《洪范》篇的记载看可以获得四个方面的信息:其一,五行思想至迟形成于殷末周初,其起源很早;其二,"五行"是指水、火、木、金、土;其三,对五行的内容、性质、作用给出了初步描述;其四,还没有出现五行相生相克的思想。

西周时期古人就发现了五行之间的相胜(即相克)关系,其最早记载是《逸周书·周祝》:"陈彼五行必有胜,天之所覆尽可称。"五行相胜思想在春秋时期得到了广泛的运用。

五行相生思想大约出现在战国时期,现存文献中《管子》最早记录了按相生排列的五行。

五行思想在战国时期逐步发展成熟,在汉代得到进一步丰富和完善,逐步渗透到社会生活的各个方面。《吕氏春秋·十二纪》《礼记·月令》将五方、五色、五藏、五味、五虫、五帝等天地万物及人事、政令等都纳入五行分类系统,为五行思想的广泛运用奠定了基础。五行生克思想战国时已经形成,并被广泛应用于医学、政治、天文、气象、军事等各个方面。

二、五行的分类与关系

(一)五行的分类

应用五行属性对事物进行推演和归类,首见于《尚书·洪范》,其将五行的属性推演及"五味"。嗣后,《左传》又将五色、五声等分归于五行。《吕氏春秋》以五行为纲,把气候、天象、物候等自然现象与农事、政令、祭祀等社会活动联系起来,构成一个无所不包的整体系统。《黄帝内经》把人体的各部分器官和心理情感、生理功能与五行对应,发展了五行系统(表 1-1)。

表 1-1 宇宙万物分类表

事物	五行				
	木	火	土	金	水
天干	甲乙	丙丁	戊己	庚辛	壬癸
地支	寅卯	巳午	辰丑戌未	申酉	子亥
五方	东	南	中	西	北
五季	春	夏	长夏	秋	冬
五时	平旦	日中	日西	合夜	半夜
五星	岁星	荧惑	镇星	太白	辰星
五色	青	赤	黄	白	黑
五气	风	暑	湿	燥	寒
五化	生	长	化	收	藏
五味	酸	苦	甘	辛	咸
五音	角	徵	宫	商	羽
五脏	肝	心	脾	肺	肾
五腑	胆	小肠	胃	大肠	膀胱
五窍	目	舌	口	鼻	耳
五体	筋	脉	肉	皮、毛	骨、髓
五津	泪	汗	涎	涕	唾
五腧	井	荥	输	经	合
五志	怒	喜	思	忧	恐
五谷	麦	菽	稷	麻	黍

(二)五行的关系

五行思想的核心就在于"行",在于它阐述了物质的运动,研究物质之间的相互关系以及物质运动的变化。五行之间存在着动态而有序的相互资生(相生)和相互制约(相克)的变化。相生和相克的结合,共同维持着五行系统的动态平衡和相对稳定,亦即"制化"(克则制而生则化），用于阐释自然界的正常变化。五行的关系可以概括为相互生克制化。

1. 五行相生　五行相生，是指木、火、土、金、水五行之间存在着有序的递相资生、助长和促进的关系。五行相生的次序是：木、火、土、金、水，依次相生，即木生火、火生土、土生金、金生水、水生木，木又复生火，依次递相资生，往复不休。

2. 五行相克　五行相克，是指木、火、土、金、水五行之间存在着有序的递相克制、制约的关系。五行相克的次序是：木、火、土、金、水，隔一相克，亦即木克土、土克水、水克火、火克金、金克木，木又复克土。依次递相克制、制约，循环不已。从五行的生克次序可以发现，五行之间是"五行相生，隔一致克"的规律。

3. 五行制化　五行制化，是指五行相生与相克关系的结合，亦即五行之间既有相互资生又有相互制约，以维持五行之间的协调和稳定。五行之相生与相克是不可分割的两个方面，没有生则没有事物的发生发展，没有克则事物发展过分亢奋而为害为病。只有生中有克，克中有生，相反相成，协调平衡，事物才能生化不息，生命功能才能正常维持。

4. 五行生克异常　生克是五行间的正常关系，而五行生克异常关系包括五行相生的异常与五行相克的异常。五行相生异常而出现的变化，称为"母子相及"，包括"母病及子"和"子病犯母"两类。母子相及理论在中医学中所涉最多。五行之间正常的相克关系被破坏而自我调节机制失常时，就会出现五行的相乘、相侮，以此来说明自然万物的异常影响。相乘，即乘虚侵袭之义。

（1）五行相乘：是指五行中的一行对其"所胜"行的过度克制和制约。五行相乘，实为五行之间过度的"相克"，故其相乘的次序排列与相克的次序排列相同，即木乘土、土乘水、水乘火、火乘金、金乘木。

（2）五行相侮：是指五行中的某一行对其"所不胜"一行的反向制约、克制，故又称"反克"。五行相侮，实为五行之间的反向克制，故相侮次序与相克次序是相反的，即木侮金、金侮火、火侮水、水侮土、土侮木。

五行和阴阳一样是古人对世界的一种解读方式，五行思想分类解释出物质现象相生相克的辩证联系具有合理的内容，是颇有价值的。同时，五行思想也有一定的局限性。关于事物属性的五行分类和生克关系，只是反映了客观世界的某些联系方面，绝对化地把这"某些联系方面"看作普遍规律性则是错误的。把物质现象相生相克的对立统一只看成单向的机械循环更是不正确的。

第四节　《周易》及阴阳、五行思想对中医学的影响

《周易》、阴阳思想及五行思想对中医学理论形成和发展有着十分重要的意义，尤其《周易》是中华传统文化的源头，其丰富的思想内容和独特的思维方式奠定了中华传统文化的基础，对包括中医学在内的中国古代科学技术及思想均产生巨大影响。

一、《周易》对中医学的影响

（一）《周易》象数思维模式对中医学的影响

《周易》象数思维模式是中华民族丰富的哲学思想中独特的思维方法，对中医学产生了极为深刻的影响。可以说，象数思维涵盖并体现了中医学整体、中和、变易、直觉、虚静、顺势、功用等思维的特点，是中医学思维方法的核心，不仅为中医理论奠定了思想基础，而且为中医临床实践提供了方法学指导。

1. "象"思维 "象"原本指万事万物表现出的形象,"象"有现象、物象、事象、形象、意象、法象等含义。这些含义大体可分为两个层面,一是符号之象,即人为之象,又称"意象";二是事物之象,即自然之象,又称"物象"(包含事象、形象、现象)。作为动词的"象",有取象、比象、象征的意思。象思维就是一个由"物象"提炼"意象",再由"意象"反推"物象"的过程。象思维通过取象比类的方式,找出共同的特征、根本的内涵,以"象"为工具进行标志、归类,以达到模拟、领悟、认识客体的目的。

2. "数"思维 "数"分为两种,一种是实测的、定量的数,一种是表象的、定性的数。象数思维方法中的"数"侧重于定性表象,这种"数"实际上就是一种特殊的"象"。即"数"将"象"形式化、简约化,因此也可看作是意象的一种。在各类数中,河图与洛书运用相当广泛。数思维就是运数思维,即运用"数"进行比类、象征。中医学在藏象、脉诊、本草、处方、针法、灸疗及房中术等的实践中,既使用具体、直观的计量、定量的"数量"之数,也运用定性、标象的"意象"之数。中医学"数"的运用主要偏向于定性而不是表量,其数字虽带有量的规定,但主要是为了定性归类,以满足象数思维模型的需要。

3. 象数思维 象数思维是象思维和数思维的合称,是通过卦爻、阴阳五行、天干地支、河图洛书、太极图以及奇偶数字等象数模型来认识宇宙万物的存在方式、变化规律,推演宇宙自然变化大道的思维方法。象数思维涉及天人之理、万物之理、性命之理等,是中华民族最为古老的、最为实用的、最具生命力的思维方式之一。象数思维方法实际上就是通过象和数进行比类的思维方法,即取象比类。"类"指性状、功能相同或相近的一类事物。象数思维既可以把纷纭繁杂的事物通过取象、运数梳理、分析出特定的"类",统率于固定的象数模型之中,又可以归纳出万事万物统一的、同构的"理",借助象数模型推测、演绎出同类事物的变化、生成之"理"。这就是"取象运数,比类求理"的方法。

4. 象数思维对中医学的影响 象数思维对中医学的形成和发展具有十分重要的影响。中医通过类推脉象、面相、声音之象、形体之象、华彩色泽之象等得到藏象、证象,来说明人体内在的脏腑气机和病理变化。中医学通过表现于外、能够被人们直观观察到的"物象",如五脏开窍于五官之象、脉象、舌象、声象、针灸感传之象等,通过比类概括出多种"意象",如阴阳之象、五行之象、藏象、证象、六经传变之象、四气五味之象、五运六气之象、九宫八风之象等。中医学通过象数模型取象而得出的概念多为意象性的概念,与现代医学纯抽象概念相比,既包含某种客观的象征含义即理性归类的成分,又渗透着某种主观的感性划分的成分,具有全息性、功能性、形象性、简明性、灵活性等特性。

(二)医易同源、医易相通

强调医理与易理相通,重视易学对医学的影响,有助于深入认识和掌握中医学理论,也是当今研究中医和发展中医的一个重要思路。唐代医家孙思邈说:"不知易,不足以言太医。"张介宾提出"医易相通,理无二致",知医者一定要知易,主张"谨摭易理精义,用资医学变通",认为"医不可以无易,易不可以无医,设能兼而有之,则易之变化出乎天,医之运用由乎我"(《类经图翼·医易义》)。认为学医必须学易,不学易就不能深入研究精深的医学理论。

1.《周易》哲学思想决定着中医的基本特点 中医认为天地人是一个统一的整体,人体自身是一个统一的整体,这种整体观来源于易学的天地人、时间、空间的大统一理论。由此,中医在考察人体的生理、病理、诊断、治疗时,把天文、地理、社会、时间、空间等因素联系在一起,把人作为宇宙间不可分割的一部分来考察,所以要求医者要上知天文、下知地理、中知人事。中医认为产生疾病的最根本的病理基础是阴阳失调、脏腑功能失调。故《黄帝内经》曰"阴盛则阳病,阳盛则阴病""阳盛则热,阴盛则寒""重阳必阴,重阴必阳"。所以,中医在病理上的描述,不局限于某组织、器官的病理表现,而是对包括组织、器官在内的整体系统动态病理的描述,从而形成中医在病理上的特点。故中医根据不同类型的疾病特点创立了八纲辨证、六经辨证、脏腑辨证、卫气营血辨证、三焦辨证、气血津液辨证等辨证方法。这些方法都是系统的、动态的。

2. 《周易》的哲学思想是中医理论的重要来源 《黄帝内经》继承了《周易》对阴阳的论述,并对阴阳进一步整理和发展。如《易传·系辞传上》说:"天尊地卑,乾坤定矣;卑高以陈,贵贱位矣;动静有常,刚柔断矣。"而《素问·阴阳应象大论》则说:"清阳为天,浊阴为地。"此以天代表清阳升发之性,以地说明浊阴下趋之势。《素问·阴阳应象大论》又说:"阴静阳燥。"指出了阴性主静,阳性主动,此亦与《周易》所论相为呼应,互为吻合。《易传·系辞传上》说:"方以类聚,物以群分,吉凶生矣。"而《黄帝内经》特别强调阴阳的协调关系,《素问·生气通天论》说:"凡阴阳之要,阳密乃固,两者不和,若春无秋,若冬无夏,因而和之,是谓圣度,故阳强不能密,阴气乃绝;阴平阳秘,精神乃治;阴阳离决,精气乃绝。"此说正是《周易》之理在中医学理论中的反映。《周易》提出"一阴一阳之谓道",《黄帝内经》提出"阴阳者,天地之道也,万物之纲纪,变化之父母,生杀之本始,神明之府也";《周易》提出"内阴而外阳",《黄帝内经》提出"阴在内,阳之守也;阳在外,阴之使也"等。

(三)《易传》对中医学的影响

《易传》作为中华文化的源头,对产生于中华文化丰厚土壤的中医学有着十分广泛而深远的影响。

1. "生生之谓易"与"生生之道" 《易传》作为中国哲学的源头,其所包含的"生生之谓易"的基本精神,直接影响并决定了中医学之"生生之道"精神的形成与确立。

(1)"生生之谓易":《易传·系辞传》曰:"生生之谓易。"所谓"生生"是指生命生而又生、连续不断、没有片刻停息地生长生成的演化过程。"生生不息"是宇宙间各种生物生命的基本状态,也是宇宙自然的基本存在方式,更是一切存在变化发展的根本。自然界的不断生成,不断创造,不断变化,不断发展,其根本意义就在于使生命生生不息。

(2)"生生之道":中医学秉承《周易》"生生之谓易"的基本精神,发扬"天地之大德曰生"的"生生之德",探讨确立了使生命健康存续的生生之理和生生之具,以达到护卫生命的最高境界,形成独具特色的中医学"生生之道"。

《易传·系辞传上》云:"天地之大德曰生。"中医学秉承《易传》对生命的高度重视,认为自然界最宝贵的是生命。《素问·宝命全形论》云:"天覆地载,万物悉备,莫贵于人。"因为生命至贵,所以,能够护卫生命的医家医术也由此备受推崇。护卫生命被尊为"生生之德"。明代著名医家张介宾曾经说过:"夫生者,天地之大德也。医者,赞天地之生者也。"(《类经图翼·序》)每一个生命都是"生生之德"的产物。中医医家则是"生生之德"的实践者和传承者。

《汉书·艺文志》云:"方技者,皆生生之具也。"中医学属于方法手段的范畴,是诊断疾病的方法和防治疾病的手段,更是使生命生存延续不断的"生生之具"。中医学的主要功能在于护卫人的健康,使生命生生不息。利用"生生之具"提升人的生生之气,进而调节人的身体平衡,实现"阴平阳秘",最终达到健康状态。这充分体现了中医学"生生之道"的医道本质。

2. 《易传》变易之道与中医传变理论 中医学中处处体现了变易思维的指导和运用,始终从整体上来认识局部的病变,把局部病理变化与整体病理反应统一起来。因此,治疗局部病变也坚持从整体出发,进行综合调理,力争收到较好的疗效。

《黄帝内经》受《易传》变易思想的启迪,总结出疾病由表入里、由浅入深的传变规律,提出了"治未病"的预防医学思想,即未病先防,已病防变。不仅如此,在治疗疾病的过程中,也充分利用伤寒、温病疾病传变之规律,达到不战而屈人之兵的效果。清代叶天士总结归纳出温病发展变化的规律,初期往往首犯肺卫,继而发展到气分、营分、血分;吴鞠通将温热病传变概括为上、中、下三焦,从而反映了温热病由浅入深、由轻而重的纵横传变规律。这些认识体现出中医学对疾病发展变化规律的宏观把握,是《易传》变易思想在中医学中的具体运用。

二、阴阳思想在中医学中的应用

(一)阴阳思想与中医理论的关系

中医理论吸收了《周易》的阴阳思想,并对其进行了进一步的丰富和充实,阴阳思想成为中医理论的核心内容。阴阳思想在中医理论中,重在说明自然界、人体内对立的两种属性以及属性之间的转化。《黄帝内经》作为中医理论的起源,是阴阳作为医理出现的肇始。如"阴静阳燥,阳生阴长,阳杀阴藏""清阳为天,浊阴为地""重寒则热,重热则寒""阴味出下窍,阳气出上窍""清阳发腠理,浊阴走五脏""阳盛则热,阴盛则寒"等。这些论述的重点在于指出人体内相对立的两种状态,以及在一定条件下这两种状态的相互转化。

随着中医理论的完善,阴阳作为对立概念的阐释作用更为突出,最终演变为许多成对的既相反又相关的概念。如八纲辨证中的表和里、寒和热、虚和实;药性理论中的寒和热、温和凉;脉诊表现中的浮和沉、迟和数、虚和实等。这些内容就是阴阳更加具体化的表现,是阴阳这个抽象的概念细化到中医学各个分支中的表现,是中医理论从粗到细、从简入繁发展的必然。阴阳思想在中医学领域得到充分肯定、发挥和运用,指导中医理论不断完善和发展。

(二)阴阳思想在中医学中的实际应用

阴阳思想对于中医理论体系的形成和发展起着十分重要的作用,贯穿于中医理论体系的各个方面,从形质到功能、病因到病机、诊法到辨证、治法到方药、针灸到按摩、内科到外科。阴阳之论,无所不至,有效地指导着历代医家的理论思维和治疗实践。

1. 用于阐释形体结构 根据事物阴阳属性既可分又可变的观点,中医学认为人体一切形质结构均可划分为相互对应的阴阳两部分。《素问·宝命全形论》曰:"人生有形,不离阴阳。"就形体而言:上部为阳,下部为阴;体表为阳,体内为阴;背部为阳,腹部为阴;四肢外侧为阳,四肢内侧为阴。以脏腑来分:五脏藏精气而属阴,六腑传化物而属阳。五脏之中,又可分出阴阳,如心、肺居上属阳,肝、肾居下属阴。每一脏腑,又有阴阳之分,如心有心阴、心阳,肾有肾阴、肾阳,胃有胃阴、胃阳等。

2. 用于概括生理功能 中医学认为,人体正常生理功能是阴阳双方保持协调平衡的结果,即所谓"阴阳调和"。如以功能与物质对待而言,前者属阳,后者属阴,两者之间体现着阴阳相反相成、互根互用的关系。生理功能是以体内物质为基础的,没有物质运动,就无以产生生理功能,而物质的摄入与合成,亦有赖于相应的生理功能,生理功能障碍或停息,生命体的物质代谢便趋于异常甚或终止;就不同功能而言,又可划分为推动、气化、兴奋、激发及制约寒凉等属阳的功能,以及滋润、濡养、宁静、抑制及制约温热等属阴的功能。

3. 用于说明病理变化 阴阳既是相反制约的,又是相成互用的,且在一定条件下可胜复转化,故当人体之阴或阳偏胜时,可致"阴胜则阳病,阳胜则阴病;阳胜则热,阴胜则寒"(《素问·阴阳应象大论》)的病理现象;若偏盛至极,又可出现"重阴必阳,重阳必阴"的病理变化和"阴虚则热,阳虚则寒"的病理现象;若偏衰至重者,甚可出现"阴损及阳,阳损及阴"的病理变化。

4. 用于分析病因病机 中医学对病因病机的认识,亦多有阴阳之分和阴阳之辨。就外感而言,风邪、暑邪、火热之邪均属阳邪,阳邪入侵,最易伤及人体阴液;寒邪、湿邪当属阴邪,

笔记栏

阴邪入侵,最易损伤人体阳气;燥邪有温燥、凉燥之分,前者偏阳,后者偏阴;如感受湿邪,若遇阳盛之体,多易热化而成湿热;倘为阴盛之体,每致寒化而成寒湿。

5. 用于指导疾病诊断 《素问·阴阳应象大论》指出:"善诊者,察色按脉,先别阴阳。"诊察疾病,首先审别阴阳,可明确疾病的基本属性,是属阴证,抑或阳证。望、闻、问、切四诊,都有阴阳可辨。色泽之明暗、形态之动静、声息之高低、脉力之强弱、征象之寒热等,无一不辨阴阳。如表、实、热属于阳证;里、虚、寒属于阴证。如此把握阴阳,才能执简驭繁,提纲挈领。

6. 用于确立治则治法 《素问·至真要大论》曰:"谨察阴阳所在而调之,以平为期。"这是中医治疗学的基本原则。阴阳偏盛者,"损其有余",如"寒者热之""热者寒之""阴病治阳""阳病治阴";阴阳偏衰者,"补其不足",如"壮水之主,以制阳光""益火之源,以消阴翳"。总之,结合阴阳之间多种关系的认识,确立了阳盛者泻热,阴盛者祛寒;阳虚者扶阳,阴虚者补阴;阴阳两虚则阴阳双补等治法,以使阴阳偏盛偏衰的异常现象得以纠正,复归于协调平衡的健康状态。

7. 用于归纳药物性能 阴阳理论亦可用于概括药物的性味功效,作为指导临床用药的依据。以寒、热、温、凉的药性(即"四气")而论,其中寒、凉(次寒)属阴,热、温(次热)属阳;以辛、甘、酸、苦、咸的药味(即"五味")而言,"辛甘发散为阳,酸苦涌泄为阴,咸味涌泄为阴,淡味渗泄为阳"(《素问·至真要大论》);以升、降、浮、沉的药用而讲,升、浮以上行、发散之用而属阳,沉、降以镇敛、下降之能而属阴。

三、五行思想在中医学中的应用

(一)五行思想与中医理论的关系

脏腑经络、生理病理等中医理论是在五行思想指导下建立和完善起来的,但五行思想的运用不是机械的,不是一成不变的,而是需要不断与临床实践相比较,符合则保留,不符合则修正,由此诞生出发展变化的医理五行理论。五脏必须以五行思想为指导,离开五行,五脏体系及其关系的基本框架则无法建立;五行思想必须以五脏为基础,离开了脏腑活动的真实反映来谈五行,五脏的功能表现便会落空。辨证施治必须依据病因和病情的发展,并适当地运用五行思想,否则也是不切实际的。

随着医疗实践的丰富,各个脏腑的功能和属性在五行思想指导下被不断"创造"出来,比如脾在《黄帝内经》中言:"脾胃者仓廪之官,五味出焉。"这时的脾是土脏,具有化水谷养脏腑的作用;"心者君主之官,神明出焉",心为火脏,为脏腑之大主;"肾者,作强之官,技巧出焉",肾为水脏。五行中火能生土,所以张仲景创制了苓桂术甘汤、桂苓草枣汤来温心阳暖脾土,取火能生土之意,治疗痰饮内停所致心悸等证。但在临床实践中,张仲景亦发现脾阳虚的食入不化、腹胀泄泻、水肿等证可以同畏寒、四肢不温、早泄、阳痿等肾脏病症并见;而阳痿早泄之人又多见脾阳不足之证,故使用真武汤、肾气丸等可以达到肾脾同治的效果。此时,虽然肾在《黄帝内经》理论中为水脏,但临床突出提示了"肾脾阳虚"同治的现象,于是"肾阳"作为新的概念,作为"火"的细化,为临床实践与中医理论的一致性便应运而生了。

(二)五行思想在中医学中的实际应用

五行思想在中医学中的应用十分广泛。五脏系统的建立、天人相应的阐释、五脏生理联系的认识、五脏病机传变的辨析、诊法辨证的确定、立法遣方的指导等,均与五行思想有直接联系。

1. 建立五脏藏象系统 中医五行学说,依据肝、心、脾、肺、肾五脏某一方面的生理功能特性,将其分别归属于木、火、土、金、水五行。在此基础上,中医学又将与五脏相应的五腑

（六腑中除三焦之外）、五官、五体、五志、五神、五液、五华等分别归属于五行,从而建立了中医藏象学说中的五行-五脏系统。

2. 演绎天人相应理论 五行思想不仅将人体的脏腑组织及情志精神等分别配属五行,而且在此基础上又将自然界的五方、五时、五气、五味、五色、五化、五音等,与人体的五脏系统联系起来,将五行中属同一行的自然界现象与人体中的五脏系统联系起来,体现了人与自然环境的统一性,表达了人与天地相应的整体观念。

3. 解析五脏生理联系 五脏的五行归属,既可在一定程度上阐明其生理特性,还可根据五行生克制化理论,说明五脏生理功能之间的某些相互资生和相互制约关系。五脏之间的相互制约关系是肾水克心火,心火克肺金,肺金克肝木,肝木克脾土,脾土克肾水。

4. 分析五脏病机传变 五脏生理的相互联系决定着其病机上也可相互影响。一脏病变可传至他脏,他脏病变也可传至此脏,此种传变以五行思想来说明,分成相生关系传变和相克关系传变两类。五脏相生关系的传变,有"母病及子"及"子病及母";五脏相克关系的传变,有"相乘"与"相侮"。

5. 指导疾病诊断 人体是一个有机整体,内在功能的紊乱及其相互关系的失调,可通过一定途径反映于外,出现色泽、声音、形态、口味、情志、舌象、脉象等方面的异常变化。由于五脏及五色、五音、五体、五味、五志、五脉等均可分别归属于五行,在临床诊断疾病时,就可以综合望、闻、问、切四诊所得的材料,根据五行的归属及其生克乘侮的变化规律,来推断病情。

6. 确定治则治法 按五行相生规律确立的治则是"虚者补其母,实者泻其子"(《难经·六十九难》),亦称为"补母"与"泻子"。按五行相生理论确立的治法有:滋水涵木法、濡木生火法、益火生土法、培土生金法、金水相生法,此外,尚有泻火清木法、宣金澄土法、泻土清火法等。按五行相克理论确立的治法有:抑木扶土法、培土制水法、佐金平木法、泻南(火)补北(水)法,另有补南泻北法、泻火润金法等。

（程 佩 韩彦华）

复习思考题

1. 谈谈对《周易》的了解和认识。
2. 为什么说"医易同源,医易相通"?
3. 中医五行思想与哲学五行思想之间的关系是怎样的?

第二章
PPT

❖❖❖ 第二章 ❖❖❖

先秦道家思想

学习目标

1. 掌握老子"道"为万物本源的哲学思想和庄子的宇宙观。

2. 了解以老、庄为代表的先秦道家的辩证法和认识论;道家思想对中医学的深刻影响。

3. 熟悉先秦道家建立在自然观基础上的政治观、人生观、养生观。

第一节　老子"道"为万物本源的哲学

一、老子其人

老子生活在春秋时期,生卒年不详(约前585—前500),他所处的是一个动荡不息、战乱不止的时代。社会面临着重大的变革,战争不计其数;民众流离失所,饱受煎熬痛苦;诸侯争霸,家破国灭者不计其数;社会贫富两极分化严重;王朝政治腐败没落。

《史记》记载:"老子者,楚苦县厉乡曲仁里人也(今河南鹿邑),姓李氏,名耳,字聃,周守藏室之史也。"司马迁在《史记》中引述司马谈的《论六家要旨》,称道家是"采儒墨之善,撮名法之要"。道家采用了儒家、墨家的精华,提炼了名家、法家的要理,所以叫作杂于百家之学。纪晓岚对道家有八个字的评价"综罗百代,广博精微"。

庄子称老子为"古之博大之人"。在《汉书·艺文志》中,班固说:"道家者流,盖出于史官,历记成败存亡祸福古今之道,然后知秉要执本,清虚以自守,卑弱以自持。"

在《史记》的《孔子世家》以及《老子韩非列传》里还记录了孔子见过老子。孔子是鲁国人,他在30岁左右的时候,从鲁国出发到洛阳,去见老子,临别时老子送了孔子几句话,见《史记·孔子世家》:"聪明深察而近于死者,好议人者也。博辩广大危其身者,发人之恶者也。为人子者毋以有己,为人臣者毋以有己。"《史记·老子韩非列传》还记载老子告诫孔子:"良贾深藏若虚,君子盛德,容貌若愚。去子之骄气与多欲,态色与淫志,是皆无益于子之身。"意指,一个了不起的商人,深藏财货,而外表看起来好像空无所有;一个有修养、德行盛大的君子,而外表看起来好像是愚人似的。你要去掉骄傲之气和纷杂的欲望,外露的表情和贪多骛大的野心,这些东西对你都没有益处。孔子去,谓弟子曰:"鸟,吾知其能飞;鱼,吾知其能游;兽,吾知其能走。走者可以为罔,游者可以为纶,飞者可以为矰。至于龙,吾不能知其乘风云而上天。吾今日见老子,其犹龙邪。"

对老子著书的情况,司马迁曾说:"老子修道德,其学以自隐无名为务。居周久之,见周之衰,乃遂去。至关,关令尹喜曰:'子将隐矣,强为我著书。'于是老子乃著书上下篇,言道德之意五千余言而去,莫知其所终。"这就是现在的《道德经》。目前流行的《道德经》主要以王弼所注为标准。

目前《道德经》在世界上被翻译成多种文字,出版的相关著作多达1 900多种。美国科学家威尔·杜兰说:"或许除了《道德经》外,我们要焚毁所有的书籍,而在《道德经》中寻得智慧的珍珠。"德国学者克诺斯培指出:"解决我们时代的三大问题(发展、裁军和环保),都能从老子那里得到启发。"黑格尔曾说,老子其人及其思想,实际是创造了一种与哲学相关的生活方式,它和古希腊哲学一样是人类哲学的源头。1988年,里根在给国会的国情咨文当中,用了老子的一句话:"治大国,若烹小鲜。"联合国前秘书长潘基文引用了"天之道,利而不害;圣人之道,为而不争"。

二、"道"的基本内涵

老子创立了以"道"为本的哲学思想体系,提出了"道""自然""无为"等著名的哲学概念,对中国哲学乃至世界哲学发展都有不可估量的伟大贡献。老子的思想用一个字来概括就是"道",这是一个关于宇宙的根本问题,也是关于自然万物运行的基本规律的问题。

(一)"有无相生"

老子"道"的逻辑结构有多个层次。老子在中国哲学史上第一次提出"有"和"无"这对范畴。他以"有"和"无"来论道。"以无为本、以无御有",道既是"有",又是"无",万物始于"无"而后生,"无"是天地万物一切"有(用)"的源泉,见有而为无也。故道乃是"有无相生",同出而异名,"有""无"是一体的两极。换言之,"道"作为万物的本源,超越于"有",是"有"的存在依据;"无"外无他,"无"生"有","有"归"无"。这是万事万物的起点和终点以及运动变化的最后依据。同时又幽深玄远、不可言、不可名状。苏辙在《老子翼》中说:"轮、辐、盖、轸、衡、轭、毂、辖会而为车,物物可数,而车不可数,然后知无有之为车,所谓'无之以为用'者也。"他以车为喻,把车拆成一个个部件,车就是"一",车的部件就是"多",各部件虽可独立辨别,但只有作为整体的组成部分,才有价值。只有"得一",才能运行。"昔之得一者,天得一以清,地得一以宁,神得一以灵,谷得一以盈,万物得一以生,侯王得一以为天下贞。"(《道德经·第三十九章》)由此可以看出,老子的道是从整体动态的视角来看待世界,从发生和运动过程来解释世界。

(二)非常道与常道

《道德经·第一章》:"道可道,非常道。名可名,非常名。无名天地之始。有名万物之母。故常无,欲以观其妙。常有,欲以观其徼。此两者同出而异名,同谓之玄。玄之又玄,众妙之门。"

开篇区分开了两个世界,两种真理,"非常道与常道"。但是,老子《道德经》主要讲的是不可道之道,即恒常永恒之道,是纯粹的"一"。河上公注:"道无形,故不可名也。始者道本也,吐气布化,出于虚无,为天地本始也。"道,说得出的,就不是永恒的道,不是那个本源的道。道自身不是语言性的,不在万物之中,可道说的有名之言是"非常名"。王弼注:"可道之道,可名之名,指事造形,非其常也。"即在经验世界范围之内所用的那些名字,都是非常名,都是可变动的,是"多",常道与非常道是一与多的关系,万物都由"道"而生,万物消灭又都复归于"道"。道是人类世界一切意义的始源,是先天地而生的东西,是产生天地万物的总根源。

"道"的特点是"惚恍"。即无形无声,不可为人们所感知,而又独立于人和整个物质世界之外的,也就是"道"的无物之象,它看不到、听不见、触不着。《道德经·第十四章》:"视之不见名曰夷,听之不闻名曰希,搏之不得名曰微。此三者不可致诘,故混而为一。其上不皦(jiǎo),其下不昧,绳绳不可名,复归于无物。是谓无状之状,无物之象,是谓惚恍"。老子是通过剥洋葱式的损之又损、去之又去,也就是通过去蔽来接近真相,启发人们领悟这个无状之状,无物之象,达到"无"的境界。"无"不是虚无一物,而是将无穷之意隐置其间;"损",就是一个追寻内在意蕴境界、宇宙、人生真谛的过程,从表象进而层层剥去偏见之后才能接近"道",最后融会贯通在人的内在的精神生命之中。

（三）生生之道

"道"是从哪里产生出来的呢?老子只说"道"是无限深远,无以追溯其来历,它存在于天帝现相之前。

道生万物。它是超越于万物之上、超越于我们的感官体验之上,它生了万物,又长养了万物,它往复运动,无时不在,恒常不止,它是一个绝对的存在,是万物终极的原则。

《道德经·第二十五章》:"有物混成先天地生。寂兮寥兮,独立而不改,周行而不殆,可以为天下母。吾不知其名,字之曰道,强为之名曰大。"这是告知道的特性,自主独立不在万物之中,道不是万物,但须臾不离万物;生生不息,反者道之动,弱者道之用。"有物混成",用以说明"道"是浑朴状态的,它是圆满和谐的整体,并非由不同因素组合而成的。"人法地,地法天,天法道,道法自然。"天下万物自然而生,自然而得。

"道"虽是万物的根源和基础,是万物之母,但它从不以万物之主自居。"大道泛兮,其可左右。万物恃之以生而不辞,功成而不有。衣养万物而不为主,常无欲,可名于小。万物归焉而不为主,可名为大。以其终不自为大,故能成其大。"(《道德经·第三十四章》)而且"道"也从不"主宰"和"干预"万物,它具有"生而不有,为而不恃,长而不宰"(《道德经·第五十一章》)和"善贷且成"(《道德经·第四十一章》)的至上玄德。"道"的这种本性老子称之为"无为"。"无为"不是说"道"没有任何作为,只是说道不干预万物,让万物自行其是。

这种"道法自然"的哲学思想,从根本上否定了"神"的存在,否定了"神"对世间万物的创造和主宰,提出了关于世界构成的物质性的总根源,为纷繁复杂的现象寻找到了一个统一的、概括的总原则,把中国哲学推进到一个新的发展阶段。也是对当时传统的天命神学的挑战,反映了春秋末期的理性觉醒和思想解放的时代潮流。

三、"反者道之动"的辩证法

在老子的哲学体系中,包含着较为丰富的辩证法思想。这种辩证法,既是一种观察与思考事物的辩证法,同时也是一种人生智慧。

老子的辩证法思想可以用"反者道之动"来概括。所谓"反者道之动",即任何事物都会向它的反面转化;事物正反两方面的转化,既是事物的本性,也是宇宙的最高原理。老子认为,无论在社会中还是在自然界,任何事物的存在都是相互依存且对立统一的。老子正是从对这些对立统一的概念的表述中,揭示了事物矛盾的普遍性和客观性。

（一）对立双方的统一性

老子认识到对立的事物和概念都是互相依赖的。老子说:"有无相生,难易相成,长短相形,高下相倾,音声相和,前后相随。"(《道德经·第二章》)他进一步指出对立的双方,如果一方的特点达到一定程度,就会表现出另一方的特点。如"大成若缺,其用不弊。大盈若冲,其用不穷。大直若屈,大巧若拙,大辩若讷"(《道德经·第四十五章》)。在此基础上进一步指出,对立双方依据一定条件可以相互转化。如"祸兮福之所倚,福兮祸之所伏。……正复为奇(异),善复为妖"(《道德经·第五十八章》)。当然,转化要有一定的条件。如"将欲歙之,必固张之,将欲弱之,必固强之,将欲废之,必固兴之,将欲夺之,必固与之"(《道德经·第三十六章》)。这里的张、强、兴、与是事物转化为歙、弱、废、夺的条件。老子对矛盾的统一性认识已经有了相当的深度。

（二）"反者道之动"

老子对矛盾对立面转化的必然性、普遍性也有深刻的认识,从而提出了"反者道之动"这一命题。《道德经·第四十章》说:"反者道之动,弱者道之用。天下万物生于有,有生于无。""反"有"相反"和"返回"两层意思。他认为,自然界和社会的运动、发展都遵循着一个总的规律,即事物发展到一定阶段总是向自己相反的方面转化。老子从激烈的社会变动中,感到每个人的贵贱、祸福并不是固定不变的,而是不断变化着的。认为事物向自己的相反方向转化即自我否定,是合乎规律的运动。同时老子在论述事物向自己的对立面转化的过程中包含着从量变到质变的过程。如"合抱之木,生于毫末;九层之台,起于累土;千里之行,始于足下"(《道德经·第六十四章》)。

（三）万物从"道"出发复归于"道"

老子认为,万物运动发展从"道"出发,经过各自的发展历程,最后复归于"道"。《道德经·第十六章》曰:"致虚极,守静笃。万物并做,吾以观复。夫物芸芸,各复归其根。归根曰静,是谓复命。"老子看到任何事物蓬勃发展,最终必然归于虚静。只要我们守住心的清明状态,冷静观察,都可看到万物从"道"出发复归于"道"。

不仅万物的运动向"道"复归,而且"道"自身也处于永恒地向出发点复归的运动中。《道德经·第二十五章》曰:"有物混成,先天地生。寂兮廖兮,独立而不改,周行而不殆,可以为天下母。吾不知其名,字之曰道,强为之名曰大。大曰逝,逝曰远,远曰反。"因此要保持"清净""无为"的处世态度,保持与"道"的统一。老子继承和发扬了春秋以前的朴素辩证法思想,从而成为我国古代最有影响的辩证法思想家之一。

四、"静观""玄览"的认识论

老子的思想是可知论,他常提到"闻道者""善为道者""有道者"等。他认为人们有认识"道"的能力,"道"也是可以被认识和运用的。因此,他要求人们应善于掌握规律,按规律行事,切忌任意妄为,否则会受到规律的报复。《道德经·第十六章》曰:"夫物芸芸,各复归其根。归根曰静,是谓复命。复命曰常,知常曰明。不知常,妄作,凶。"万物都要复归本性,是一种客观规律——"常",知"常"就是明智的,否则盲目行动,就会有不祥的结局。

老子指出,要知"道",即掌握规律,就要反对主观臆想和自以为是,要有老老实实的态度。《道德经·第三十八章》曰:"前识者,道之华,而愚之始。"在了解事物的具体情况之前就做出判断并预设一套处理办法,是愚昧的开始。他主张:"大丈夫……处其实,不居其华。"批评的是不懂装懂的态度。在他看来,有知而不自以为知,是最好的;不知却自以为知,就是缺点了。

老子还认为认识的最高任务是把握"道",可是"道"是无限的,没有任何规定性。因此,不能依靠感官得知,只有通过理性直觉才能接近。"不出户,知天下不窥牖,见天道。其出弥远,其知弥少。"(《道德经·第四十七章》)不出家门可知天下事,不望窗外,就能熟知天体运行规律,这并非脱离实际的玄思冥想,而是一种理性直觉思维的结果。与此相联系的是老子提出了认识论的中心命题:"为学日益,为道日损。"(《道德经·第四十八章》)即求得的具体知识越多,对"道"及对客观规律的把握就越少。

认识道的方法是"静观""玄览"。为了得"道",他要求人们"致虚极,守静笃,万物并作,吾以观复"。即人们在认识事物时,应使自己的心灵极度空虚,不存一点固有成见;还需达到沉着冷静的境界,只有二者兼备,才能客观、正确地认识事物真相。他把处于这样一种心灵状态称为"玄览",即心灵深处明澈如镜。故在认识前要"涤除玄览",使心灵达到"虚静"。

心虚则无物不容，心静才能察知万物，最终达到对"道"的同一，即"玄同"。老子的这种"静观""玄览"的认识方法，是有其合理因素的，对后来的认识论思想有很大影响。

五、"无为而治"的政治观

老子的政治观是由他的天道自然的宇宙观决定的。老子"无为而治"的思想表述的是治国理念与执政者需遵守的原则。《道德经·第二章》曰："是以圣人处无为之事，行不言之教；万物作焉而不辞，生而不有，为而不恃，功成而弗居。夫唯弗居，是以不去。"在其位谋其政，侯王们承担的是治理国家的责任和义务，没必要邀功求赏，应该消解统治者为了个人利禄功名而对百姓过多的肆意干涉、苛刻限制，"道常无为而无不为，侯王若能守之，万物将自化。化而欲作，吾将镇之以无名之朴。无名之朴，亦将不欲。不欲以静，天下将自正"（《道德经·第三十七章》）。如果人类能拔出于利禄名望的旋涡，少些贪婪性，天下就能回归和谐宁静。侯王们只有遵守廉洁勤政、仁慈节俭、功成而不自居、甘愿奉献，才能达到《道德经·第五十七章》所说："我无为而民自化，我好静而民自正，我无事而民自富，我无欲而民自朴。"

老子反对统治者"有为"。春秋末期，随着生产力水平的提高，经济迅速发展，社会阶级结构也随之发生了巨变，统治阶级内部之间的矛盾变得越来越尖锐复杂。老子认为造成这一切的原因是人类社会违背了自然法则，是统治者"有为"的结果。《道德经·第七十五章》曰："民之饥，以其上食税之多，是以饥。民之难治，以其上之有为，是以难治。民之轻死，以其上求生之厚，是以轻死。"老子反对"有为""有事"。在他看来，"有为"就违背了自然法则，在行动中渗入了统治者的私利欲念；"有事"就是用诸如武力、刑罚、权势等手段横征暴敛，残害民众。因此，"有为""有事"是不得善终的。要想避免这种状况，人类社会就必须效法自然，统治者就应当遵从"无为"的原则。所以，老子大声呼吁"为无为""事无事"。能"无为""无事"，循物之性，顺民之意，则天下定会大治。

老子的"无为而治"并非坐而待治，而是要按照自然之道，贯彻无私的原则，"以辅万物之自然而不敢为"，即要无私无执，顺应事物之规律。所谓"无为"，即"推自然之势"，顺物之自然，消除外在力量的阻碍，排除主观意志的干扰，让事物顺任其本身固有的性能发展。用于治国，即是不过多地干扰民众，而任其自化。老子这种"无为而治"的思想在其"希言自然""清静为天下正"以及"治大国，若烹小鲜"等观点中得到进一步的阐释。老子"无为而治"的思想，强调统治者"无为"，不扰民，对于缓解社会矛盾，维持社会的稳定和发展，具有一定的积极作用。

第二节　庄子"道通为一"的哲学

庄子继承了老子"道"的学说，建立起了自己的哲学体系。老子哲学对宇宙万物，尤其对社会人事的观察是透彻而冷静的；对人事与宇宙实在的感受完全是诗性的、天真烂漫的。可以说，老子哲学注重的是对宇宙、社会人生的观察，它与自然哲学以及政治哲学有更多的关联；庄子哲学则更似诗人的独白，它完全基于主观的体验。

一、庄子其人

庄子，生卒年不详（约前369—前286），名周，宋国蒙（今河南商丘东北）人，道家哲学著名代表人物。庄子与齐宣王、魏惠王同时，与惠施为友。他曾做过蒙地漆园小吏，后来脱离仕途,靠编草鞋过活。《庄子》约成书于先秦时期。《汉书·艺文志》著录五十二篇,今本三十三篇。其中内篇七,外篇十五,杂篇十一。所传三十三篇,经郭象整理,全书以"寓言""重言""卮言"为主要表现形式,继承老子学说倡言精神自由、齐万物、齐是非、齐生死,万物与我为一。《庄子》内篇包括《逍遥游》《齐物论》《养生主》《人间世》《德充符》《大宗师》《应帝王》七篇。各篇均有自己的中心思想,但又具有内在的联系,反映了庄子的自然观、认识论、人生观、道德观、政治观、社会历史观。其中《逍遥游》《齐物论》《大宗师》三篇最能体现庄子的哲学思想,这正是庄子生命哲学的基础,它集中表达了庄子对时代的感受,对政治的高度敏感,在道德上廉洁、正直,有棱角、锋芒。庄子对现实有着强烈爱恨,尤其关注普通人的生活。

老子曰:"道可道,非常道。"庄子接着说:"道不可闻,闻而非也;道不可见,见而非也;道不可言,言而非也,知形形之不形乎,道不当名。"所以,才有老庄之说。中国古代的读书人,大都喜欢《庄子》,特别是魏晋之后,有关《庄子》的研究越来越多。有的重文字考证,有的重义理解释。白居易(唐):"庄生齐物同归一,我道同中有不同。"

二、以"道"为本原的宇宙观

庄子全面继承与发展了老子"道"的思想。庄子的"道"包含两方面内容,其一,"道"是生成万物的物质实体;其二,"道"包含规律的意义。

(一)"道"生成万物

"道"生万物的过程是怎样的呢?《庄子·天地》曰:"泰初有无,无有无名;一之所起,有一而未形。物得以生,谓之德;未形者有分,且然无间,谓之命;留动而生物,物成生理,谓之形;形体保神,各有仪则谓之性。"庄子认为,世界之初存在着"无",这是一个未分化的世界(有一而未形),万物从这个原始材料产生出来,从物秉受的角度,称为德;从道赋予的角度,称为命。有了物,便有了形体,有了仪则,从而进入"有"的世界。

这里的"道"或"无"并不是精神实体,而是"气"。庄子为了强调它的无形和贯通,才称为"无"和"道"。《庄子·则阳》曰:"是故天地者,形之大者也;阴阳者,气之大者也;道者为之公。"这个"道"是天地阴阳之间共同的东西。《庄子·知北游》曰:"通天下一气耳。"指出"道"就是气,是构成万物的材料。气"合则成体,散则成始"(《庄子·达生》),气聚合则成形体,形体离散又变为气。因此,万物的生成、发展、死亡,都是气运动的结果。《庄子·知北游》曰:"人之生,气之聚也。聚则为生,散则为死。"人的生死也就是气的聚散。

(二)"道"包含规律的意义

《庄子·渔父》曰:"道者,万物之所由也,庶物失之者死,得之者生,为事逆之则败,顺之则成。故道之所在,圣人尊之。""道"的基本属性是无为,即任其自然。《庄子·则阳》曰:"四时殊气,天不赐,故岁成;五官殊职,君不私,故国治;文武大人不赐,故德备;万物殊理,道不私,故无名。无名故无为,无为而无不为。"天对四时,君对五官,都任其自然,因此岁成,国治。"道"是万物的公理,不强制划一,任其自然,各得其所,因此无为而无不为。

天地生万物也是无为的。《庄子·至乐》曰:"天无为以之清,地无为以之宁,故两无为相合,万物皆化……万物职职,皆从无为殖。故天地无为也而无不为也。"天地是无为的,两无为相交合,即天地之气相配,万物产生天地是无为而无不为的。

老子认为道是自然无为的,又是朴实无华的。庄子认为道是"朴素而天下莫能与之争美"(《庄子·天道》)。他把自然朴素看作一种不可比拟的美,一种理想的美。《庄子·天运》讲了一个"丑人效颦"的故事,表达了庄子崇尚自然朴素之美,反对雕饰造作的观点,这对后世产生了深远的影响。许多文学家和批评家从庄子的思想中汲取营养,作为自己美学思想的组成部分。

三、"道通为一"的认识论

认识论是庄子哲学的重要组成部分。它是在当时社会大变革的条件下,各种社会势力斗争在思想领域中的反映。庄子十分厌恶是非之争,他认为是非之争是人类的悲哀与痛苦。他从超越的立场批判了这个时代的矛盾,从更高的认识层次解决思想领域的斗争。为此,他提出了认识依不同的认识主体、不同的时间、地点、条件而转移的更为整合的认识理论。

(一)齐万物

庄子从道的角度上看世间万物都是平等的,无贵贱美丑之分,即是冯友兰所讲的"从道的观点看,每物就刚好是每物的那个样子。"在《庄子·齐物论》中说:"可乎可。不可乎不可。道行之而成,物谓之而然。恶乎然?然于然。恶乎不然?不然于不然。物固有所然,物固有所可。无物不然、无物不可。故为是举莛与楹,厉与西施,恢恑憰怪,道通为一。其分也,成也;其成也,毁也。凡物无成与毁,复通为一。"万物虽不相同,但是都"有所然","有所可",这一点是一样的。它们都是由道而生,这也是一样的。万物的细小与粗大,丑与美,宽大与狡诈,奇怪与妖异,从观察者主体角度看是不同的,但是从道的观点看,都是相通而浑一的,即"通为一"。冯友兰举了一个例子来说明这个观点:例如,用木料做桌子,从这张桌子的观点看,这是成。从所用的木料的观点看,这是毁。可是,这样的成毁,仅只是从有限的观点看出来的。从道的观点看,就无成无毁。这些区别都是相对的。"我"与"非我"的区别也是相对的。从道的观点看,"我"与"非我"也是"通为一"。《庄子·德充符》还说:"自其异者视之,肝胆楚越也;自其同者视之,万物皆一也。"在庄子看来,从"异者"的角度看肝胆的距离,等于楚国与越国之间的距离;从"同者"的角度看,万物都是一体的。从表面上看,事物是有差别的,从本原、本质上看,事物是具有同一性的。因此对事物的认识水平取决于认识者的立场和态度。庄子的哲学是站在超越万物、利害的立场,突破一切相对的局限和束缚,超出事物的对立性的状态而化解矛盾,还万物平等的地位,以体味和谐之美,建立世间万物是一个命运共同体的价值观念。

(二)齐是非

庄子认为"是"与"非"本就是事物的一体两面,二者互相依存,没有"是"也就没有"非",没有"非"也就没有"是"。《庄子·齐物论》曰:"彼亦一是非,此亦一是非。"站在"彼"的角度看有一套是非标准,站在"此"的角度看又有另一套是非标准。"是"与"非"是主观的价值判断,其标准因所站的立场不同而改变。如两个人辩论,谁对谁错呢?《庄子·齐物论》曰:"我与若不能相知也,则人固受其黮(dǎn)暗,吾谁使正之?"让赞同我的人或者赞同你的人来都不能给出公正的评判。让既不赞成我也不赞成你的人来评判也是不公正的。"然则我与若与人,俱不能相知也,而待彼也耶?"他认为辩论的双方不能证明谁是谁非,而且用另外一种认识也不能作为判断是非的标准,这种情况类似于我们常说的公说公有理,婆说婆有理,那我们依靠什么来判断呢?是什么造成如此是非难辨的局面?《庄子·齐物论》曰:"民湿寝则腰疾偏死,鳅然乎哉?木处则惴栗恂惧,猿猴然乎哉?三者孰知正处?民食刍豢,麋鹿食荐,蝍且甘带,鸱鸦耆鼠,四者孰知正味?……毛嫱、丽姬,人之所美也;鱼见之深入,鸟见之高飞,麋鹿见之决骤,四者孰知天下之正色哉?"这是说民、鳅、猿三者谁的住所好呢?民、鹿、蝍且、鸱鸦四者谁吃的味正呢?毛嫱、鱼、鸟、鹿四者谁美呢?如果"是"和"非"只能依主观感觉而定,而感觉经验各不相同,谁是谁非永远都搞不明白。庄子批判的正是这种以主观立场为依据的是非标准。如何走出是非莫辨的困境?庄子给出了答案:"化声之相待,若其不相待,和之以天倪,因之以曼衍,所以穷年也。"是非争辩的言论随物而变,是与不是,

笔记栏

然与不然,在人者也。待人之为是为然而是之然之,若要其无待于人,而自是自然,就要以天然的分界来和齐是非,让是非随着事物自身的发展变化而变化,这样才能尽万物天年之性命,所以圣人不会陷入是非的争论,而是"照之于天"。因为万物都有一个共同的起源,却以各自以不同形状相互更迭,生息终始,如环无端,没有人能掌握其中的规律,这就是"天均"。《庄子·寓言》曰:"天均者,天倪也。"均是齐,倪是分,天均就是天倪,天然均衡齐等之道,也就是自然万物的分际,所以"圣人和之以是非,而休乎天均,是之谓两行"(《庄子·齐物论》)。圣人是站在天道自然的立场上看,这就是"和而不同"的境界,保存万物各自的是非不同,追求其相互的和谐统一,让万物共休息于自然均齐之地,使物与我各得其所,悠然自由地各自发展。

(三)齐生死

庄子的认识论在"生"与"死"的问题上进一步加强了本体论层次的探讨,以"道"的视角来说,"生"与"死"同样是"道通为一",在齐万物、齐是非基础之上提出了齐生死的生命观。如何纠正人们重生恶死的观念,消解世人对死亡的恐惧呢?在《庄子·知北游》中,庄子从生命的本源问题上入手,阐述了生命的实质:"人之生,气之聚也;聚则为生,散则为死。若死生之徒,吾又何患。故万物一也,是其所美者为神奇,其所恶者为臭腐;臭腐复化为神奇,神奇复化为臭腐。故曰'通天下一气耳'。"生死的本质是气之聚散,万物在"气"本体层面是齐一的。生死不过是化神奇为腐朽,进而又由腐朽化为神奇的往复循环的过程。可见庄子的认识论并非不可知论,而是具有超越深层次意义上的可知论。因此,庄子可以在妻子亡故时"鼓盆而歌"。对这种惊世骇俗的行为,庄子解释说,生死是世间万物大化流行的一种自然现象,并不神秘。从天人合一、万物一体的角度看,我们的生命并非为我所有,"是天地之委形也;生非汝有,是天地之委和也;性命非汝有,是天地之委顺也;孙子非汝有,是天地之委蜕也"(《庄子·知北游》)。如果我们局限在自我的身形性命之中,必然对外于我的万物有是非、利害的偏见与好恶,这是人生苦恼的根源。《庄子·齐物论》中有一段著名的寓言:"昔者庄周梦为胡蝶,栩栩然胡蝶也,自喻适志与! 不知周也。俄然觉,则蘧蘧然周也。不知周之梦为胡蝶与,胡蝶之梦为周与? 周与胡蝶,则必有分矣。此之谓物化。"庄子用"梦"与"觉"比喻人的"生"与"死",从经验世界看,我们认为梦觉、生死是完全不同的,但是站在道的本体角度看,生与死具有同一性,这样就可以消解二者之间的分界,破除对生的执着与对死的恐惧。因此,我们只有在"道"的立场上,将自己的生命归于天地之间,才能摆脱生死的困扰,利害的争斗,让内心获得真正的自由逍遥,让世界归于和谐与美好,让人类和世间万物得以持续和长久。

四、"无待"的人生哲学

庄子"道通为一"认识论的目的,是要达到主观精神的绝对自由,即所谓的"逍遥游"。在庄子看来,人生不"自由"的原因在于社会生活中争名、争利、争权、争位的欲望太大,用庄子的话说就是人"有待""有己"造成的。他在《逍遥游》中描绘了鹏飞万里和列子"御风"的故事,用以说明大鹏与列子都是不自由的。大鹏飞上云霄,可达九万里之高,可谓自由了,但实际上它却是不自由的,因为巨大的翅膀要靠大风才能飞行。列子"御风而行","旬有五日而后返",这算自由了,但还是要依靠风。大鹏的飞,列子的行,都是"有待"的,没有达到真正的自由。真正的自由是无条件的、无待的。那么怎样才能达到自由的境界呢? 庄子认为,最根本的办法就是"无己",从精神上超脱名、权、利的束缚,超脱自然与社会的束缚,忘掉社会,忘掉自我,像"无己"的至人、"无名"的圣人、"无功"的神人那样,达到这"三无"就可以逍遥游,无条件的自由了。

庄子追求绝对自由的思想是有深刻的社会根源的。在他看来,动乱的战国,世情险恶,生死难料,只好随俗应变,与世沉浮。《庄子·山木》曰:"无誉无訾,一龙一蛇,与时俱化,而无肯专为。一上一下,以和为量,浮游乎万物之祖,物物而不物于物,则胡可得而累耶?"不计毁誉,或现或蛰,不为物累,凡事无可无不可,这充分体现了庄子无所作为的人生态度。

崇尚生死自然。庄子妻死,惠子吊之,庄子则方箕踞鼓盆而歌。惠子曰:"与人居,长子老身,死不哭亦足矣,又鼓盆而歌,不亦甚乎!"庄子曰:"不然。是其始死也,我独何能无概然!察其始而本无生,非徒无生也而本无形,非徒无形也而本无气。杂乎芒芴之间,变而有气,气变而有形,形变而有生,今又变而之死,是相与为春秋冬夏四时行也。人且偃然寝于巨室,而我嗷嗷然随而哭之,自以为不通乎命,故止也。"(《庄子·至乐》)庄子说:"我的妻子,推察起来,开始并没有生命。不但没有生命,并且没有形体。不但没有形体,并且没有形体发生的征兆。在混沌稠浊当中,逐步变成了发生形体的征兆,进而有了形体,形体变化而有了生命,如今变化又回到死亡,这就跟春夏秋冬四季运行一样。死去的那个人将安安稳稳地寝卧在天地之间,而我却呜呜地围着她啼哭,自认为这是不能通晓于天命,所以也就停止了哭泣。"

反对厚葬。庄子将死,弟子欲厚葬之。庄子曰:"吾以天地为棺椁,以日月为连璧,星辰为珠玑,万物为赍送[1]。吾葬具岂不备邪?何以加此?"弟子曰:"吾恐乌鸢之食夫子也。"庄子曰:"在上为乌鸢食,在下为蝼蚁食,夺彼与此,何其偏也。"(《庄子·列御寇》)庄子快要死了,弟子们打算用很多的东西作为陪葬。庄子说:"我把天地当作棺椁,把日月星辰当作给我陪葬的珠宝,天下万物都是送给我的礼物。我陪葬的东西难道还不完备吗?哪里用得着再加上这些东西!"弟子说:"我们担忧乌鸦和老鹰啄食先生的遗体。"庄子说:"弃尸地面将会被乌鸦和老鹰吃掉,深埋地下将会被蚂蚁吃掉,夺过乌鸦老鹰的吃食再交给蚂蚁,怎么如此偏心!"认为厚葬是以"物累",劳精扰神,人自然而生也应自然而去,视死如归、生死如一,没有谁比庄子更洒脱的了。《庄子·大宗师》里说:"夫大块载我以形,劳我以生,佚我以老,息我以死。故善吾生者,乃所以善吾死也。"其意为大地托载我的形体,用生存来劳苦我,用衰老来闲逸我,用死亡来安息我。"古之真人,其寝不梦,其觉无忧,其食不甘,其息深深",所以我生死自如。

五、"恬淡""虚无"的养生观

庄子对养生学做出了巨大的贡献。庄子养生学的宗旨是清静无为。由于他视事为秕糠,以富贵为物累,因此提出了"静以养生"的观点。静养的核心是虚无恬淡,顺其自然,净化心灵。他的养生思想是对老子养生思想的继承和发展。庄子养生观的主要内容是:养神、养形、养气。

(一)养神

早在老子已经意识到精神调摄在养生防病中的重要作用,并提出了许多具体的摄养方法,如老子提出的"见素抱朴""少思寡欲""致虚极,守静笃"等方法。就是说尽量减少思虑问题,减少欲望,就会清静、无思无虑,就能养神。

庄子发展了老子的这一思想。《庄子·刻意》曰:"恬淡寂寞,虚无无为,此天地之本而道德之质也。故曰:圣人休休焉则平易矣,平易则恬淡矣。平易恬淡,则忧患不能入,邪气不能袭,故其德全而神不亏。"这是说恬淡无为是天地间的标准,是道德的本质。所以说圣人在这方面就一切顺利,一切顺利就恬淡无为。一切顺利,恬淡无为,忧患就不会进入心中,邪气

---

1 赍(jī)送:殉葬品。

就不会损伤身体,所以德性完整,精神也不亏损。他还说:"必静必清,无劳女(汝)形,无摇女精,乃可以长生。"(《庄子·在宥》)就是说,一定要安宁清净,形体不要劳累,精神不要摇动,这样就能长生。"纯粹而不杂,静一而不变,淡而无为,动而以天行,此养神之道也。"(《庄子·刻意》)就是说,纯粹而没有杂质,静止专一而不改变,淡漠无为,行动按照天然,这是养护精神的办法。

(二)养形

养形就是养护好人的形体,保证人的形体健壮。庄子认为,养形一方面要神静形正,另一方面也要注意导引。《庄子·在宥》曰:"无视无听,抱神以静,形将自正。……目无所见,耳无所闻,心无所知,女神将守形,形乃长生。"这是说,不要看不要听,保养精神,绝对安静,形体就会自然康宁。眼里不见,耳中不听,心内无知,你的精神就会不离形体,形体就会长生。庄子还强调以导引法来养形。《庄子·刻意》曰:"吹呴呼吸,吐故纳新,熊经鸟伸,为寿而已矣。此道引之士,养形之人,彭祖寿考者之所好也。"(《庄子·刻意》)吹呴呼吸,吐故纳新,学老熊爬树,学鸟儿欠伸,以运动来保养身体,就能身体健康,岁高寿长。

庄子还强调"守一"的重要性。他说:"我守其一,以处其和,故我修身年千二百岁矣,吾形未尝衰。"(《庄子·在宥》)就是要守真,并置身于和谐之中,活1 200岁,也没有衰老。

庄子认为修养身形要注意五种情况:"一曰五色乱目,使目不明;二曰五声乱耳,使耳不聪;三曰五臭熏鼻,困惾中颡;四曰五味浊口,使口厉爽;五曰趣舍滑心,使性飞扬。"(《庄子·天地》)这五种情况都有害于修身养性。

(三)养气

庄子认为"通天下一气耳",人得"气",身体强壮,耳目聪明。气聚则成形,气散则死亡,养气很重要。他主张不要被物所累,指出:"无累则正平,正平则与彼更生,更生则几矣!……夫形全精复,与天为一。……形精不亏,是谓能移。精而又精,反以相天。"(《庄子·达生》)就是说,没有物累便能心正气平,心正气平便能和自然共同变化而推陈出新了,与自然相推移才算接近于养生。如果形体完整而精神不亏,便能与造化合二为一了。形体与精神不亏,这便叫作随物而化。养护精神,再养护神气,便能反过来帮助天性。

庄子还以讲故事的形式谈人不要使气郁结起来,主张人不要大喜大怒。《庄子·在宥》曰:"人大喜邪,毗于阳;大怒邪,毗于阴。阴阳并毗,四时不至,寒暑之和不成,其反伤人之形乎!"就是说,人大喜便是助长体内的阳气,人大怒便会助长体内阴气,阴阳同时被助加,就如同四季不按时而行,寒暑失和,这样势必会反过来伤害人的形体。所以,庄子主张要"敬之而不喜,侮之而不怒者,唯同乎天和者为然。出怒不怒,则怒出于不怒矣;出为无为,则为出于无为矣。欲静则平气,欲神则顺心"(《庄子·庚桑楚》)。就是说,人要做到被人崇敬而不自喜,被人侮辱而不怒,只有和于天和的人才能如此。怒气虽发却不是存心发怒,那么怒气便出于无心而发。在无为的情况下有所作为,那样的话有为就是出于无为了。要宁静就要平气,要全神就要顺心。这就告诉人们,在日常生活中遇到不顺心的事也不要生气。

庄子主张保养和气。他指出:行动完全出于本性,保养自己的和气,德性合乎天然,和气能造成与万物的天然状态相通。这样做,他天性就完全,精神就凝静,外物就不能伤害他。

庄子还主张知天乐命。《庄子·天道》曰:"与人和者,谓之人乐;与天和者,谓之天乐……故曰:知天乐者,其生也天行,其死也物化。静而与阴同德,动而与阳同波。故知天乐者,无天怨,无人非,无物累,无鬼责。故曰:其动也天,其静也地,一心定而王天下,其鬼不祟,其魂不疲;一心定而万物服。言以虚静推于天地,通于万物,此之谓天乐。"这就是乐天知命,不怨天,不尤人,无物累,不责报鬼神,顺天而动,受地而静,必然是鬼不作祸,魂不疲劳,达到长生的目的。

总之,庄子的养生思想是很丰富的,对古代养生学做出了巨大贡献。而且直到今天,这些思想还在被人们实践着,促进着人们身心健康发展。

第三节　道家哲学对中医学的影响

《黄帝内经》是在崇尚黄老思想的影响下产生的,其内容渗透了道家思想的基本精神。道家哲学思想对中医药学有着不可替代的影响。从成书年代看,道家经典《老子》成书于春秋末年,中医学理论经典《黄帝内经》成书于战国至秦汉之间。中医理论体系的形成受到当时道家思想的影响,特别是作为一种深厚的哲学基础和方法论渗透在中医药学理论体系和中医学独特的诊断思维方式中。

道家学术思想形成与发展的过程对中医学的形成和发展产生了深远的影响。首先,道家把它的视点放在对生命本质和人性的洞察上,讲天道、人道、王道,从而进一步闻道、悟道和证道,对中医学的内证体系有指导意义。其次,以"道"的哲学思维方式影响着中医学。以老子为代表的道家以"道"规范自己的理论体系,表现在哲学思维上形成了所谓的"医道同源"的哲学观。后来的道教为彻底贯彻和实现道家的终极关怀,以人生的终身修道为实践,在练功的实践中出于对中医学的需要,实际的道教与中医学的关系就必然表现为道教学者以"道"的哲学观对中医学的具体运用,以及在修道的实践中以自身的练功实践对医道的理解而发展为道教医学。因此,道教学者是在修道中身体力行地发展了中医学,并结合练功的机制,对中医学的阴阳、气血、经络、三焦、精气神,以及辨证施治等理论及实践做出了特殊的贡献。

道家哲学最关注人的生存境况及人与自然万物的关系。因为人是自然的一部分,只有顺其自然,才会保全性命。其"自然"的内涵更多是指万物之自然而然的自本性,它的"道"具有合规律性的品格。"道法自然"既是依从事物的自性去发展、又是顺从事物自身的逻辑去发展;同时,"人"又是群体性的社会存在。所以道家哲学(指老、庄)具备科学与哲学的双重性。"道"有可道、可言的一面,在人类经验范畴内,又有不可道、不可言,超越经验层面的一面;二者是异名同体。道家哲学强调"道通为一""抱一""持一","一"是整体性意义上的存在。英国的中国科学技术史专家李约瑟博士称:"道家对自然界的推究和洞察完全可与亚里士多德以前的希腊思想相媲美,而且成为整个中国科学的基础。"事实亦如此,道家哲学不但影响了中国传统科学的发展方向,而且其哲理直接引入中国医学,化为中医学的说理工具。由于道的双重性使得中医学同时具备人文格调,形成具有民族特色的整体观念、辨证施治的有机医学。

一、天人合一的整体观

中医学从远古走来,承载着几千年中国文明的超前文化式样,它是先人在与大自然长期的较量中,逐步形成并发展完善的一门"有病治病、无病防病"的学科。整体观念和辨证施治理论体系独具特色,庇护着中华民族的繁衍昌盛,而老、庄哲学深深影响着中国医学思想,成为中医理论的坚实基础与中医学术范式。

(一)道常无为

老子的无为是治理国家最重要的原则。先是指出有为的政治导致社会混乱,《道德经·第五十七章》:"天下多忌讳,而民弥贫;民多利器,国家滋昏;人多技巧,奇物滋起;法令滋彰,盗贼多有。"然后指出无为才是治本之策,"是以圣人之言曰:我无为而民自化;我好静而民自正；我无事而民自富；我无欲而民自朴。"

1. 顺应自然　人"日出而作，日入而息"是顺应自然之道，因此"上古之人，其知道者，法于阴阳，和于术数，食饮有节，起居有常，不妄劳作，故能形与神俱，而尽终其天年，度百岁乃去"（《素问·上古天真论》）。这是近于道的清静无为、本于自然无为而治的结果。

2. 恬淡虚无　《素问·上古天真论》："夫上古圣人之教下也，皆谓之虚邪贼风，避之有时，恬淡虚无，真气从之，精神内守，病安从来。是以志闲而少欲，心安而不惧，形劳而不倦，气从以顺，各从其欲，皆得所愿。故美其食，任其服，乐其俗，高下不相慕，其民故曰朴。是以嗜欲不能劳其目，淫邪不能惑其心，愚智贤不肖，不惧于物，故合于道。所以能年皆度百岁而动作不衰者，以其德全不危也。"

黄帝说：我听说上古时代有称为真人的人，掌握天地阴阳，能够调节呼吸，吸收清气，超然独处，精神守持于内，筋骨肌肉与整个身体协调，所以他的寿命同于天地。中古的时候，有称为至人的人，具有淳厚的道德，能掌握养生之道，和调于阴阳四时，离开世俗干扰，积蓄精气，使其远驰天地自然之中；其次有称为圣人的人，能够安处于天地自然之中，顺从常人习俗，着装普通没有炫耀，内外无忧、安静、愉快、悠然自得，所以他不易衰惫，精神不易耗散，寿命百岁不衰；其次有称为贤人的人，能依据天地变化，日月星辰升降、顺从阴阳适应四时、追随上古真人，使生活符合养生之道。保持"恬淡虚无"的状态，是防病治病、安时处顺的重要途径。《黄帝内经》沿袭了《道德经》中有关"自然无为"的哲理及"少欲"的观点。

（二）冲气以为和

自然规律用虚柔不盈的方式对事物两极相连的两方面相互作用，阴阳既有相反，还有相成的一面。阴阳二气相互联系，相互交换，相互通融，于是达成某种平衡、谐和的状态，这就是"冲气以为和"。《黄帝内经·生气通天论》："黄帝曰：夫自古通天者，生之本，本于阴阳。天地之间，六合之内，其气九州、九窍、五脏、十二节，皆通乎天气。其生五，其气三。数犯此者，则邪气伤人，此寿命之本也。"道本唯一，这"唯一"之道包含阴阳两个方面，两个方面的相互作用而生第三者，第三者如此，从而衍生万物。万物都具备阴阳两个方面，《黄帝内经·阴阳应象大论》中，黄帝曰："阴阳者，天地之道也，万物之纲纪，变化之父母，生杀之本始，神明之府也。治病必求于本，故积阳为天，积阴为地。阴静阳躁，阳生阴长，阳杀阴藏。阳化气，阴成形。寒极生热，热极生寒。寒气生浊，热气生清。清气在下，则生飧泄。浊气在上，则生䐜胀。此阴阳反作，病之逆从也。"客观规律作用于阴阳两个方面使事物达到和谐。《白虎通义》曰："一阴一阳谓之道，阳得阴而成，阴得阳而序。"反之，则病患起。事实上，更高层次的健康理念，还包括生理与心理的和谐，精神与形体的平衡。而要做到这一点，同样必须遵循"冲气以为和"的道理。《黄帝内经》反复提及的"实则泻之，虚则补之"，其实质就在动态中达到平和。如《素问·三部九候论》中有："无问其病，以平为期。"又如《素问·至真要大论》中有："谨察阴阳所在而调之，以平为期。"

二、尊生贵德

以老、庄为代表的道家哲学，重视每个个体生命的内在价值及个体在社会生活中的精神健康、心理健康，尊生、养生与长生。

（一）"以德养身"

老子提出"名与身孰亲？身与货孰多？"的疑问，认为生命存在的意义在"名"与"货"之上。庄子在《庄子·缮性》中指责"丧己及于物，失性于俗者"为"倒置之民"，在《庄子·让王》中感叹："今世俗之君子，多危身弃生以殉物，岂不悲哉！""今世之人，居高官尊爵者，皆重失之，见利轻亡其身，岂不惑哉！"《道德经》第十三章说："贵以身为天下，若可寄天下。爱以身为天下,若可托天下。"意即一个社会的管理,究竟是重视人还是重视物? 只有尊重自己的生命比天下王位还重要的人,以"尊生"为基础的人,才可以把天下寄予他。

老子非常重视人体之内的"气"之和。老子认为"水利万物而不争",人生在世,与人相处要保持一种低姿态,心灵要像高山上的深远之水一样清明、透彻、宁静,与人为善。庄子提出的是正面的,"息之以踵",吐纳修炼和心理修炼是一起的。《庄子·人间世》中说:"若一志,无听之以耳而听之以心,无听之以心而听之以气。"这一"心身结合"的修炼方法,按现代人的理解,应当是从有意识到无意识,即自然的状态。"听之以气",即人的意念与身体的平顺之气融为一体。

"听其自然",这正是《养生主》篇所说的"缘督以为经"的养生方法。"养生主"意思不是局限在现代意义的身体"养生"。他说:"为善无近名,为恶无近刑。缘督以为经,可以保身,可以全生,可以养亲,可以尽年。"为善不贪图求名利,为恶不可触犯人性的底线,这是最基本的私德,以遵循如人体在背部中道统领生命诸阳之经的督脉宗旨。"养心"所达到的最高境界就是"无私","天地所以能长且久者,以其不自生,故能长生"。天地之所以长久,是因为他们从来不是为自己活着而自私自利;圣人之所以得到天下的爱戴,是因为他先想到别人。

"老聃之死"是说:"老聃死,秦失吊之,三号而出。弟子曰:'非夫子之友邪?'曰:'然'。'然则吊焉若此,可乎?'曰:'然。始也吾以为其人也,而今非也。向吾入而吊焉,有老者哭之,如哭其子;少者哭之,如哭其母。彼其所以会之,必有不蕲言而言,不蕲哭而哭者。是遁天倍情,忘其所受,古者谓之遁天之刑。适来,夫子时也;适去,夫子顺也。安时而处顺,哀乐不能入也,古者谓是帝之县解。指穷于为薪,火传也,不知其尽也。'"(《庄子·养生主》)这里表达的是依顺生死自然之理,人的形体可以毁灭,但精神的东西是可以薪火承传永远不会熄灭,乃"死而不亡者寿"(《道德经》第三十三章)。

老庄长生的思想,并不是追求肉体不死,而是追求"天年",即自然生命历程的目标,内在地涵盖了精神不熄的思想。这种"长生"的思想可以从两个方面去理解:统治者要以"长生"的态度从事政治活动,从而为人类的生活提供一个公平、和平、和谐的社会状态,使老百姓都能尽其天年,尽其天性,怡然自得、自乐。《道德经》又说:"专气致柔,能如婴儿乎?"王弼注:"专,任也,致极也,言任自然之气。致,至柔之和,能若婴儿之无所欲乎,则物全而性得矣。"要达到人体内阴阳平衡的"和",要像婴儿一样纯粹,顺应自然,阴阳二气相互联系,相互交换,相互通融,于是达成某种平衡、谐和的状态。这就是"冲气以为和"。唐代医家孙思邈如是说:"德行不克,纵服玉液金丹未能延寿……道德日全,不祈善而有福,不求寿而自延。"(《千金要方·养性序》)他还对医家提出要求:"人命至重,有贵千金。一方济之,德逾于此。"

庄子以达观的死亡观,将死亡看作是一种回归大自然的现象,在这种状态下,万物才能存在与发展。他要求人们将宇宙与人类生命看作一个整体,将人类的生死现象看作自然流转的过程,从而在哲学智慧上克服对死亡现象的恐惧。因此,以老庄为代表的道家思想,其生命哲学具有理性的透明与智慧的达观。如果说,儒家以伦理进入死生视域,那么道家则以审美的视角进入死生范畴。

(二)四季养生之道

老子说:"道生之,德畜之,物形之,势成之。是以万物莫不尊道而贵德。"(《道德经·第五十一章》)"道"创生万物之后,并不离开万物,而是存在于万物之中,存在于万物之中的"道"就是"德"。《素问·四气调神大论》中说:"春三月,此谓发陈。天地俱生,万物以荣,夜卧早起,广步于庭,被发缓形,以使志生,生而勿杀,予而勿夺,赏而勿罚,此春气之应,养生之道也;逆之则伤肝,夏为寒变,奉长者少。夏三月,此谓蕃秀。天地气交,万物华实,夜卧早起,无厌于日,使志勿怒,使华英成秀,使气得泄,若所爱在外,此夏气之应,养长之道也;逆之则伤心,秋为痎疟,奉收者少,冬至重病。秋三月,此谓容平。天气以急,地气以明,早卧早起,与鸡俱兴,使志安宁,以缓秋刑,收敛神气,使秋气平,无外其志,使肺气清,此秋气之应,养收之道也;逆之则伤肺,冬为飧泄,奉藏者少。冬三月,此谓闭藏。水冰地坼,勿扰乎阳,早卧晚起,必待日光,使志若伏若匿,若有私意,若已有得,去寒就温,无泄皮肤,使气亟夺。此冬气之应,养藏之道也;逆之则伤肾,春为痿厥,奉生者少。"可见,天地四时的变化失去了秩序,违背了正常的规律,致使万物的生命未及一半就夭折了。而依据道之大德顺遂万物之自然,强调阴阳四时来养生,万物之终始、死生之本,遵从者,得道也。只有圣人能适应自然变化,注重养生之道,所以身无大病。因不背离自然万物的发展规律,而生机不会断绝。"夫四时阴阳者,万物之根本也。所以圣人春夏养阳,秋冬养阴,以从其根;故与万物沉浮于生长之门。"因此,可以说,中医的"治病求本"是求于道家的"顺应自然",谓之得道,以辅万物之自然而不敢为。

(周晓菲)

复习思考题

1. 请简述老子"道"的内涵。老子的辩证法、认识论和政治观各有哪些特点?
2. 请简述庄子的宇宙论、认识论和养生观的基本内容。
3. 道家哲学对中医学有哪些影响?

第三章
PPT

◆◆◆　　第三章　　◆◆◆

先秦儒家哲学

✎ **学习目标**

　　1. 掌握先秦儒家哲学的代表人物孔子、孟子、荀子的哲学思想。

　　2. 了解儒家思想的起源；先秦儒家哲学，包括中庸哲学对中医学的重大影响和积极作用。

　　3. 落实"两个结合"之马克思主义基本原理与中华优秀传统文化相结合。

　　儒家哲学是中国哲学史上有着极高地位和影响的哲学体系，是儒家思想的核心内容。儒家思想萌芽于春秋末期，创始人为孔子。《汉书·艺文志》记载："儒家者流，盖出于司徒之官，助人君顺阴阳明教化者也。游文于六经之中，留意于仁义之际。祖述尧舜，宪章文武，宗师仲尼，以重其言，于道最为高。"儒家思想是中华传统文化的三大主流之一，是中华传统文化的重要支柱。

　　先秦儒家哲学对中国的政治、经济、伦理、道德、文学、艺术乃至科学技术等方面，都产生了极其深远的影响。这些影响甚至超越了时空，超越了民族，受到世界哲学界的高度关注和积极评价。

第一节　孔子以"仁"为核心的哲学

一、孔子其人及其儒家思想

　　孔子（前551—前479），名丘，字仲尼，鲁国陬邑（今山东曲阜）人。春秋末期伟大的思想家、教育家、政治家，儒家创始人。孔子祖上为宋国贵族，由于政治原因，失去贵族地位并迁居鲁国。孔子三岁丧父，家道中落，幼年贫贱，学无常师，相传孔子曾问礼于老子。孔子三十岁左右知礼，开始兴办私学，号称弟子三千，贤徒七十二；五十一岁后开始步入仕途，在三到四年间曾短暂担任过中都宰、小司空和大司寇等职，展露出政治才华，后因与当朝重臣季氏政见相左并产生矛盾，被迫离开鲁国。此后孔子率众弟子周游列国，宣传其政治主张，推行"克己复礼""天下归仁"（《论语·颜渊》）的学说，先后去卫、曹、宋、郑、陈、蔡、叶、楚等地游说各国君主，但终不见用。十四年后返鲁，继续从事教育活动和整理古代文献典籍。孔子曾经删改《诗经》《尚书》，定《礼》《乐》，序《周易》并撰写《易经》，重新编辑《春秋》（有说《春秋》为无名氏所作，孔子修订），对保存中国古代文化和开创儒学思想都有不可磨灭的贡献。孔子的言论被其弟子以及再传弟子记录整理，编辑成《论语》一书，另有一些散见于《礼记》等著作中，成为后世研究孔子思想的主要资料。

孔子总结其一生时说:"吾十有五而志于学,三十而立,四十而不惑,五十而知天命,六十而耳顺,七十而从心所欲,不逾矩。"孔子及其思想也被后人大加赞颂,《史记·孔子世家》说:"自天子王侯,中国言《六艺》者折中于夫子,可谓至圣矣。"《墨子·公孟》云:"孔子博于诗书,察于礼乐,详于万物。"孔子被鲁国尊为"达人""国老"。司马迁率先用"至圣"来评价孔子。自汉代以后,历代统治者都极为尊崇孔子,宋儒朱熹曾叹曰:"天不生仲尼,万古如长夜。"(《朱子语类》卷九十三)明代,孔子被赐谥号为"至圣先师",清代康熙给孔庙题匾额为"万世师表"。孔子被联合国教科文组织评为"世界十大文化名人"之首。

孔子生活的春秋末期,礼坏乐崩,王室衰微,君臣失礼。上天主宰一切的思想开始受到挑战,周天子号令不施,诸侯各自为大,诸侯国兵戎相见,战乱频仍。社会矛盾日益尖锐,民不聊生,生灵涂炭。面对动荡不安的社会,孔子努力寻找解决现实问题的良方,试图探讨人的本质,思考建立正常的人伦关系,形成重人道、远鬼神的观念,其思想广泛涉及伦理、宗教、哲学、政治、经济、教育等领域。为了治理社会秩序,孔子以周公"敬德保民"思想为依托,创立了我国历史上第一个以"仁学"为核心、以"礼乐"行教化的哲学思想体系。

孔子博学多识,同时又兼通六经;在批判改造殷周礼制的天命思想和祖先崇拜的基础上,在解读传统制度和观念的过程中,赋予前人思想以新的时代内涵,形成不同于过去的新思想、新学派,被后人称为"儒家"学派,其思想被后人称为儒家思想。儒家学说提倡仁爱、孝悌、忠信等伦理道德,主张崇仁厉义,尊古尚贤;提倡"中庸之道""忠恕之德";强调亲亲仁人,倡导仁治、德治;尊王攘夷,巩固等级制度等。提倡"克己复礼",推崇"礼""仁"思想。这些思想较完整地保存在《论语》之中。

儒家思想问世以后,随着时代发展而不断发展变化。先秦儒家代表人物有孔子、曾子、子思、孟子、荀子等。孔子创立以"仁"为核心的思想体系。孟子继承孔子"仁"的思想,主张"人性本善"论,并将其推广到政治领域,提出"仁政"学说。荀子吸取道、墨、名、法,特别是道家与法家的思想,对儒家思想进行完善与充实,提出了"人性本恶"主张。基于"人性本恶"主张,强调"隆礼""重法"的政治观。汉武帝采纳董仲舒"罢黜百家,独尊儒术"的建议,儒学开始成为封建社会的正统思想。后世不少统治者争相效仿维护,使儒家思想逐渐成为中国统一的基本主导思想。又经宋明理学的改造,儒学发展成为中华民族精神文化的主体,与道家、佛家思想一道,共同铸就了中华民族优秀思想文化的辉煌。儒家思想不仅渗透到中华民族政治、经济、社会、文化等各个领域,而且对东亚乃至世界许多地区都产生了深远影响。

二、"仁"学思想

孔子对礼崩乐坏的动乱社会进行反思,创立了我国历史上第一个以"仁"学思想为核心的伦理哲学体系。他从多方面和不同层次阐述了仁学体系及其具体内容,揭示了人与社会、国家、宗族的关系,并从君惠臣忠、父慈子孝、夫唱妇随、兄友弟恭、朋信友义等关系出发,提出了以"仁"为核心的儒家道德规范。

(一)"仁者爱人"

孔子的思想以仁为核心。孔子对仁进行了多方面的论述,表现为爱人、尊重人的人道原则。《论语·颜渊》载:"樊迟问'仁',子曰:爱人。"孔子提倡的"爱人"是博爱。《论语·学而》中论述道:"弟子入则孝,出则弟,谨而信,泛爱众。"从亲子手足之爱推延到群体大众之爱(泛爱众),这是一种合乎逻辑的进展。《论语·雍也》载:"子贡曰:如有博施于民而能济众,何如?可谓仁乎?子曰:何事于仁!必圣也乎!尧舜其犹病诸。"孔子认为,如果一个人能够广泛施恩惠及人民,而且能够赈济众人,这就不仅是一种仁德,而且可以称为圣人,就连尧舜也难以达到。这里可以清晰地看到,孔子所提倡的仁爱,是一种爱天下众人之泛爱。在讲究礼制等级的历史条件下,孔子提出的泛爱是具有进步意义的。当然,孔子所主张的泛爱与墨家的兼爱有着显著的不同。在孔子看来,"爱"的对象有亲疏不同,"爱"的程度也深浅有别。

那么,怎样才能做到"爱"人呢?子张问仁,孔子曰:"能行五者于天下为仁矣。请问之。曰:恭、宽、信、敏、惠。恭则不侮,宽则得众,信则人任焉,敏则有功,惠则足以使人。"(《论语·阳货》)孔子提出了具体规范,即君使臣以礼,臣事君以忠,父慈、子孝、兄友、弟恭,夫妻之间互相亲爱,朋友之间诚信相待。在孔子看来,孝敬父母是道德伦理的基础;与孝最直接相关的是悌。《论语·学而》说:"孝弟(悌)也者,其为仁之本与!"而忠于君王,信于朋友,这些可看作是孝悌的扩大与延伸。在封建宗法社会里,忠于君王与敬爱父母是一致的,在家能尽孝,在朝必能忠君,而诚实守信则是搞好君臣、朋友、上下关系的基本准则。君臣、父子、兄弟、夫妇、朋友之间的五伦常道,构成了"仁者爱人"的具体内容。

(二)"克己复礼为仁"

孔子"仁"学继承了周公"敬德保民"的思想,主张恢复周礼,追求"克己复礼为仁"。在春秋末期,社会矛盾日益尖锐的历史条件下,孔子吸取周公"敬德保民"思想,提出以"爱人"为中心的仁学,以拯救时厄。孔子对周礼的继承不是简单地重复,而是有所"取舍",以"仁"润泽礼乐,赋予周礼以新的主题。这一新主题的核心就是"仁"。《论语·八佾》云:"人而不仁,如礼何?人而不仁,如乐何?"在孔子看来,"礼"的精髓在于"仁",不仁的人就不可能真正理解"礼",也不可能践履礼的规范要求。《论语·颜渊》曰:"克己复礼为仁。一日克己复礼,天下归仁焉。""仁者爱人"与"克己复礼为仁"本质上是一致的,都是提倡爱人,主张保民。只有爱人才能保民。爱人是保民的前提和基础,保民是爱人的实践和结果。

(三)达"仁"之方

在阐述"仁"的核心内涵的同时,孔子还提出实现"仁"的具体方法,即达"仁"之方。一是律己修身之道,所谓"非礼勿视,非礼勿听,非礼勿言,非礼勿动"(《论语·颜渊》)。二是待人"忠恕"之道,即"己欲立而立人,己欲达而达人"(《论语·雍也》)。"己所不欲,勿施于人"(《论语·颜渊》)。这些都是孔子所提出的实现"仁"的具体方法。孔子提倡把律己与待人之道结合起来,通过"修己以安人……修己以安百姓"(《论语·宪问》),时刻反省自己,恪守"礼"的标准,坚持"忠恕之道",如此便能达到"仁"的境界和要求。

三、"天命"论思想

天命观是孔子哲学思想的重要组成部分,也是影响中华民族数千年的重要范畴。天命观念最初产生于殷周时期,统治者自称"受命于天",称之为"天命",有上天的意志和命令之意。随着人们认识水平的提高,周人已对这种天命观产生怀疑,开始具有理性认识世界的倾向,逐渐淡化上天意志,重视人事道德原则。孔子天命观传承周人淡化宗教天命观的思想,赋予天命更多的人文色彩。

孔子的天命论思想既有承袭商周传统天命论的一面,同时也体现出强烈的人道精神。《礼记·表记》载:"周人尊礼尚德,事鬼敬神而远之。"受政治立场影响和时代局限,孔子仍然摆脱不了带有很强主宰性和必然性的"天命"思想,承认人的命运受天的支配。孔子所说的"天命",具有上天的命令以及上天主宰之下人的命运之意,换句话说,它被看作是一种有目的的力量。《论语·宪问》曰:"道之将行也与,命也;道之将废也与,命也。"在孔子看来,其政治使命和政治主张能否实现,也必然受外部的个人无法决定的命运决定。但在孔子心目中,天早已不是商周以来具有人格神的天,天具有了自然天道法则和人道道德原则的内涵。《论语·阳货》曰："天何言哉？四时行焉，百物生焉。天何言哉？"孔子明确指出天的自然属性。所谓"获罪于天，无所祷也"（《论语·八佾》）。《论语·子罕》曰："天之将丧斯文也，后死者不得与于斯文也；天之未丧斯文也，匡人其如予何？"孔子所讲的天，则具有理性道德原则的内涵。后来的儒家，把天命当作整个宇宙的一切存在的条件和力量，是人们获得成功的一种必然性。荀子"从天而颂之，孰与制天命而用之？"的观点，就是把天命赋予自然界的必然性的意义。《礼记·中庸》曰："天命之谓性。"把人性和道德意识看作是"天"所"命"给人的自然禀赋。

孔子承认天命，并不是无所作为，任由天命摆布，而是知其不可而为之，坚定自己的信念，矢志不渝，毕生追求真理，不畏艰难困苦，不断修身至善，立志弘扬正道。孔子在对自己一生进行总结时说："吾十有五而有志于学，三十而立，四十而不惑，五十而知天命，六十而耳顺，七十而从心所欲，不逾矩。"（《论语·为政》）这里的"天命"就是一种天降大任于人的使命感。"知天命"就是要领悟到自身的这种责任和使命。在《论语》一书的结尾处强调"不知命，无以为君子也"。《论语·卫灵公》曰："人能弘道，非道弘人。"正如孔子的学生曾子所言："士不可以不弘毅，任重而道远。仁以为己任，不亦重乎？死而后已，不亦远乎？"（《论语·泰伯》）孔子一生追求理想，弘扬道德，体现出一种深沉的使命感，凸显了超乎个体的社会历史责任。

四、"中庸"思想

"中庸"思想是孔子面对"礼崩乐坏"的动荡社会提出的处世原则。孔子生活的春秋末年是社会大变革、大动荡的时期。面对"礼崩乐坏，天下无道"的社会动乱，社会矛盾激化，很难以仁德立世，为了实现仁的境界，只有行中庸之道，尽可能客观公正地站在矛盾双方中间，既不偏左也不偏右，使矛盾双方趋向和缓，通过协调化解双方矛盾，达到中和适度境界，以重建社会政治秩序。

中庸思想注重在分析和处理问题时，协调、平衡矛盾的对立两方面，力求不偏执、不过激。中庸思想的基本特征是注重均衡性、适度性。看待或处理事物不偏倚、不越位，无过无不及，处于适度，也就是中和的状态。中庸既是道德观，又是方法论。

（一）"中庸"之道

"中庸"之道是儒家重要的处世原则和方法，蕴含着丰富的辩证法思想，要求在思考问题、处理事情时，都要坚持适度原则。任何事情都有一定的度，追求适度就是中庸之法，天下之常理、正道。

"中庸"思想，最早见于《礼记·中庸》。《礼记·中庸》说："中也者，天下之大本也；和也者，天下之达道也。致中和，天地位焉，万物育焉。""中"即中正、不偏不倚；"和"即和谐、和洽。

所谓"中庸"就是"允执其中"（《论语·尧曰》）、不偏不倚，"叩其两端而竭焉"（《论语·子罕》）。即在矛盾对立的状态之中，尽量采取既不过、又无不及的"中庸之道"，以期实现矛盾双方的"中和"。所谓"叩其两端而竭焉"，意为要把事物的两端结合起来认识和解决问题，保持事物的"度"和平衡。不偏不倚、不左不右，不卑不亢。无论是"过"还是"不及"都没有把握好事物的度，适中才是最好的。孔子坚持运用这一方法论原则看待和处理事物，如对人性的看法是既非恶也非善，认为"性相近也，习相远也"（《论语·阳货》）；对鬼神的存在是既不否定也不肯定，"敬鬼神而远之"（《论语·雍也》），"子不语怪力乱神"（《论语·述而》）；在治国措施上，主张"宽以济猛，猛以济宽"；在人的认识能力上，既承认有"生而知之"，更提倡"学而知之"。

笔记栏

中庸之道在中华民族追求人与自然、人与人、人与社会以及人与自身的和谐境界中发挥着重要作用,对中医学也产生了极为重要的影响。

(二)"中庸"之德

中庸思想反映在人的德行品质方面被称作"中庸之德"。《论语·雍也》曰:"中庸之为德也,其至矣乎!"孔子把"中庸之德"视为最高的德行修养。他希望人们对待任何问题都把握适度、执中的原则。所谓"狂者进取,狷者有所不为也"(《论语·子路》)。孔子认为狂者与狷者都不具备中庸之德,二者都没有做到"中庸"。在评价子张和子夏时,孔子认为子张"过"而子夏"不及",二人都不合中庸之德。在评价《诗经》名篇《关雎》时,子曰:"乐而不淫,哀而不伤。"他认为有修养的人对情感的处理不应过分快乐或哀伤,哀、乐都应有所节制,要把握好自己在情感上的尺度。追求中庸和适度原则体现出了儒家的中庸之道。不仅如此,孔子还把是否"中庸"作为区分君子与小人的分界线,提出:"君子中庸,小人反中庸。""君子和而不同,小人同而不和。""君子之中庸也,君子而时中。小人之中庸也,小人而无忌惮也。"(《中庸》)君子之所以中庸,是因为君子随时做到适中,无过无不及;小人之所以违背中庸,是因为小人肆无忌惮,专走极端。

中庸之德既体现在个人的修身养性,立命安身,更体现为治理国家,为政之道。在论及为政之道时,孔子曰:"君子惠而不费,劳而不怨,欲而不贪,泰而不骄,威而不猛。"(《论语·尧曰》)正如《春秋繁露·循天之道》所言:"能以中和理天下者,其德大盛;能以中和养其身者,其寿极命。"这就是德以和为高,道以中为正。

孔子倍加推崇的中庸之德,须臾不离"仁"。在孔子看来,失去了以"仁"为灵魂的"执中",就容易是非不分。真正做到"中庸",需要极其深厚的人生修养。《中庸》曰:"中庸,其至矣乎!民鲜能久矣!……天下国家可均也,爵禄可辞也,白刃可蹈也,中庸不可能也!"

五、"生而知之"与"学而知之"的认识论

孔子是中国古代伟大的教育家,他的认识论思想非常丰富,包括"生而知之"与"学而知之""学与思""学与行"等多方面教育思想内容。其中"学而知之"思想是孔子认识论教育思想的主流。

孔子既承认"生而知之",又大力倡导"学而知之"。《论语·季氏》曰:"生而知之者,上也;学而知之者,次也;困而学之,又其次也;困而不学,民斯为下矣!"孔子承认少数人先天禀赋好,对知识领悟能力强,似乎具有与生俱来的知识;但大多数人则需要通过后天努力学习和积累才能够获得知识,他也从不承认自己是"生而知之",而是把自己归类为"学而知之"者。孔子说:"我非生而知之者,好古敏而求之者也。"又说:"发愤忘食,乐以忘忧,不知老之将至。"还说:"学如不及,犹恐失之。"《史记·孔子世家》记载:"孔子晚而喜《易》……读《易》,韦编三绝。"孔子把善于学习看成是一种至真至善的大智慧,不仅自己有志于学,身体力行,而且言传身教,从学习习惯、学习方法、学习手段、学习途径、学习内容等方面反复教导弟子。《论语·述而》曰:"学而时习之,不亦说乎。"《论语·雍也》曰:"知之者不如好之者,好之者不如乐之者。"《论语·为政》曰:"温故而知新,可以为师矣。"《论语·卫灵公》曰:"吾尝终日不食,终夜不寝,以思,无益,不如学也。"

孔子强调学习与思考的统一。《论语·为政》曰:"学而不思则罔,思而不学则殆。"提倡学思结合,鼓励人们要注重获取感性知识,主张"多问""多见",强调向古人学习。他自己非常注重学习古代礼仪,"入太庙,每事问"。孔子重视理性认识的探索,提倡在积累感性知识的基础上要多思考,在思考中不断获得新知,不断丰富和发展自己。

孔子重视学习与践履的统一,强调学以致用的重要性。《论语·子路》曰:"诵《诗》三

百,授之以政,不达;使于四方,不能专对,虽多,亦奚以为?"熟读《诗经》三百篇,不能顺利办理政务,又不能独立应对外事活动,读书再多,又有什么用处呢? 强调必须学以致用。《论语·公冶长》曰:"今吾于人也,听其言而观其行。"他强调人们不仅要知,更要把知识应用到生活实践中去,做到学以致用,言行一致。

> **思政元素**
>
> 孔子:跨越时空的东方智者
>
> 　　孔子是儒家思想创始人,中国古代著名的思想家、教育家、哲学家。孔子创立的儒家学说是中华民族精神文化的主体,与道家、佛家思想一道,共同铸就了中华民族优秀思想文化的辉煌,深刻影响并渗透到中华民族政治、经济、社会、文化等各个领域,而且对东亚乃至世界许多地区都产生了深远影响。历经 2500 多年的时空变换,孔子思想仍然对世界产生深刻影响,孔子仍受到世人的尊崇和敬仰。
>
> 　　联合国总部大厅里醒目地写着孔子名言:"己所不欲,勿施于人。"在柏林得月园的入口处矗立着孔子的大理石塑像,上面也镌刻着孔子的这句名言;德国还把孔子和康德共同尊为教育学的奠基人。孔子作为东方教育思想家的代表人物,与来自犹地亚和古希腊的先贤形象被雕刻在美国最高法院门楣上,充分体现了孔子思想的广泛影响力。1984 年,美国出版了著名的《世界名人大词典》,孔子被列为世界十大思想家的首位。在英国出版的《人民年鉴手册》同样把孔子列为世界十大思想家和文化名人的首位。
>
> 　　孔子是中国的,也是世界的。孔子的教育思想,是世界文明的宝贵财富;孔子"仁""义"之说不仅是处理人与人关系的法则,更是国际社会所公认的维系国与国之间关系的信条,孔子的思想在今天仍具有很强的现实意义。
>
> 　　中华民族具有悠久历史和深厚的文化底蕴,孔子思想是中华文化宝库中的璀璨明珠,这是中国人民取之不尽、用之不竭的精神财富,也是中国人民坚定传统文化自信的深厚底气。

第二节　孟子以"人性善"为核心的哲学思想

一、孟子其人

　　孟子(约前 372—前 289),名轲,邹人(今山东省南部)。战国时期鲁国人,鲁国贵族孟孙氏的后裔,后家道衰落,从鲁国迁居邹国。孟子三岁丧父,其母将其养大。在其成长的过程中,孟母虽倍感艰辛,但从不失礼教,留下了历史上著名的"孟母三迁""孟母断织"的育儿佳话。

　　孟子是中国古代著名的思想家、教育家、政治家和散文家,战国时期儒家代表人物。曾经于孔子之孙子思的门下学习,继承并发扬孔子的思想。

　　孟子生活的时代,国与国之间追求攻伐和征服,战乱频繁。针对当时的社会弊端,孟子提出以"性善"为核心的哲学思想,倡导"仁政",倾向"法先王"。在齐宣王时期,孟子多次游说齐宣王,终不被用。中年游说别国诸侯,"述唐、虞、三代之德"。但遗憾的是,孟子所提倡的仁政学说思想被认为不合时宜,难以得到各国诸侯的重视,更没有机会得以施行。晚年聚徒讲学，"退而与万章之徒序诗书，述仲尼之意"，致力于传承孔子学术思想，弘扬儒学，使儒家思想更为系统化，使儒学在战国时期的百家争鸣中成为"显学"。孟子主张人性本善的心性说，是儒学心性思想的开端，对宋明理学和心学的发展有着直接的影响。孟子在思想上以孔子嫡传、儒家正宗自居，成为继孔子之后的一代儒学大师，被尊为"亚圣"，儒学也被称为"孔孟之道"，与弟子们作《孟子》七篇。该书记载孟子与诸侯、弟子的对话。《孟子》在宋代被朱熹纳入《四书》之中。《四书》被视为儒家教育的经典。孟子的文章说理畅达，逻辑严密，长于论辩，机智风趣，代表着传统散文写作的最高水平。

二、人性本善论

春秋战国是我国思想史上百家争鸣的时期，人性问题是争鸣的重要话题之一。春秋时期，孔子提出"性相近，习相远"的命题，开启了人性学说的先河。战国时期，孟子继承发扬孔子的思想，提出人性本善的新观点，后世称其为"性善论"。人性本善的学说使孟子赢得了极高的声望，奠定了其在中国思想文化史上的突出地位。

（一）人性善之"四端"

继孔子之后，孟子以善言性。《孟子·告子》曰："人性之善也，犹水之就下也。人无有不善，水无有不下。""恻隐之心，人皆有之；羞恶之心，人皆有之；恭敬之心，人皆有之；是非之心，人皆有之。恻隐之心，仁也；羞恶之心，义也；恭敬之心，礼也；是非之心，智也。仁义礼智，非由外铄我也，我固有之也。"

孟子对人性善进行充分论证。孟子在《孟子·公孙丑》中说："人皆有不忍人之心者。……今人乍见孺子将入于井，皆有怵惕恻隐之心。非所以内交于孺子之父母也，非所以要誉于乡党朋友也，非恶其声而然也。由是观之，无恻隐之心，非人也；无羞恶之心，非人也；无辞让之心，非人也；无是非之心，非人也。恻隐之心，仁之端也；羞恶之心，义之端也；辞让之心，礼之端也；是非之心，智之端也。人之有是四端也，犹其有四体也。"

孟子认为人性之所以是善的，乃因人生来就固有"善端"。也就是"恻隐之心""羞恶之心""辞让之心""是非之心"等"四心"。此"四种心"，是人的所有本性中都有的仁、义、礼、智之"四端"。此"四种心"，是人之所以为人者，无其一便失人之所以为人，即可以是非人。

（二）仁、义、礼、智"四德"

孟子认为，人皆有恻隐、羞恶、辞让、是非之心，乃仁、义、礼、智之"四端"，都是人性所固有之，随时可以发现，而无待于后天学习。然而，孟子所谓性善，并非所谓人生来具有的本能都是善的，而只是说人性中具有仁、义、礼、智诸善之萌芽而已。孟子在《孟子·离娄》中说："人之所以异于禽兽者几希，庶民去之，君子存之。"《孟子·公孙丑》曰："凡有四端于我者，知皆扩而充之矣。若火之使然，泉之始达。苟能充之，足以保四海；苟不充之，不足以事父母。"人如果能充分扩展发扬这些与生俱来的四种"善端"，就可能演变成为四种"常德"。这些常德，假如没有受到外部环境的干扰和阻碍，就会从内部自然发展壮大（即扩充），犹如种子长成树，蓓蕾长成花。这"四端"之心正是仁、义、礼、智"四德"的发端，也是人区别于禽兽之所在；由"四端"之心发展扩充就形成"四德"。既然"四端"之心本质上是善的，那么"四德"本质上也是善的。这样由"四端"延至"四德"，孟子提出了人性本善的观点。

在孟子看来，"仁、义、礼、智"四德是调整现实人际关系最好的道德规范和行为准则。《孟子·离娄》曰："仁之实，事亲是也；义之实，从兄是也；智之实，知斯二者弗去是也；礼之实，节斯文二者是也。"《孟子·尽心》曰："仁之于父子也，义之于君臣也，礼之于宾主也，智之于贤者也。"这说明，仁、义、礼、智"四德"用以调节父子、君臣、宾主、贤与不肖等之间的关系，具有规范道德的作用。

孟子认为，一个人若能自觉地认识到天性良知中"四端"之心的萌芽，并通过仁、义、礼、智"四德"不断地呵护它、培植扩充它，就会成为有德的君子，甚至"人皆可以为尧舜"(《孟子·告子》)。

三、重义轻利的价值观

义利关系问题，是中国哲学中的一个重大问题。儒家尚义，做事只须问当与不当，而不必顾虑个人利害。孔子认为，义乃立身之本，是行为的最高标准。《论语·阳货》曰："君子义以为上。"孔子一生很少言利，凡事合于义则做，不合于义则不做，而不问有利无利。孟子继承孔子尚义思想，甚至主张尚义反利。

重义轻利

孟子以性善论为基础，形成了重精神价值而轻物质价值的价值观，即重义轻利。孟子见到梁惠王第一句话就说："王何必曰利，亦有仁义而已矣。"(《孟子·梁惠王》)在孟子看来，人生的价值不在于追求"利"，即所谓物质利益；而在于追求"义"，即所谓精神境界。他认为，追求"义"要比追求物质利益高尚。孟子在继承孔子"杀身以成仁"(《论语·卫灵公》)价值观的基础上，进而提出"舍生取义"的价值观。《孟子·告子》曰："生，亦我所欲也；义，亦我所欲也。二者不可得兼，舍生而取义者也。"为此，他提倡"富贵不能淫，贫贱不能移，威武不能屈"(《孟子·滕文公》)的"大丈夫"英雄气概与品德。孟子的这一思想对后世产生了深远的影响，是几千年来中华民族无数仁人志士甘于舍弃个人名利荣华、家庭幸福，不惜抛头颅、洒热血，为国家、民族的利益，为社稷、百姓的安危，为了实现崇高理想而不懈奋斗的强大精神动力。

四、"尽心、知性、知天"的认识论

在中国哲学史上，孟子率先把心、性、天看作一个整体，建立了"尽心、知性、知天"三位一体的认识论体系。

(一)"尽心""知性""知天"

《孟子·尽心》曰："尽其心者，知其性也。知其性，则知天矣。"孟子所谓的"尽心"，就是尽自己最大的主观努力，发挥自身的功能，去发现和扩充内心固有的"四端"之心。所谓"知性"，就是要理解并掌握人性本善的特性，靠内心反省完成对自我的认识与升华，也就是通过扩充心中固有的"善端"，使人的本性得以迸发。人们通过内心"善端"的自觉和扩大，来体现"天"所赋予的人的本性，从而通过"知性"而懂得"天命"。在孟子这里，认识不是从客观物质到主观感觉和内心思想，而是开始于自身内心对本性的探索和发现，最后达到"知天"的目的。"知天"是人生的最高境界，也是认识的最终完成。孟子的认识论强调心、性、天的合一，从"万物皆备于我"出发，得出"学问之道无它，求其放心而已矣"的结论。

(二)良知良能

孟子把儒家的认识对象与过程伦理化，提出良知良能论。他在《孟子·尽心》中说："人之所以不学而能者，其良能也；所不虑而知者，其良知也。"这些"良知""良能"是人与生俱来的，是人心所固有的善念，是不需要通过学习和思考得到的。《孟子·尽心》曰："善政民畏之，善教民爱之；善政得民财，善教得民心。"在孟子看来，统治者为政的要义，在于教化民众发现民众固有的"良知""良能"，并努力保持使之发扬光大，这样就能达到天下大治的目的。

五、仁政学说

（一）仁政

孟子将性善论延及政治领域，提出"仁政"学说。在孟子的思想中，"四端"之心和仁义、礼、智"四德"都不是并列的。其中的"恻隐之心"是"四端"之首，而"仁"则是"四德"之首，亦为"四德"之根本。既然人人都有"四端之心"，凡能将其保持并加以扩充发展的，则皆可以为尧舜。这个扩充发展的过程包括两个层面，一个层面是个人修养使善由小到大，从观念到行动；另一个层面是整个社会道德伦理观念推广到政治领域。《孟子·公孙丑》曰："人皆有不忍人之心。先王有不忍人之心，斯有不忍人之政矣。以不忍人之心，行不忍人之政，治天下可运之掌上。"就是描绘了整个社会道德伦理观念推广到政治原则的过程，是以性善论来论证实施"仁政"的必然性和合理性。"仁政"学说体现了孟子坚持儒家以德治国，提倡"王道"，反对"霸道"的政治主张。这一学说在中国思想史上占有重要地位。

（二）"制民之产"

"仁政"学说的立足点是"制民之产"，即给予并保证老百姓拥有相对固定的财产，孟子称之为"恒产"。只有老百姓拥有相对固定的"恒产"，才可以"仰足以事父母，俯足以畜妻子，乐岁终身饱，凶年免于死亡。"只有在此基础上，才能对老百姓"谨庠序之教，申之以孝悌之义"，对老百姓进行有效的道德教育，使他们接受、支持、拥护、归顺，从而王天下。为了保证"制民之产"，孟子主张在制度上实行"井田制"，将土地划分给百姓。所谓"井田制"，《孟子·滕文公》中言道："方里而井，井九百亩，其中为公田。八家皆私百亩，同养公田。"孟子提出："夫仁政，必自经界始。"也就是说，实行"仁政"必须从保障"制民之产"开始。

（三）"民为贵"

"仁政"学说的中心思想是"民为贵"，体现了孟子的民本思想。《孟子·尽心》言道："民为贵，社稷次之，君为轻。"即是说，百姓是国家的根本，是最重要的；社稷国家是次要的；国君最不足为贵。

孟子猛烈地抨击那些不管人民死活的统治者，提倡统治者要与民同忧乐。《孟子·梁惠王》曰："乐民之乐者，民亦乐其乐；忧民之忧者，民亦忧其忧。"孟子"民为贵"的思想在整个专制社会曾经起过非常积极的作用，是极其难得的可贵思想。

（四）"以德服人"

在国家统一问题上，孟子主张施行仁政，以德服人。《孟子·公孙丑》曰："以力假仁者霸。以德行仁者王。""霸"道即以力服人，"仁"道则以德服人，应该以力服人还是以德服人？《孟子·公孙丑》曰："以力服人者，非心服也，力不赡也；以德服人者，中心悦而诚服也。"孟子认为，以德服人者才可得民心，得民心才能得天下。《孟子·离娄》曰："得天下有道，得其民，斯得天下矣；得其民有道，得其心，斯得民矣；得其心有道，所欲与之聚之，所恶勿施尔也。"就是说，对于老百姓所期望得到的东西，就要帮助他们聚集获得；对于老百姓所厌恶的东西，就不要强加给他们。这便是得民心的道理。如果真正做到了这一点，"黎民不饥不寒，然而不王者，未之有也"。因为"仁者无敌"。

孟子"保民而王"的仁政学说对后世帝王有过积极的劝诫与影响，给黎民百姓带来了极大的裨益。

第三节　荀子以"人性恶"为核心的哲学思想

一、荀子其人

荀子(约前313—前238),名况,时人尊号为卿,汉代避宣帝刘询讳,称孙卿,战国末年赵国(今山西安泽)人,著名的思想家、文学家、政治家。荀子曾在齐国的文化中心稷下学宫讲学,做过学官之长,三次出任祭酒,后因受到齐人之谮,离开齐国到楚国,任楚国的兰陵令,也曾西游于秦,议兵于赵。晚年"嫉浊世之政,亡国乱君相属,不遂大道而营于巫祝……于是推儒、墨、道德之行事兴坏"(《史记·孟子荀卿列传》),客居兰陵,著书立说,有《荀子》三十二篇流传于世。其弟子中较著名的有政治家李斯和思想家韩非。

荀子的哲学思想涉及多个方面,对天人、名实等问题上都进行了深入的考察。在人性问题上,荀子提出人性本恶论,主张人性有恶,否认人具有上天赋予的道德观念,更强调后天环境和教育对人的影响。荀子的"性恶论"学说常被拿来跟孟子的"性善论"做比较。荀子的思想代表了儒家哲学不同于孟子的另一方向,荀子对重新整理儒家典籍也有相当突出的贡献。

荀子以其"性本恶"的人性论为基础,进而提出了"明于天人之分"的自然观,"隆礼""重法"的政治观,以及注重实践经验,排除主观意识,"虚壹而静"的认识论等,对后世哲学产生了重大影响,是先秦诸子哲学和百家争鸣的总结者。

二、"性恶论"与"化性起伪"

(一)"性恶论"

在人性问题上,荀子主张"人性本恶论"。《荀子·性恶》曰:"凡性者,天之就也,不可学,不可事。礼义者,圣人之所生也,人之所学而能,所事而成者也。不可学,不可事,而在人者,谓之性;可学而能,可事而成之在人者,谓之伪。是性伪之分也。"《荀子·正名》曰:"生之所以然者谓之性。""不事而自然谓之性。"《荀子·性恶》曰:"人之性恶。其善者伪也。"荀子认为人之恶性不需要学习,也不用实践,是与生俱来的一种性情。那么,荀子所谓的"人之性恶"又指什么呢?《荀子·性恶》曰:"今人之性,饥而欲饱,寒而欲暖,劳而欲休,此人之情性也。""若夫目好色,耳好声,口好味,心好利,骨体肤理好愉佚,是皆生于人之情性者也;感而自然,不待事而后生之者也。""今人之性,生而有好利焉,顺是,故争夺生而辞让亡焉;生而有疾恶焉,顺是,故残贼生而忠信亡焉;生而有耳目之欲,有好声色焉,顺是,故淫乱生而礼义文理亡焉。"在他看来,人与生俱来就有好利多欲、趋利避害的本性,而这种本性如果没有礼仪规制,必然导致社会纷争。正如他所说:"从人之性,顺人之情,必出于争夺,合于犯分乱理,而归于暴。"所以人的本性是恶的。

(二)"化性起伪"

如果人性果真是恶的,那么人的善又是从哪里来的呢?荀子在怎样变"恶"为"善"的问题上,提出了"化性起伪"说。基于人性恶的认识,荀子认为人性中并无礼义等诸善,一切善的行为是后天学习、礼乐教化的结果,这就是荀子的"化性起伪"的观点。所谓"伪",就是人为的意思。《荀子·性恶》曰:"可学而能,可事而成之在人者谓之伪。"《荀子·正名》曰:"心虑而能为之动,谓之伪。积虑焉、能习焉而后成,谓之伪。"《荀子·礼论》曰:"伪者,文理隆盛也。"一方面,荀子把人先天本性之"恶"与后天人为之"善"区别开来;另一方面,荀子又把二者联系起来。《荀子·礼论》曰:"无性,则伪之无所加;无伪,则性不能自美。"

在"性"与"伪"中,荀子特别强调后天的"伪",认为人可以通过学习与改造来塑造不同的人格。《荀子·性恶》曰:"故圣人化性而起伪,伪起而生礼义,礼义生而制法度。……故圣人之所以同于众,其不异于众者,性也;所以异而过众者,伪也。"他还强调:"枸木必将待隐(檃)栝烝矫然后直,钝金必将待砻厉然后利。"(《荀子·性恶》)以此比喻说明善良的品行和高尚的道德都不是与生俱来的天性,而是后天学习、培育、积累的结果。

荀子的"化性起伪"命题,强调圣人"生礼义而起法度"(《荀子·性恶》),进而使人去恶从善,恪守礼仪道德规范。人的本性虽是恶的,但只要用礼义进行教化,用法治进行规范,而人仍有变善的可能。先从改变人的自然本性做起,然后逐步地提升其伦理道德,就能成为一个善良的、合乎伦理道德的人,完成从"恶"到"善"的转化。

只有认识并努力实现性伪结合,才能治理好国家。《荀子·性恶》曰:"故性善,则去圣王,息礼义矣;性恶,则与圣王,贵礼义矣。"可见,荀子提出"性恶论",是针对战国末年天下混战,世风败落,人心欺诈的社会现实,为其"隆礼""重法"的政治主张奠定基础。《荀子·性恶》曰:"古者圣人以人之性恶,以为偏险而不正,悖乱而不治,故为之立君上之势以临之,明礼义以化之,起法正以治之,重刑罚以禁之,使天下皆出于治,合于善也。是圣王之治而礼义之化也。"荀子强调人的本性虽是恶的,但是通过"师法之化,礼仪之道"之后,便能"出于辞让,合于文理",人就可以去恶从善。

三、"天人之分"的自然观

作为一位渊博的学者,荀子基于当时的自然科学成就,批判了先秦以来各家混淆天人关系的观点,提出"天人之分"的自然观。

(一)"天人之分"

所谓"天人之分",即强调天是自然之天,人是社会之人,二者有着明显的区别,不能混淆。在荀子之前,殷周宗教神学认为,"天"是有意志的,能主宰一切,世界的一切都是上天安排的。春秋时期孔子有"天何言哉?四时行焉,百物生焉"(《论语·阳货》)的感慨,表现出"从主宰之天向自然之天的过渡"。战国时期思孟学派认为:"诚者,天之道。"(《中庸》)《孟子·尽心》曰:"存其心,养其性,所以事天也。""天"被伦理化了。墨家承认有"天志"。道家主张道法自然。面对诸子的种种观点,荀子做了批判性总结,回答了什么是"天"及万物如何生成的问题,认为"天"就是"列星随旋,日月递熠,四时代御,阴阳大化"的自然界。天地间阴阳结合从而生成万物。天"不为而成,不求而得"。荀子从根本上赋予"天"极强的自然性,认为"天行有常,不为尧存,不为桀亡"。天的运行不因为尧的贤明而存在,也不因为桀的暴恶而灭亡。一切都是按照其客观自然的规律运行。

荀子认为,天与人有着各自不同的职能。天道不干预人事,社会的治乱不由天决定,而在于人。《荀子·天论》曰:"疆(强)本而节用,则天不能贫;养备而动时,则天不能病;循道而不贰(差错),则天不能祸。"说明贫富寿夭,全在人为,不由天定。《荀子·礼论》曰:"天能生物,不能辨物;地能载人,不能治人。"

(二)"制天命"

荀子提出"天人之分",其目的是强调人的自主性,提倡人们要发挥好人的主观能动性。《荀子·天论》曰:"大天而思之,孰与物畜而制之;从天而颂之,孰与制天命而用之;望时而待之,孰与应时而使之;因物而多之,孰与骋能而化之。"荀子倡导应充分发挥人的主观能动作用,尊重规律,顺应时势,利用万物,为人类造福。

《荀子·天论》曰:"天有其时,地有其财,人有其治。夫是之谓能参。"《荀子·王制》曰:"君子理天地,君子者,天地之参也。"一方面,强调人应"全其天功",而不应"与天争职",尊重自然客观规律;另一方面,强调人在把握天道法则的基础上,具有经纬天地、治理自然的能力和作用。荀子既讲天人之分,又讲天人合一。值得肯定的是,荀子把儒家"畏天命"的思想改造升级为"制天命",也就是从天而顺之。这是适应当时社会思想解放的发展潮流的,在中国哲学史上具有极大的进步意义。

四、"隆礼""重法"的政治主张

荀子从"性恶论"出发,继承和发展儒学思想基础,提出了"隆礼""重法"的思想。荀子继承孔子"礼"学思想,把礼视为"人道之极",以礼作为解决有限的物质生活资料的分配原则。荀子洞悉当时诸侯争霸、天下亟待统一的社会需要,提出"隆礼""重法"的思想。在重礼的同时也很重法,以法辅礼成为他政治主张的根本原则。

(一)"隆礼"

基于对"礼"及其作用的认识,荀子提出了礼治政治主张。《荀子·礼论》曰:"礼起于何也? 曰:人生而有欲,欲而不得,则不能无求,求而无度量分界,则不能不争,争则乱,乱则穷。先王恶其乱也,故制礼义以分之,以养人之欲,给人之求。是礼之所起也。""礼者,养也。"荀子认为,由于社会资源的有限性与人性欲望的无限性的冲突,人们天性中物质欲望的无限膨胀如果不加以约束,必然会引起社会纷争。为了平定社会纷争,就要以"礼"划分等级,按等级分配物质资料,通过"礼"治来调整约束人们的欲望需求,让人们接受现实安于本命,进而脱离自然人性的恶,达到人文教化的善。《荀子·礼论》曰:"礼者,人道之极也。"《荀子·劝学》曰:"故学至乎礼而止矣,夫是之谓道德之极。"荀子把尊礼视为做人的最高境界,理解为社会对个人的规范要求。

《荀子·富国》曰:"礼者,贵贱有等,长幼有差,贫富轻重皆有称者也。"荀子讲了多种礼,如君臣之礼、宾客之礼、祭礼、丧礼、守葬之礼等,认为这些礼各有等级规定。荀子的"礼"与孔子的"礼"的不同。孔子的"礼"是周礼,是按血缘标准划分等级的,是以宗法血缘为基础的。孔子的周礼只是用来维护周公建立的旧秩序,其爵禄世袭不存在分配问题。荀子的"礼"是划分等级名分和职分的准则,是专制之礼。荀子的"礼"认为贵贱有等级,长幼有差别,是以专制等级为基础的。相比孔子的"礼",荀子的"礼"扬弃了周礼宗法制的内容,而代之以专制等级制。这种等级之礼有利于专制的形成,相对于宗法制来说是一种历史进步。荀子的"礼"以性恶论为基础,这是荀子对孔子"礼"的发展。

荀子认为"礼"是"强国之本""国之命",极大地抬高了"礼"之地位。《荀子·王制》篇中说:"天地者,生之始也;礼义者,治之始也。"《荀子·强国》说:"国之命在礼。"《荀子·修身》又说:"人无礼则不生,事无礼则不成,国家无礼则不宁。"荀子把礼作为治国之准绳,《荀子·王霸》云:"礼之所以正国也,譬之犹权衡之于轻重也,犹绳墨之于曲直也,犹规矩之于方圆也。""礼"具有标准和规范的意义,不可或缺。因此,要求人们遵守以礼维系起来的"君君、臣臣、父父、子子、兄兄、弟弟"的等级秩序,这是治国的大本。不仅如此,荀子还从历史的角度肯定了施行"礼"的重要性:依礼治国,则从君王到百姓都能正确地处理一切事情,从而实现政通人和,国泰民安。

值得注意的是,荀子过于强调臣对君的忠顺、子对父的恭顺、妻对夫的绝对柔顺。这奠定了儒家三纲思想的雏形,为儒家礼改造成纲常礼教起到了重要作用。

(二)"重法"

荀子在"隆礼"的同时,也很"重法"。《荀子·君道》曰:"法者,治之端也。"《荀子·王霸》曰:"百吏畏法循绳然后国常不乱。"荀子强调,法治是治理国家的根本,百官畏法、依法、守法,国家就能安定。以法治国,必须赏罚分明。荀子提出了"隆礼重法则国有常"的主张。

《荀子·成相》篇中云:"治之经,礼与刑,君子以修百姓宁。明德慎罚,国家既治四海平。"

荀子"重法"主张赏罚分明。既重视正面的教化引导,又提倡约束惩戒,"勉之以庆赏,惩之以刑罚",认为"不教而诛,则刑繁而邪不胜;教而不诛,则奸民不惩;诛而不赏,则勤励之民不劝"。依法治国,既要做到对坏人严惩,又要对好人奖赏。刑赏分明,则可以上下同心,君臣同德,实现国治民安。

(三)以法辅礼

从"隆礼""重法"的关系来看,荀子认为:"听政之大分:以善至者待之以礼,以不善至者待之以刑。"礼与法虽同为治国的重要手段,但其关系并非并列,而是礼为纲,法为目。以礼为帅,以法辅礼。《荀子·劝学》曰:"礼者,法之大分,类之纲纪也。"《荀子·君道》曰:"隆礼重法则国有常。"治国的最高原则为推崇礼义,完备法制。这样国家才会有序。以法辅礼是荀子政治思想的根本原则。

荀子"隆礼""重法"的主张,继承并融合了儒、法两家的思想,有利于社会安定,为统一天下提供了理论指导,对韩非子建立法治学说也产生了直接影响。

第四节 先秦儒家思想对中医学的影响

中国古代哲学是中医理论的思想基础。儒学在中华传统文化中的正统地位,不仅深刻影响了中国社会、政治、文化等领域,更影响、塑造了中国人的思维方式,包括中医学的思维模式。儒家哲学的思维方式和某些核心理念被中医学吸收和应用,构成了中医学的理论来源及其根本原则,对中医学的理论及临床实践都产生了重大而深远的影响。

一、儒家的"中庸"之道奠定中医阴阳平衡观念

(一)以"阴平阳秘"为身体健康的标准

中庸思想在中医学中主要体现为阴阳平衡的中和思维。中医认为人的健康状态就是阴阳的中正平和状态,不健康的人就会失中违和。《论语·学而》云:"礼之用,和为贵,先王之道,斯为美。"儒家的中庸、中和思维反映在中医学生命观上,除了整体思维外,就是强调健康状态下的和谐,阴阳平正。《素问·调经论》云:"阴阳匀平,以充其形,久候若一,命曰平人。"平人,就是健康之人。

中医的健康观体现中和理念。首先,阴阳平衡调和。《黄帝内经》中说:"阴平阳秘,精神乃至。"人体健康的要旨在于阴气宁静,阳气固密,保持阴阳平衡。金代医家刘完素认为"孤阴不长,独阳不长",阴阳不能独立存在,而是相互依存,体现了阴阳"和"的思想。其次,气机升降出入以和为期。《素问·六微旨大论》曰:"非出入,则无以生长壮老已;非升降,则无以生长化收藏。是以升降出入,无器不有。"气的运动需处在动态平衡之中,升降出入各守其位,生长化收藏各尽其能,才能保证生命活动的和谐运转。五行生克制化规律,反映人体各个部分之间的协调平衡。五行之间既相生又相克,生中有克,克中有生,从而维持五行之间的动态平衡,亦即"五行制化"。说明生命体整体和谐、动态平衡的气机运化本质。

(二)视"失中违和"为疾病发病的机理

中医病理学说也突出体现"中庸"思想。《素问·生气通天论》说:"生之本,本于阴阳。""阴阳乖戾,疾病乃起。"人体一切正常的生命现象,都可以概括为阴阳的中正平和状态。一切疾病的发病机理都可以概括为阴阳失调。《灵枢·终始》曰:"平人者不病。"阴阳匀平,是为"平人";反之,阴阳不匀平,就是"病人"。

中医认为,失中、失衡是引起各种病理状态和病理过程的决定因素。各种疾病皆"生于不中和",即人体阴阳失调,处于偏盛或偏衰的"失中违和"状态,诸如时气失常、情志过激、饮食失节、劳逸失度等。中医病理主要表现为阴阳失衡,尤其是阴阳的偏盛偏衰,"阴盛则阳病,阳盛则阴病……此言阴阳偏盛之为病也,阴阳不和,则有盛有亏,故皆能为病"(《素问·阴阳应象大论》)。除了阴阳失调外,中医学认为气血失常、气机升降出入失常也是疾病产生的基本机理,"血气不和,百病乃变化而生"(《素问·调经论》)。

(三) 立"调和致中"为治疗疾病的原则

中庸思想在中医治疗上体现为调和致中的总要义。《素问·至真要大论》曰:"谨察阴阳所在而调之,以平为期。"治疗疾病的根本大法为"补其不足,泻其有余"(《灵枢·邪客》)。《伤寒论》云:"凡病若发汗,若吐,若下,若亡血,亡津液,阴阳自和者必自愈。"调节阴阳,即调节寒热、虚实与表里,使之恢复动态相对平衡,成为平人,是中医学的根本出发点和归宿。在针刺理法方面,《素问·阴阳应象大论》云:"从阴引阳,从阳引阴,以右治左,以左治右。"即通过调节阴阳,实现阴阳平和之目的。《灵枢·九针十二原》云:"凡用针者,虚者实之,满则泄之。宛陈则除之,邪胜则虚之。"通过调节虚实,使机体恢复动态平衡,也体现调和致中原则。

中医学根据阴阳失衡的寒、热、虚、实、表、里具体情形,确定治则和治法。所谓补偏救弊,调和阴阳,恢复中和。如阴阳偏盛的治疗原则有"寒者热之""热者寒之";阴阳偏衰的则有"阳病治阴,阴病治阳"等,均体现出了"补其不足,泻其有余"补虚泻实的治则,最终以达到平衡的健康状态。对气机失常而言,调理气机,恢复平衡,如气滞者宜行气,气逆者宜降气等,这些治则治法充分体现了中医调理阴阳平衡使之致中的思想。

中药的使用原则谨守中和之道。中药有四气(寒、热、温、凉)、五味(酸、苦、甘、辛、咸)、升降浮沉(升是上升,降是下降,浮是发散上行,沉是泄利下行)之分。在用药组方时,按照升降互补,寒热并用,燥湿相济的中和理念,选择适当的配伍。方剂组方配伍中遵循君臣佐使原则,充分体现"平治于权衡"的目的,为防止某些药性太过伤正,应用反佐法以制约其太过;扶阳气、养阴精、保津液、护胃气、调和营卫、通里攻下等方剂都体现调节阴阳以平之理。在药物剂量方面,也要强调适中。《黄帝内经》强调"适中""中病即止""补泻无过其度""无使过之,伤其正也"等。《素问·五常政大论》曰:"大毒治病,十去其六。"即体现出中和原则。

二、儒家"仁爱"思想促进中医伦理道德的形成

儒家哲学对中医学的影响还体现在儒家伦理思想对"医乃仁术"医德观的确立。儒家伦理以"孝"为基础,以"仁"为核心,提倡仁、义、礼、智、信等美德,对中医伦理道德的形成和发展产生了重要影响。

(一) 儒家"修身"思想对中医"无德不医"观念的影响

儒家是中国传统哲学的核心,重视个人道德修养和道德完善。"德"是人的内在品质及其外化表现的高度概括。孔子将"德"视为实现其社会理想和政治抱负的道德根据。儒家强调把个人的道德修养同齐家、治国、平天下结合起来;"物有本末、事有终始"(《大学》),一切都要从修养个人的品德做起,只有修身才能齐家,然后才能达到治国、平天下的目的。孔子提出"修己以敬""修己以安人""修己以安百姓"(《论语·宪问》)。孟子提出通过诚心诚意的修养,养"浩然正气",进而达到"富贵不能淫、贫贱不能移、威武不能屈"(《孟子·滕文公》)的道德境界。古代医学深受儒学影响,尤其道德哲学,对两千多年来医学伦理与医者德操品行的形成与发展意义重大,形成了"为医先做人,做人先修德"的人生信条。

《黄帝内经》的不少篇章记载了对医者的道德要求。《素问·阴阳应象大论》中要求医

者"乐恬淡之能,从欲快志于虚无之守";《素问·上古天真论》要求"高下不相慕""嗜欲不能劳其目,淫邪不能惑其心";《素问·征四失论》尖锐批评那些"谬言为道,更名自功""后遗身咎"的恶劣行径。魏晋杨泉在《物理论》中特别强调了"良医"的标准:"其德能仁恕博爱,其智能宣畅曲解。能知天地神祇之次,能明性命吉凶之数。处虚实之分,定逆顺之节,原疾疹之轻重,而量药剂之多少。贯微达幽,不失细小,如此乃谓良医"。医者不仅要有高深的理论,精湛的医术,还应具备高尚的医德,吴瑭在《医医病书》中指出:"天下万事,莫不成于才,莫不统于德,无才固不足以成德;无德以统才,则才跋扈之才,实足以败,断无可成。有德者必有不忍人之心。不忍人之心油然而出,必力学诚求。"可见我国古代对医德的高度重视和严格要求。

翻开中医学史不难发现,一个以"救人""活命"为己任的医生,必须要具备高尚的道德意识和崇高人格。

(二)儒家"仁爱"思想对"医乃仁术"中医医德观的影响

1. "医乃仁术" "医乃仁术"是中医伦理道德最集中的概括,体现出以"仁"为核心的儒家学说对中医伦理思想的深刻影响。"仁"是孔子儒学的最高道德准则。在儒家看来"仁"是做人的原则,更是一种人生的境界。《孟子·梁惠王》曰:"无伤也,是乃仁术也。"医乃"救命、活人"之术,充满对"人"和"生命"的仁爱精神。受儒家"仁学"伦理道德影响,中医形成了优良的医德传统,历代医家践行"医乃仁术"的医德原则,施行"救人生命"仁道的医术,实现了仁与术的和谐统一。

2. "仁心立术" 仁爱之心是习医、业医的前提。《素问·宝命全形论》明确提出:"天覆地载,万物悉备,莫贵于人。"孙思邈也说:"人命至重,有贵千金。"人的生命是天地万物中最宝贵的,医生必须尊重、珍惜人的生命;必须同情、关爱病人。医学道德的根本出发点就是以病人为先、竭诚尽智为病人效力,医者必须具有仁爱之心。清代名医费伯雄在《医方论》中说:"欲救人学医则可,欲谋利学医则不可,我若有疾,望医之相救者何如?"医生是"救命活人"的职业,要求医生既要对事业具有无限热爱之心,又要对生命有高度仁爱之精神。

3. "仁爱救人" "仁爱救人"是中华传统医德的基本原则,有以下几个方面的要求。

首先,心怀仁慈恻隐之心。《孟子·公孙丑》曰:"恻隐之心,仁之端也。"见孺子入于井,而起恻隐之心者,是为仁之端。《备急千金要方·大医精诚》曰:"凡大医治病,必当安神定志,无欲无求,先发大慈恻隐之心……见彼苦恼,若己有之,深心凄怆。""业作医师,为人司命,见诸苦恼,当兴悲悯。"

其次,视病患普同一等,对待病人一视同仁。正如孙思邈在《大医精诚》中所云:"若有疾厄来求救者,不得问其贵贱贫富,长幼妍媸,怨亲善友,华夷愚智,普同一等,皆如至亲之想。"不分亲疏贵贱、年龄老少、容貌美丑、聪明愚钝,都要精诚诊治,全力以赴,把所有病人当作自己的至亲好友看待。

再次,摒弃私心杂念。明代名医万全,不念旧恶、不计前仇,曾千方百计治好一怨家小儿的危重病症。他在其著《幼科发挥》中就表示:"以活人为心,不计宿怨。"医者为患者救治中,应当摒弃一切私心杂念,才能全力救治,如孙思邈所说:"亦不得瞻前顾后,自虑吉凶,护惜身命……勿避险巇,昼夜寒暑,饥渴疲劳,一心赴救,无作功夫形迹之心。如此可为苍生大医,反此则是含灵巨贼。"《备急千金要方·大医精诚》曰:"医人不得恃己所长,专心经略财物,但作救苦之心,于冥运道中,自感多福者耳。"

最后,"博施济众",扶危济困。元代朱震亨主动去贫病之家诊治,尤其照顾"困厄无告"的病人。明代医家陈实功在《外科正宗》中说:"贫穷之家,及游食僧道衙门差役人等,凡来看病,不可要他药钱,只当奉药。再遇贫难者,当量力微赠,方为仁术。"这种博施济众的仁爱精神,一直为后人称颂。

（三）儒家"取义舍利"价值观对中医伦理道德观的影响

义利关系主要是讨论价值优先性选择的问题,义和利何者优先,孰轻孰重,哪个更为根本。儒家认为"义"指道德应当,人生的价值不在于追求利这一物质价值,而在于追求"义"这一崇高的精神境界。孔子说:"君子喻于义,小人喻于利。"孟子曰:"王何必曰利,亦有仁义而已矣。"荀子主张义利兼顾。《荀子·荣辱》曰:"好利恶害,是君子小人之所同也。"《荀子·大略》曰:"义与利者,人之所两有也。"荀子强调以义克利、先义后利。儒家"重义轻利"思想对中医伦理道德思想产生深远的影响。

1. "生命至贵" 医乃生死所寄,生命相托。医者责任重大,当以太上好生之德为心,应秉持仁义重于利原则。唐代名医孙思邈在《备急千金要方·序》中指出:"人命至重,有贵千金,一方济之,德逾于此。"龚廷贤《万病回春》的"医家十要"中提出:"勿重利,当存仁义,贫富虽殊,施药无二。"强调生命至贵,不能以金钱来衡量;生命"至重",救人性命是医者神圣的使命和职责,乃医者当行之大"义"。

2. "济世救人" 传统医德强调道德义务和责任的神圣性,注重人们的道德动机和义务。晋代医家王叔和在《脉经·序》中:"医药为用,性命所系。"明代龚信在《古今医鉴》中言:"不炫虚名,惟其博济;不计其功,不谋其利;不论贫富,药施一例。"认为评价医德主要看行为的应当,不注重行为的结果,只看行为是否符合仁义,动机是否良善。医家最高层次的义利追求是以义为上、济世泽人,相对低层次的要求是不可专以求利,但可义利两得,以上可看出医者较儒者而言,更严于义利之辩。医者以对患者的强烈的责任感,不图利、不贪利、不避利,恪守"医虽为养家,尤须以不贪为本"的原则,对于患者"金帛来谢",也是以不尽取态度来对待。

3. "心存仁义" 明代龚信在《古今医鉴》中说:"今之明医,心存仁义。"《临证指南医案·华序》曰:"夫以利济存心,则其学业必能日造乎高明;若仅为衣食计,则其知识自必终囿于庸俗。"中医伦理道德思想将仁与义并举,以仁爱人,以义正己,"尽心尽责而活人,竭诚敬业而轻名利"。这正是历代大医伦理道德的真实写照,也可见在中医伦理道德的行为准则、人生理想、价值追求上,都深深地打上儒家思想的烙印。

三、儒医推动中医学的传承与发展

医儒相通,即儒理与医理相通,中国古代便有"秀才学医"的传统。读书人受儒家"仁"学思想影响,以"亲亲、爱人"思想为出发点,研习医药,把救死扶伤、祛病疗疾作为施行"仁者爱人"道德价值,推行仁心、仁德的手段和途径,树立"不为良相,便为良医"的人生志向。"上以疗君亲之疾,下以救贫贱之厄",妙手回春,惠施苍生。医家以"仁爱"为怀,秉承修身、济世的精神,正是儒家思想影响和鞭策着无数医家至意深心,钻研医术。

（一）以"孝亲"为出发点和目的研习医学

《国语·晋语》曰:"爱亲之谓仁。"张仲景在《伤寒杂病论·序》中说:"怪当今居世之士,曾不留神医药,精究方术,上以疗君亲之疾,下以救贫贱之厄,中以保身长全,以养其身。"皇甫谧曰:"夫受先人之体,有八尺之躯,而不知医事,此所谓游魂耳。若不精通于医道,虽有忠孝之心,仁慈之性,君父危困,赤子涂地,无以济之,此固圣贤所以精思极论尽其理也。"唐代医家孙思邈在《备急千金要方》序中也说道:"君亲有疾不能疗,非忠孝也。""若有疾厄来求救者……皆如至亲之想。"金代名医张从正在《儒门事亲》中说:"以为惟儒者能明其理,而事亲者当知医也。"朱丹溪为解除母亲脾痛病之疾苦,潜心研究医学数十载,终于医好母亲顽疾;后得金代刘完素之再传,义加上自身的刻苦钻研和实践总结,终于提出了新的医学理论,成为著名的金元四大家之一。

（二）以"利泽生民"的道德追求悬壶济世

受儒家思想浸染,儒医有着崇高的道德理想,有着"上医医国,中医医人,下医医病"的上医追求,坚守"不为良相,则为良医"的人生价值。刘完素在《素问病机气宜保命集·序》中说:"夫医道者,以济世为良,以愈疾为善。"明代徐春甫在《古今医统大全》中指出:"医术比之儒术,固其次也。然动关性命,非谓等闲。""儒识礼义,医知损益。礼义之不修,昧孔孟之教,损益之不分,害生民之命,儒与医岂可轻哉? 儒与医岂可分哉?"宋元以来,儒士为医是士人中较为常见的一种现象,李时珍、张元素、刘完素、朱丹溪、吴瑭等,都是儒士从医并在医学史上作出杰出贡献的人。

历史上的著名医家援儒入医,融会贯通,对于提高中医药理论水平发挥重要作用。儒医大多精通六经诸子、《黄帝内经》《伤寒杂病论》等典籍,熟悉传统文化内涵,深入把握中医药精髓。基于儒医的示范作用,使人们逐渐改变对技术的轻蔑态度,提高了士人学医、从医的热情。他们怀抱着"士苟精一艺,以推及物之仁,虽不仕于时,犹仕也"(《丹溪翁传》)的理想,追求以医术推行"仁心""仁德",刻苦研习医术,在治病救人的过程中不断总结和升华中医学理论,彰显中医药护佑人类健康的科学价值,使中医学能历千年而不衰,至今保持着旺盛的生命活力,成为中华文明的灿烂瑰宝。

（李　俊）

复习思考题

1. 中庸思想的核心是什么?
2. 儒家人生价值观的核心内容是什么?
3. 儒家哲学对中医学的影响有哪些?

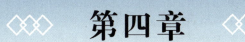

第四章

先秦墨家、名家、兵家与法家思想

📖 学习目标

1. 掌握先秦墨家、名家、兵家与法家哲学思想。
2. 了解各家的主要观点、成就及其对中医学的影响。
3. 落实"教育、科技、人才是全面建设社会主义现代化国家的基础性、战略性支撑"。

春秋战国时期,"礼崩乐坏",为诸子百家学术争鸣创造了客观条件。形态各异的思想家提出了大量富有原创性的哲学观点,其思想相互渗透,著作交相辉映,编织出了灿烂夺目的思想篇章。先秦除儒、道外,还有墨、名、兵、法等学派,他们从各自的角度探讨天道与人道,其思想对中医学的发展产生了重要影响。

第一节 墨家思想

墨家是春秋战国时期由墨子创立的一个思想学派。墨子,姓墨名翟,战国初期鲁国人,生卒年不详。他出身社会下层,做过工匠,匠技高超。他所创立的墨家不仅在思想上自成体系,而且在先秦诸子百家中独树一帜,是一个纪律严明、组织严密的团体,称"墨者"。其成员多半来自社会下层,相互帮助,内部有"墨子之法",规定"杀人者死,伤人者刑"。墨子为其首领,墨子死后经推举选出的新首领称为"钜子",墨者要绝对服从钜子的领导。后期墨家既承继了墨子思想又有所发展,到秦汉之交,墨学中断。墨、儒二家,并称世之显学。

《墨子》一书是墨翟及其后学的著作汇编,现存五十三篇。其中《尚贤》三篇、《尚同》三篇、《兼爱》三篇、《非攻》三篇、《节用》两篇、《节葬》一篇、《天志》三篇、《明鬼》一篇、《非乐》一篇、《非命》三篇、《非儒》一篇,凡二十四篇,为墨者演墨子而作,《耕柱》《贵义》《公孟》《鲁问》《公输》,凡五篇,乃墨家后人把墨子一生的言论辑集而成,如同《论语》一般,其史料价值更为重要。

💗 思政元素

"墨子号"与墨学

2016年8月,世界上首颗量子科学实验卫星"墨子号"发射成功,表明中国的量子通信技术已经处于世界的领先地位。而中国量子通信的首席科学家潘建伟用墨子来命名第一颗实验卫星,更让中国人引以为傲。墨子堪称中国历史上的"科圣"。同时墨子

笔记栏

也是中国古代的一位先哲,他创立的墨家思想与孔子的儒家思想在前秦并称显学。"墨学优于先秦诸子,而不是先秦诸子优于墨学"。蔡尚思这一评说充分肯定了墨学的地位。"墨子号"的诞生突显了中华优秀传统文化的自信力和民族自豪感。

一、墨子哲学思想

墨子是继孔子之后又一位重要的哲学家。墨子出生在孔门兴盛的鲁国,其思想与儒家相关也很自然。春秋战国时期,诸子百家围绕道德利益等社会问题展开了激烈争辩。墨家看重探究事物的原因,以功利实用主义著称,与儒家人伦道德观形成了根本对立。儒墨之争开启了学术争鸣之风,墨家思想反映了社会底层民众的心声。

(一)墨子哲学之根

墨子是孔子的第一位反对者,据《淮南子·要略》中说他初学"儒者之业,受孔子之术"。墨子是否接受孔子的教育无可定论,但是,墨子受孔子思想影响是一定的。后来墨子不悦于儒家礼节之"烦扰"、厚葬久丧之"靡财"(《淮南子·要略》),于是另立门户,自成一派。

1. 墨子哲学之本　墨子哲学探究"之所以然"问题,而儒家探究"是什么"问题,这是墨、儒两家哲学思想的本质区别。从墨子与孔子针对叶公子高问政之答语的不同,可见二者的鲜明差别。据《墨子·耕柱》记载:"叶公子高问政于仲尼,曰:'善为政者若之何?'仲尼对曰:'善为政者,远者近之,而旧者新之'。"孔子表达的是一种理想,回答"是什么"的问题。而墨子闻之却曰:"叶公子高未得其问也,仲尼亦未得其所以对也。叶公子高岂不知善为政者之远者近之而旧者新之哉?问所以为之若之何也。"可见,墨子要回答的是"为什么,怎么样"的问题。

墨子哲学恰与儒家相反,处处要问一个为什么,只有弄清楚"为什么",才能知道"怎么做"。据《墨子·公孟》记载,子墨子问于儒者,曰:"何故为乐?"曰:"乐以为乐也。"子墨子曰:"子未我应也。今我问曰:'何故为室?'曰:'冬避寒焉,夏避暑焉,室以为男女之别也。'则子告我为室之故矣。今我问曰:'何故为乐'曰:'乐以为乐也。'是犹曰:'何故为室?'曰:'室以为室也。'"只有知道了房子是因为要避寒暑,"室以为男女之别",才能进一步探究怎么样盖房子,设计什么结构、用什么材质来盖房子的问题。

2. 墨子哲学原则　正是由于墨子哲学的根本问题是探究事物"为什么"的问题,而弄清楚"为什么"又是为了弄清事物的用处,如果没有用处,事物就失去了它的原意。无论何种事物、制度、学说、概念等都有一个用处,只有搞清楚用处,才能知其是非善恶。《墨子·兼爱》曰:"用而不可,虽我亦将非之。且焉有善而不可用者?"墨子认为能应用的就是善的,善的便能应用。

墨子的应用主义,也称为实利主义。《墨子·经》云:"义,利也。"墨子认为凡事如此做有利的就是"义"的,因为有利所以应该如此去做。墨子的"利"是指天下之利,而不是一己私利。"义"有为天下兴利除害之意愿。《墨子》曰:"万事莫贵于义。""义"是言与行的准则。墨子的实利主义,常受到误解,因为人们往往把"利"字、"用"字搞错了,"利"不是"财利"的利,"用"也不是"财用"的用。《墨子·贵义》篇曰:"言足以迁行者常之,不足以迁行者勿常。不足以迁行而常之,是荡口也。"《墨子·耕柱》篇又曰:"言足以复行者常之,不足以举行者勿常。不足以举行而常之,是荡口也。"这两段话中的"迁"字和"举"字同意,都是升高、进步之意,"常"字与"尚"字通用,意为"尊尚"的意思。这两段话的核心意思就是不论什么思想、学说、主张,必须以改善人生的行为为推崇,如果不能改进人的行为,就不值得推崇了。

在应用主义的基础上，墨子认为知行要合一，不能应用的"知识"，算不得真知，只是空谈，没有实际意义。据《墨子·贵义》篇记载："今瞽者曰：'钜者，白也。黔者，黑也。'虽明目者无以易之。兼白黑，使瞽取焉，不能知也。故我曰'瞽不知白黑'者，非以其名也，以其取也。"盲人可以说出白与黑的定义，但是到实际应用时，口头的定义就用不上了，产生不了实际的效果。《墨子·贵义》又云："今天下之君子之名仁也，虽禹汤无以易之。兼仁与不仁，而使天下之君子取焉，不能知也。故我曰：'天下之君子不知仁'者，非以其名也，亦以其取也。"大凡天下的君子都会讲几句仁义道德之类的话，但到了实际应用时，有的居然苗草不分，区分义利能分辨到毫芒，但事到临头不是随波逐流就是手足无措。这种空谈仁义道德者，只能生活在虚空中，误事误国，只有把真知识、真学问拿来应用才有实际意义。

（二）墨子哲学主张

墨子从小生产者角度出发，面对当时诸侯纷争，民不聊生的现实，提出了以"兼爱"为核心的一系列思想主张。这些思想充分体现了墨子的根本观念在于人生行为上的应用。

1. 以"天志"为统领的世界观　墨子为了实现兼爱主张，借助天力，以天命来论证其主张的合理性。墨子既相信天志、明鬼，又强调非命，他的世界观具有明显的矛盾性。

（1）天志、明鬼：墨子以"天志"为本建立了宗教信仰，认为天是有意识的，全能全知，无所不在，是万事万物的主宰，能够赏善惩恶。《墨子·天志》云："我有天志，譬若轮人之有规，匠人之有矩。轮匠执其规矩以度天下之方圆，曰：中者是也，不中者非也。今天下之士君子之书不可胜载，言语不可胜计；上说诸侯，下说列士。其于仁义，则大相远也。何以知之？曰：我得天下之明法以度之。""天下之明法度"便是天志，天的"志"就是要人兼爱。《墨子·法仪》曰："天欲人之相爱相利，而不欲人之相恶相贼也。"顺天之意就是《墨子·天志》所说的"兼爱天下之人"。《墨子·天志》又云："顺天意者，兼相爱，交相利，必得赏；反天意者，别相恶，交相贼，必得罚。"墨子信的"天"既不同于老子的"自然"，也不同于孔子的"天何言哉？四时行焉，百物生焉"的"天"，墨子的天是有意志的天，凡事都应以"天志"为准绳。

除了尊天命外，墨子还承认有鬼神的存在。据《墨子·公孟》记载：墨子攻击儒家的第一端即为"儒以天为不明，以鬼为不神，天鬼不说。此足以丧天下"。墨子认为儒家不信鬼，孔子"敬鬼神而远之"，到孟子时直言无神论，而墨子则提倡"明鬼"论。鬼神和天一起全知全能，赏善惩恶，所不同的是，天是主宰，鬼神是辅佐。当下的天子也必须服从天意行事。《墨子·天志》曰："天子为善，天能赏之；天子为恶，天能罚之。"墨子认为儒家讲丧葬之礼，并非深信鬼神的存在，只不过通过"慎终追远"的手段来达到"民德归厚"的目的，而墨子深怕人类若没有一个制约力便要为非作恶，因此他强调鬼神不但存在，而且还能作威作福，《墨子·明鬼》曰："吏治官府之不洁廉，男女之为无别者，有鬼神见之；民之为淫暴寇乱盗贼，以兵刃毒药水火退，无罪人乎道路，夺人车马衣裘以自利者，有鬼神见之。"墨子和儒家一致都想达到民德归厚的目的，但是在实现手段上墨子不肯学习儒家"无客而学客礼，无鱼而为鱼罟"（《墨子·公孟》）的做法。墨子深信鬼神的存在，用鬼神来管制约束现实中的人，尤其墨子借助天意鬼神来监督王公贵族，反映出他的小生产者的平民性。

（2）非命、尚力：墨子在提出尊天明鬼的同时，力主非命。墨子生活的时代，有两种关于命的观点：一是天命论，一是命定论。天命论是说天有赏善惩恶之功，统治者要依天命行事，这是墨子认同的。而命定论是春秋晚期新出现的儒家力推的命运说，认为人的寿夭、祸福、富贵、吉凶、安危、治乱等都是由人力之外的另一种力量来支配的，"不可损益也"。《墨子·公孟》中的论述为"又以命为有，贫富寿夭，治乱安危有极矣，不可损益也，为上者行之，必不听治矣，为下者行之，必不从事矣。此足以丧天下"。这是墨子抨击儒家的又一端，由此墨子提出了反对儒家信天命的"非命"论。

墨子既信天,又信鬼,为何不信命呢?正因为墨子深信天志,深信鬼神能够赏善罚暴,而孔子和老子都把天看成是"天行",认为凡事都由天注定,不可挽回,所以墨子反对定命论,他认为天志欲人兼爱,不欲人相害,而鬼神又能赏善罚暴,顺天志、中鬼之利,便可得福;否则,便可得祸。福祸都是靠个人努力而为之,并不是由天来注定的,如果福祸都是由命注定的,那么个人作恶也可得福,做善也可得恶,那就没有人努力做好事了。他不相信在天意鬼神之外还有一种不可抗拒的力量存在。在墨子看来命定论不仅使他推行政治主张的精神支柱受到挑战,而且还会使人陷入消极怠惰之中,甚至会出现善者未必得赏、恶者未必受罚的社会混乱。所以,墨子极力主张非命,崇尚人力,相信命运掌握在自我手中,只要通过人的努力是可以改变命运的。

墨子非命思想是一种积极进取的人生态度,与他的政治学说直接相关,其哲学价值在于继儒家之后系统提出了人的主观能动性问题。

2. 以"兼爱"为核心的政治观 墨子的政治主张都是从"兼爱"出发的。"兼爱"就是"兼相爱,交相利"。墨子站在平民立场上,认为人"生而平等",集中反映出中国古代的民主思想。

(1)兼爱、非攻:兼爱就是博大之爱,无差别的爱,不分强弱、贵贱、种族、国别等,是平等的人类之爱,体现出墨子的人生而平等的思想。墨子要求君臣、父子、兄弟皆相爱,不分彼此,只要天下之人皆相爱,社会矛盾就没有了。墨子认为爱别人就是爱自己,财相分、力相劳、道相教就是兼爱。墨子认为天志就是兼爱,《墨子·法仪》曰:"以其兼而爱之,兼而利之也。奚以知天之兼而爱之,兼而利之也?以其兼而有之,兼而食之也。"兼爱能够"兴天下之利,除天下之害"。天下乱事皆起自不相爱,《墨子·兼爱上》曰:"盗爱其室,不爱其异室,故窃异室以利其室。贼爱其身,不爱人,故贼人以利其身。"又曰:"大夫各爱其家,不爱异家,故乱异家以利其家。诸侯各爱其国,不爱异国,故攻异国以利其国。"如果天下人都能"视人之室若其室,谁窃?视人身若其身,谁贼?""视人家若其家,谁乱?视人国若其国,谁攻?""故天下兼相爱则治,交相恶则乱"。《墨子》曰:"今若夫兼相爱、交相利,此自先圣六王者亲行之。"上古圣王就实施过兼爱,今人亦上行下效,身体力行。

"兼爱"是对儒家仁爱思想的修正,二者的区别在于:儒家倡导的仁爱是在不平等基础上的爱,"爱有差等",孔子主张"亲亲有术,尊贤有等","孝悌"是仁爱之本;而墨家主张平等之爱,抛弃血缘和等级差别,爱人如爱己,达到"国与国不相攻,家与家不相乱,盗贼无有,君臣父子皆能孝慈"的理想社会。儒家强调先爱己后爱人,由己及人;而墨家强调有己有人,先人后己。儒家的仁爱不言利,不图回报;而墨家的兼爱带有功利性,要求回报,是对等之爱。

非攻就是反对侵略战争。墨子认为天下一切罪恶的根本是不兼爱,乱世的根源在于不兼爱。攻国便是天下最大的罪恶,天下人不论如何高谈阔论仁义道德,若不肯非攻,便如《墨子·尚贤中》所云:"明小物而不明大物。"兼爱是"义"的,因为有利于天下百姓;攻国是"不义"的,因为有害于天下百姓。义是名,利是实。攻国因为不利,所以不义。《墨子·非攻中》云:"计其所自胜,无所可用也。计其所得,反不如所丧者之多。""虽四五国则得利焉,犹谓之非行道也。譬若医之药人之有病者然。今有医于此,和合其祝药之于天下之有病者而药之。万人食此,若医四五人得利焉,犹谓之非行药也。"墨子的利是有利于天下大多数人之大利,而非小利,这正是兼爱的真义。攻国乃小利,而非大利,因而主张非攻。

春秋战国之际,诸侯相争,给各国带来了深重灾难,为避免生灵涂炭,墨子不仅在理论上主张非攻,反对一些大国为了兼并土地而侵略"无罪之国"的战争,而且在行动上践行了非攻之策。历史上流传的"止楚攻宋"故事,就是例证。对于正义之战墨子是支持的,如"汤伐桀、武王伐纣"就是诛讨有罪之战。主张非攻是墨子兼爱思想在战争问题上的具体化。

（2）尚同、尚贤：尚同和尚贤是墨子"兼爱"思想的政治要求。尚同是墨子基于治乱世的需要设计的一种新的政治制度。尚贤是尚同理想政治实施的保证。

尚同是墨子思想的归宿，墨子哲学以天志为起点，以尚同为终点。尚同的"尚"与"上"相通，不是推崇大同之意，而是"取法乎上"之意，就是天下人的思想意识应统一于天义、上义。《墨子·尚同》云："上之所是，必皆是之，所非必皆非之，上有过则规谏之，下有善则傍荐之。上同而不下比者，此上之所赏，而下之所誉也。"这就是尚同。墨子认为社会之乱的根源在于天下人的意见不统一，行动不一致。要使乡长"壹同乡之义"，国君"壹同国之义"，天子"壹同天下之义"。但是，这样一来天子便至高无上，没有约束便成了专制者。于是《墨子·尚同》又云："夫既尚同乎天子，而未上同乎天者，则天灾将犹未止也。……故古者圣王明天鬼之所欲，而避天鬼之所憎；以求兴天下之利，除天下之害。"

尚贤是尚同理想的支撑。墨子主张应用贤能之辈治国，任人唯贤。国家兴衰，是否赏贤使能最关键。国家之所以贫穷不得治，根源在于不以尚贤使能之人为政。墨子反对种种家族政治和贵族政治，认为国家用人应尚贤，打破等级身份界限，反对儒家以血缘为纽带的"亲亲"原则。《墨子·尚贤》曰："不党父兄，不偏富贵，不嬖颜色。贤者举而上之，富而贵之，以为官长。不肖者抑而废之，贫而贱之，以为徒役。"《墨子·尚贤》曰："官无常贵，而民无终贱，有能则举之。""虽在农与工肆之人，有能则举之。"对于无能之贵族，则下之。墨子这一思想反映了小生产者渴望参政的愿望，对以血缘姻缘为纽带的宗法等级制度是个冲击。

尚同就是天志，天志的宗旨就是"天"要把各种政治组织统一起来，而尚贤是尚同的基础，只有实现贤人政治，才能保证全社会的思想统一于天子，才能保证天子的意志利国利民。只有这样，下层服从上层，整顿纲纪，才能达到天下大治。

（3）节用、节葬、非乐：节用是墨子针对上层统治者生活腐化骄奢、铺张浪费而提出的，以满足百姓过上温饱生活为根本。《墨子·节用》曰："凡足以奉给民用，则止。"墨子认为去无用之费，是"圣王之道""天下之大利也"（《墨子·节用》）。当权者威仪享受之费都是无用的，君主应像古代大禹一样，吃苦在前，享乐在后，过着清廉的生活。节用是治国的基本思想，现代社会仍然需要提倡节俭，反对奢靡浪费。

节葬是墨子针对儒家厚葬久丧之礼而提出的节用之举。厚葬与兼爱是相悖的，墨子坚决反对儒家一面不相信有鬼神，一面又在死人身上做出许多虚文仪礼进行厚葬，墨子信鬼神，只是精神上的信仰，不注意形式上的虚文。《墨子·公孟》曰："厚葬久丧，重为棺椁，多为衣衾，送死若徙，三年哭泣，扶后起，杖后行，耳无闻，目无见。此足以丧天下。"同时统治者杀人殉葬，极为残暴。王公贵族厚葬久丧，贻误政要，损国害民；黎民百姓厚葬久丧，耽误生产，贫困潦倒。因此，《墨子·节葬》中专门提到了墨子的丧葬之法："桐棺三寸，足以朽体。衣衾三领，足以覆恶。及其葬也，下毋及泉，上毋通臭。"

非乐也是节用的体现，《墨子·公孟》曰："弦歌鼓舞，习为声乐。此足以丧天下。"墨子认为从制作乐器到演奏乐器，浪费了大量的人、财、物，而欣赏音乐却是王公贵族的一种独享，他反对统治者不顾人民死活地寻欢作乐。在墨子看来，音乐无用，一费财，二不能救百姓疾苦，三不能保家卫国，四易使人形成奢靡习惯。墨子主张废乐，要人吃苦修行。墨子的"乐"是广义的"乐"，包括"钟鼓琴瑟竽笙之声""刻镂文章之色""刍豢煎炙之味""高台厚榭邃野之居"。墨子把音乐、美术、雕刻、建筑、烹调等通通说成是"奢侈品"，所以要废掉。墨子的非乐，从否定音乐和艺术的角度看，反映了他的小生产者狭隘的本性，是一种功利主义的流弊，但从节用的角度看，墨子的思想是以"自苦为极"，所以不得不非乐。

3. "三表法"的认识论　"三表法"是墨子的论证法，也是墨子哲学根本方法的应用。墨子是在探究事物之所以然的实用功利主义原则基础上,运用"三表法"来论证人世间一切事物正确与否的。这一验证标准是墨子认识论的重要标志。《墨子·非命》曰:"言必立仪。言而毋仪,譬犹运钧之上而立朝夕者也,是非利害之辨不可得而明知也。故言必有三表。"何谓三表?三表即三种方法,《墨子·非命》曰:"有本之者,有原之者,有用之者。"

第一表"本之"是依据前人的间接经验,对照古代圣王之事。历史是一面镜子,古人行了有效,今人也未尝不可仿效;古人行了无效,今人又何必再去重蹈覆辙?《墨子·贵义》云:"凡言凡动,合于三代圣王尧舜禹汤文武者,为之。凡言凡动,合于三代暴王桀纣幽厉者,舍之。"很明显,这不是复古守旧,而是彰往而察来。《墨子·鲁问》曰:"藉设而亲在百里之外,则遇难焉。期以一日也,及之则生,不及则死。今有固车良马于此,又有驽马四隅之轮于此,使子择焉,子将何乘?"对曰:"乘良马固车,可以速至。"子墨子曰:"焉在不知来?"依照过去的经验,良马固车可以日行百里,于是选择良马。这种选择就是"彰往而察来"的方法,一切科学之法都与此同理。

第二表"原之"是对照百姓的感觉经验。它以一种直接经验作为认识的本原或判断是非的标准,为墨子观点独特之处,开历史先河。因为中国古代哲学从不讲耳目经验,单讲心中的理想。老子曰:"不出户,知天下。不窥牖,知天道。其出弥远,其知弥少。"而孔子说"学而不思则罔,思而不学则殆",其中的"学"是指读书之类的事情,并不是讲百姓耳目之实。所以,直到墨子是第一个讲百姓耳目之应用的人。《墨子·明鬼》曰:"天下之所以察知有与无之道者,必以众之耳目之实知有与亡为仪者也。诚或闻之见之,则必以为有。莫闻莫见,则必以为无。"尽管耳目所见所闻也有局限,有时还易出现错觉。但是,这丝毫不影响墨子在古代哲学史上的创见地位。注重耳目经验,乃为科学根本所为。

第三表"用之"指将言论应用于实际中,看是否符合国家人民的利益。《墨子·非命》曰:"于何用之?发以为刑政,观其中国家百姓人民之利。"墨子认为执命定论者把一切都归因于命而不归因于实际,《墨子·非命》曰:"上之所赏,命固且赏,非贤故赏也。上之所罚,命固且罚,非暴故罚也。""昔上世之穷民,贪于饮食,惰于从事,是以衣食之财不足,而饥寒冻馁之忧至。"不曰"我罢不肖,从事不疾",而必曰"吾命固且贫。""昔上世暴王,……亡之国家,倾覆社稷"。不曰:"我罢不肖,为政不善",而必曰:"吾命固失之"。墨子看到了执命定论者言论的弊端,《墨子·非命》曰:"今用执有命者之言,则上不听治,下不从事。上不听治,则政乱;下不从事,则财用不足。……此特凶言之所自生而暴人之道也。"从墨子反对执命定论者的观点中,可见他主张言行应用于实际的方法。"用之"第三表乃是墨子"三表法"中最重要的验证方法。它强调的是现实生活中的应用,最能体现其实用价值。墨子哲学立说的宗旨是以第三表最为根本,墨子所阐述的主张无不用以治世、无不以"兴天下之利,除天下之害"为己任。

"三表法"的确立在中国哲学史上有着积极的意义,墨子是第一个提出真理检验标准的人。"三表法"参照的既有历史经验,又有现实经验,还有人们的实际活动,可谓是一套较为完备的彻底的经验主义方法论。但它有严重局限性,忽视了理性思维的作用,过多强调了经验感觉。第一表使墨子陷入圣王史观中的"圣王之事"与"先王之书"的盲信难以解脱。第二表是一种朴素的唯物主义经验论,停留在感性认识阶段,不能正确指导人们认识客观世界,以致陷入有神论的泥潭,正如王充在《论衡·薄葬》篇中所言:"虽得愚民之欲,不合知者之心。"第三表最大的弊端是把"用"与"利"解释得过于狭窄,而往往有些事物的功用在若干年后才能显现。譬如,墨子以实用性来排斥器物的艺术性,故会出现《荀子·解蔽》所言"蔽于用而不知文"的短视之见。纵观"三表法",可知墨子并没能懂得检验真理的实践标准的真正意义所在。他所强调的是理论的功用性,而不是用来判断理论是否与客观实际相符合。

墨子是一位极有建树的哲学家。在继承与创新上古思想、延续本民族文化命脉和历史的过程中,墨子与孔子选择了不同的学术道路。孔子以"述而不作"为使命,通过对六艺的整理、进行系统的大总结,而墨子则是另辟蹊径,选择了让天志鬼神、古圣王之道为我所用的学术路径。他敢于提出自己的一整套功利实用主义的理论,敢于明确以自己的思想仪法在世间立说,这便是墨子最难能可贵之思想品格。

二、后期墨家思想

墨家学说除墨子主张外,主要反映在后期墨家思想中。《韩非子·显学》称后期墨家一分为三,有相里氏、相夫氏和邓陵氏。依《庄子·天下》篇可知后期墨家分成了两大派,一派是"宗教的墨学",一派是"科学的墨学"。他们都奉墨教,但却"倍谲不同",科学的一派称"别墨",也即"新墨"。他们抛弃了墨子学说否定了天和鬼神的作用,发展了兼爱说,对中国古典哲学的创立做出了重要贡献。

后期墨家思想集中在《墨子》的后六篇中,常称为《墨经》或《墨辩》。这六篇在中国古代名学中占有重要地位。

(一)后期墨家的知识论

后期墨家是中国哲学史上第一个建立起系统知识论的学派。中国知识论起于老子、孔子,到了后期墨家才有了精密的知识论。他们把外部世界作为唯一的研究对象,体现出主观认识是对客观对象的反映这个根本问题,代表着先秦唯物主义认识论的最高水平。

后期墨家充分肯定人类有获取外部世界知识的知觉与能力,认为"知"分为三步。

第一步:《墨子·经》曰:"知,材也。"是指人"所以知"的才能,但是人有了感知事物的能力,未必就能获得知识。

第二步:《墨子·经》曰:"知,接也。"要获得知识,就必须通过人的感官与认识对象的接触,"知也者,以其知过物而能貌之"。

第三步:《墨子·经》曰:"知,明也。"指人有了感觉,还不算知识,还须明白是何物,即发挥心的作用,因为感知外界事物需靠耳、目、口、鼻、肤"五路智"获得,但是知识的获取并不限于此,所以,必须重视人的心智器官"心之察也""心之辩也"才能"得其意",以避免过于信从耳目见闻而产生的偏见错误。把这三方面合力,靠久(时间)和宇(空间)两种作用才能形成知觉。在久和宇的作用下,便有了"记忆"。

知识靠名来记忆,名就是概念。《墨子·小取》曰:"以名举实。"名有三种,《墨子·经》云:"达、类、私。"达名是最普及的名字,类名是指一类事物的名字,私名指"本名",不可移用。获取知识的途径也有三种,《墨子·经》曰:"闻、说、亲。"闻是指别人传授的,说是指由推论得来的,亲是指自己亲历的。知识全靠亲知便有限了,因此推论而知是十分必要的。

知与不知的区别在于知识是否能应用。墨子的"取实予名"已经说得十分精彩了,到了后期墨家还保留了这个根本观点。怎么能知道一个人有知还是无知,需让他到实际中用他已知的"名"去选择,《墨子·经说》曰:"取去俱能之",才是真知。

后期墨家在主张"知行合一"的同时还提出了"知"只是人生行动的一个动因,另一个动因是"欲",正当之欲取舍公式为《墨子·大取》篇所云:"利之中取大,害之中取小。"

(二)后期墨家的逻辑学

逻辑学是后期墨家的突出贡献,《墨子·小取》篇是集中代表。墨家的辩是区别是非真伪之法,他们提出了辩的目的:明是非、别同异、察名实、处利害、决嫌疑、审治乱六种。合者为"是",不合者为"非","不可两不可"。对事物的判断相当于现代逻辑学的"排中律"。"同"分为"重、体、合、类"四种。辩的总方法正如《墨子·小取》所云:"摹略万物之然,论求群言之比。"辩的程序和步骤,《墨子·小取》所说"以名举实、以辞抒意、以说出故"三步,即用概念(名)反映事物(实),用判断(辞)表达思想(意),用推理(说)解释原因(故)。辩的规则有两条:一是要遵守类概念原则。《墨子·小取》曰:"以类取,以类予。"一切论断的举例和论断都以相似的"类"字作根本,根据事物的类别进行归纳、演绎,相当于西方逻辑学从个别到一般的归纳推理和从一般到个别的演绎推理,概莫能外;二是不要把自己的意见强加于人。《墨子·小取》曰:"有诸已,不非诸人,无诸已,不求诸人。"

后期墨家对人类借助概念进行的理性思维活动有着极其深刻的认识。"故",是指事物形成的原因和条件,《墨子·经》云:"故,所得而后成也。""故"又分为"小故"和"大故"。"小故"是部分之因,《墨子·经说》曰:"小故,有之不必然,无之必不然。""大故"是总因,《墨子·经说》曰:"大故,有之必无然,若见之成见也。""法"的概念在墨家也极重要,只有弄清了法与故的关系才是真正弄清了墨家的逻辑学。《墨子·经》曰:"法,所若而然也。"法如同铸币的模子一样,仿照这样去做,就能这样。同法的必定同类。法与故的关系:一类的法即是一类所以然的故。凡正确的故,都可作为法,都可产生同类的效果,如果不能产生同类的效果,即不是正确的故。今天的科学正是要探究出种种正确之故,把故列为法则,照法去做便能得到期望的结果。今谓归纳法就是根据"有之必然"而推出"所以然"之故的方法;演绎法就是根据"同法的必定同类"的道理,把已知之故当成立论之故,看是否生出同类的效果。墨家名学论"法"的观念,上承儒家的"象",下启法家的"法",是对名学的一大贡献。

辩的方法有七种,《墨子·小取》曰:"或也者,不尽也。假也者,今不然也。""或"与"假"这两种方法为立辞之法,是"有待之辞",由于不能立即断定,因此还未必引起辩论。第三种方法是"效",《墨子·小取》曰:"效也者,为之法也。所效者,所以为之法也。故中效,则是也;不中效,则非也。此效也。"就是以效法的对象为标准,符合标准者为是,不符合标准者为非,效为演绎法的论证。后四种方法分别为"辟""侔""援""推"。《墨子·小取》曰:"辟也者,举也物而以明之也。侔也者,比辞而俱行也。援也者,曰,子然,我奚独不可以然也。推也者,以其所不取之同于其所取者予之也。是犹谓'也者同也',吾岂谓'也者异也'。"这四种为归纳论证法,其中"辟"是引证一事物说明另一事物;"侔"是在两个命题(辞)之间类比;"援"是援引论辩的对立一方的论据、观点来证实自己的主张,"推"是最重要的一法,指在论辩中利用对方所不赞成而又是和他主张的命题同类的进行推论。

后期墨家对概念、判断、推理等范畴做了深入研究,从而建立了一套较为系统的中国古典逻辑学体系,并在世界逻辑学史中占有一席之地。墨家可称得上世界古代三大逻辑学派之一。印度的因明和欧洲的逻辑经过了千百年的完善,而墨家的历史不出二百年。墨家没有法式的累赘,说理极透彻,这是墨家的一大特色。墨家对演绎、归纳二法同样重视,故有"同异之辩",而印度、希腊多重演绎,这是墨家的又一独特之处。

在中国古代哲学中,后期墨家至少有两点突破:第一,后期墨家独辟蹊径在老子的无名论和孔子的正名论两种极端学说之间寻出一种执中的名学。他们只强调"名"与"实"在名学上的作用,而不问名是否有实、实是否有名的问题。在他们之前的学派都围绕着"有名"与"无名"之争的本体论进行研究。这是墨家对名学的贡献。第二,墨家的学说和方法具有真正科学的精神。他们研究物之所以然之故,其论辩之术正是人类理性思维的强有力的武器,而且是真正科学研究之法。他们注重经验和实地试验,也同样是科学研究所必须遵循的原则。在古代哲学的方法论中,墨子的实用主义和三表法是极其重要的方法,后期墨家比墨子的方法还要严谨、缜密,推动了其他学派对逻辑和方法的重视,还促进了自然科学的发展。逻辑思维对科学研究有着直接的作用。2016年8月,中国科学家成功发射了世界上第一颗命名为"墨子号"的量子科学实验卫星,充分突显了墨子在中国历史上的"科圣"地位。同时,墨子也是中国古代的一位先哲,其哲学思想对中医学理论的形成产生了深远的影响。

三、墨学对中医学基础理论形成的影响

中医学理论体系的开山之作《黄帝内经》形成于秦汉之际,它是在充分吸收和利用了繁盛于先秦时期的中国古代哲学、逻辑学、科技等领域的先进科学成果。而墨家思想必然会渗透至中医理论体系中。

1. 逻辑思想对中医基础思维的影响　逻辑思想是墨家区别于其他诸子百家的显著标志。墨子是第一个提出"名"的三种形式"达、类、私"概念的。墨子探究事物"之所以然"的哲学之本,探究事物发生发展之"故"。后期墨家在此基础上,提出了"故""法""理"等概念。论证了法与故,法与类,理与类、故等的关系。在明确"辩"的六种目的后,提出了辩的三步程序,即"以名举实、以辞抒意、以说出故";辩的原则"以类取,以类予";辩的七种方法:"或""假""效""辟""侔""援""推"。这些概念范畴的提出包括思维逻辑的建构对中医学理论《黄帝内经》的形成影响很大。中医学基础理论认为"天人合一"整体观是人体生理病理之"故",把天地阴阳变化的客观规律作为推论之"理"。这种推理思维方式为中医形成辨证论治思维打下了基础,而源于此的"比类取象"也是中医常用的方法之一。

2. 认识论对中医基础理论形成的影响　墨子重应用的实用主义观和"三表"法以经验主义为核心的认识论,特别是第三表强调了实践验证标准。后期墨家发展了墨子的思想,以"摹略万物之然"为目的的认知说更加系统、全面。墨子强调实践和实际应用效果,后期墨家建立了感性与理性、经验与理性并重的认识论。这些认识方法对重临床经验的中医学无疑具有至关重要的影响。

第二节　名 家 思 想

古代本没有"名家",不论哪一家、哪一派的哲学,都有治学的方法,这种方法就是这一家的名学,即逻辑。春秋战国时期,社会大变革,旧礼制被破坏,新典章尚未形成,名实相怨,学派之争激烈,各派都重视"名"与"实"的关系,名辩思潮兴起,出现了被后来史书称为"名家"的学派。"名家"的称呼,最早见于汉司马谈《论六家之要指》。名家是以辩论名实问题为特征的一个学派,据《汉书·艺文志》记载,先秦名家"人数众多,著作丰富而盛极一时"。早期名家的代表人物有邓析,以"怪说""琦辞"的民间律师而著称,汉代刘向评价他:"操两可之说,设无穷之辞。"到了战国后期,出现了抛开具体内容而"专决于名"(《论六家之要指》)的现象,名家开始繁荣,以惠施的"合同异"和公孙龙的"离坚白"为两大主要派别。

一、惠施的"合同异"

惠施(约前370—前310),宋国人,曾任魏相15年,博学多才,能言善辩,与庄子为挚友。"合同异"是惠施学派的基本观点。惠施著作失传,只在《庄子·天下》篇中保留了惠施十个论点,被称为"历物十事"。这是最集中、最可靠研究惠施的材料,至于他是如何论证这十个观点的,已不得而知,后人只能参照与他同时代或相近的古籍加以解释。

历物之意的基本观点是:

(一)无限与有限的相对性

惠施认为一切事物抽象地看大与小都是相对的,《庄子·天下》篇曰:"至大无外,谓之大一;至小无内,谓之小一。"第一,具体看大,是有限的,但大外还有大,再大的东西,都不是

至大,只有无限大才是至大,称为大一。大是无限的,有限与无限的大是相对的。具体看小,是有限的,但小内还有小,再小的东西,也不是至小,只有无限小才是至小,称为小一。小是无限的。有限与无限又是相对的,都归于一,称万物"毕同"。第二,把大和小统一起来看,从至小到至大,没有一个是相同的,都是有差别的,即万物"毕异",但这种差别也是相对的。因而,大与小既是无限的、同一的,又是有限的、相对的。

(二)同与异的关系

惠施认为同异是有差别的,分为大同异和小同异,但差别是相对的。《庄子·天下》篇曰:"大同而与小同异,此之谓小同异;万物毕同毕异,此之谓大同异。"从字面来理解,大同和小同有差异,叫作小同异;一切事物完全相同,一切事物完全相异,叫大同异。针对具体事物来说,大同或小同,其或同或异,都是相对的;因为大小本身就有差异,因此,这样的同或异,只能是小同。松与柏是"大同",松与牡丹花是"小同",这都是小同异。从事物的本质上看,万物有共性(同一性),为毕同,是最大的同;万物又有个性(多样性),为自相,为毕异。即使双胞胎也有差异,这种的同或异就是大同异。一切同异都不是绝对的区别。

"合同异"命题还引用了类和种的概念,大同是类,小同是种,类统摄种,种从属类;类反映出种之间的同,种表现出类之间的异,类与种的区别是小同异,而宇宙是统一的多样的,由此推理出万物的大同异结论。

惠施的"合同异"理论揭示了事物之间同异的联系性、相对性、同一性,改变了以往人们约定俗成的非同则异的传统观点,对于形成中国古代逻辑学有重要价值。后人把这种同异看法称为"合同异"。

(三)时、空的相对性

惠施从日升与日斜、今与昔、生与亡等概念谈时间的相对性,从山泽高低、天地南北、中央与四周、面积与体积等概念谈空间的相对性。《庄子·天下》篇曰:"无厚,不可积也,其大千里。天与地卑,山与泽平。日方中方睨,物方生方死。"这些观点,在常识上看,是不同的,但在惠施看来,可以是相同的,这是视角不同的结果。

(四)难易的相对性

世上无难事,"连环可解也"。这是惠施针对当时流行的连环不可解之说提出的反驳。齐君王后用打碎玉环的办法解之,破与立是相对的,解与不解也是相对的,因而难易也是相对的。

《庄子·天下》篇曰:"泛爱万物,天地一体也。"这是惠施得出的结论。万物毕同,人是万物之一,人与万物是一体的,所以,人就要不分彼此、不分好恶同等地爱万物。

"历物之意"带有一定的辩证法思想,惠施与邓析一样,打破正常思维,喜用反常思维来论辩,有助于提高人们的思辨能力。主张从事物的联系和发展中看世界,反对静止地孤立地看问题。它标志着人类认识的深化和透过现象看本质的认识能力的提高。但是这种思维也存在一定的片面性,它过分夸大了事物差别的相对性,而忽视了事物差别的绝对性,走向了相对主义。

二、公孙龙的"离坚白"

公孙龙(约前325—前250),字子秉,赵国人,曾为平原君的门客。他的代表作有《公孙龙子》,现存共六篇,其中第一篇《迹府》是经后人编辑,记载有公孙龙之述。公孙龙与惠施的理论正好相反,惠施强调"合",公孙龙强调"离",公孙龙在"名实论"基础上以"白马论""坚白论"两大命题自成一派。后人把他称为"离坚白"派名家代表。

"白马非马"说是公孙龙的成名论题。他大体上从四个方面加以论证:

第一，从概念的内涵上看，《公孙龙子·白马论》曰："马者，所以命形也；白者，所以命色也。命色者非命形也。故曰白马非马。"马的内涵小，是一种动物，只有一种属性，而白马的内涵却大，有两种属性，既有颜色又是动物，内涵不同的事物是不同的，所以白马非马。

第二，从概念的外延上看，《公孙龙子·白马论》曰："马者，无去取于色，故黄黑皆可以应。白马者，有去取于色，黄、黑马皆所以色去，故唯白马独可以应耳。无去者，非有去也。故曰：白马非马。"马的外延大，包括一切马，不论什么颜色。马对颜色没有规定。而白马外延小，是指白颜色的马，排除其他颜色的马。白马对颜色是有限定的。外延不同的事物是不同的，因此，白马非马。

第三，从共性与个性之不同看，马和白马的共性是不同的。《公孙龙子·白马论》曰："马固有色，故有白马。使马无色，由马如己耳。安取白马？故白者，非马也。白马者，马与白也，白与马也。故曰：白马非马也。"马当然有颜色，所以有白马，假如马没有颜色，只有马的本质，那么，怎么会有白马呢？所以白不是马，白马是马与白的结合，与马已经不是一样的含义了，所以白马非马。而白的共性与白马的共性也是不同的。《公孙龙子·白马论》曰："白者不定所白，忘之而可也。白马者，言白，定所白也；定所白者，非白也。"白的共性是抽象的白，无论与何物结合，都可谓白。同时白还有个性的白，白马的白就是被具体界定的白，白与马结合，已经变成了一个新的特定整体，与马是不同的，所以，白马非马。

第四，对"白马非马"进行反论。公孙龙先提出一个"白马非黄马"的论断，然后推出既然白马是马，那黄马就不是马，假如黄马是马，白马也是马，就会得出白马是黄马的结论，而这与"白马非黄马"论断是相矛盾的，故黄马非马。既然黄马非马，白马自然非马，否则在逻辑上是自相矛盾的。

从公孙龙"白马非马"说的论证可以看出，公孙龙已经认识到了概念的内涵和外延、抽象与具体、共性与个性之间的区别，这对逻辑学的发展是有贡献的。但也有局限性，他过于强调了概念之间的区别和差异，使之绝对化，而没有看到他们之间的同一性和相对性，容易陷入诡辩论之中。

名家思辨思潮的兴起，激发了人们开发逻辑思维能力的兴趣，对于中医学理论的形成有一定的促进作用。

第三节　兵　家　思　想

兵家是春秋战国时期以研究军事理论和实战攻守谋略规律的一个学派。兵家的代表人物主要有孙子和孙膑。孙子，名武，字长卿，生卒不详，齐国人，是当时著名的军事家。孙膑，为孙武的后代子孙，楚人，为齐臣，曾和庞涓同师，后被庞涓骗到魏国，遭酷刑，被齐使臣救回。孙子著有《孙子兵法》（《吴孙子》），孙膑著有《孙膑兵法》（《齐孙子》）。1972 年山东临沂银雀山一号汉墓出土了《孙膑兵法》，解开了千年以来人们对孙膑及其著作的各种疑问。两人皆兵家杰出代表，其著含朴素的唯物辩证思想。兵家与医家的文化背景和思维方式相似，用兵之道对中医学产生了深远影响。

一、孙子的兵家思想

孙子所著的《孙子兵法》十三篇流传于世，体系全面完整，内容博大精深，被人们奉为兵经，"兵学圣典"。孙子被称为兵家之祖。虽然《孙子兵法》的一些作战方法已经不适合现代战争形势，但是其军事哲学思想在现代军事、商业、企业、体育、外交等方面仍然闪烁着智慧之光。

（一）"重战""慎战""备战"的战争观

孙子首先表明了对待战争的根本态度。战争是为政治服务的,是与国家的存亡和人民的生死密切相联的。他坚决反对轻举妄动,穷兵黩武,认为保家卫国的最好方式是避免战争。《孙子兵法》开宗明义道:"兵者,国之大事,死生之地存亡之道,不可不察也。"他强调战争的主导者切不可以感情用事,《孙子兵法·火攻篇》曰:"主不可以怒而兴师,将不可以愠而致战。"因为"怒可以复喜,愠可以复悦",而"亡国不可以复存,死者不可以复生"。"非利不动,非得不用,非危不战"。只有合于利才动,不合利则止。他反对轻率用兵,同时强调做好备战准备,立于未雨绸缪、有备无患之地。《孙子兵法·九变篇》曰:"故用兵之法,无恃其不来,恃吾以有待之也;无恃其不攻,恃吾有所不可攻也。"孙子认为应以"慎战"为主,"备战"为辅。备战是为了不战,只有把"慎战"与"备战"并重,才能立于不败之地。只有牢牢掌握战争的主动权,才是"安国全军之道"。

（二）"不战而屈人之兵"的战略思想

在战略上,孙武认为"不战而屈人之兵"是最高境界,用不流血的方式达到"自保而全胜"的目的是战争的至善,以最小的代价取得最大的战果。《孙子兵法·谋攻篇》曰:"凡用兵之法,全国为上,破国次之;全军为上,破军次之;全旅为上,破旅次之;全卒为上,破卒次之;全伍为上,破伍次之。是故百战百胜,非善之善者也;不战而屈人之兵,善之善者也。"如何实现自保而全胜? 又曰:"故上兵伐谋,其次伐交,其次伐兵,其下攻城。攻城之法为不得已。"孙武认为或依靠谋略取胜,或依靠外交取得胜利。在作战行动上,强调主动出击,搞突然袭击,趁其不备,攻其无备。当然,在谋略的背后,乃是实力的较量,因此强调要有强大的实力,在敌我力量对比上,以压倒性优势超过对方。《孙子兵法·谋攻篇》曰:"故善用兵者,屈人之兵而非战也,拔人之城而非攻也,毁人之国而非久也,必以全争于天下,故兵不顿而利可全。"不战而胜,实现战争利益最大化,才是谋攻的法则。

（三）奇正虚实、辩证灵活的用兵之道

战争是不可避免的。孙武用主要篇幅论述了战争之法、用兵之道,这些机动灵活的战术思想中最核心的,正如《孙子兵法·虚实篇》所言:"致人而不致于人。"要掌握战争的主动权,要千方百计调动别人而不被别人调动。

1. 战前庙算　战争乃国家大事,战前必须做好充分准备,分析"道""天""地""将""法"凡五事,将领要了解掌握,否则不能取胜。《孙子兵法·始计篇》曰:"夫未战而庙算胜者,得算多也;未战而庙算不胜者,得算少也。"《孙子兵法·谋攻篇》曰:"知彼知己,百战不殆;不知彼而知己,一胜一负;不知彼,不知己,每战必殆。"了解实情,还要善于识破敌人的伪装和佯攻。孙子撰写了《孙子兵法·用间篇》,谈及用间知敌情,"非圣智不能用间,非仁义不能使间,非微妙不能得间之实""明君贤将,所以动而胜人,成功出于众者"的原因就是"先知也"。孙子还强调了获得先知只能靠知敌情者,不可靠鬼神、象事、验度。

2. 奇正相生　在战争中,敌情瞬息万变,没有固定的作战规则,要依据敌情变化改变用兵策略。《孙子兵法·兵势篇》曰:"凡战者,以正合,以奇胜。"正兵是常规用兵之道,奇兵是超常规的,奇中有正,正中生奇,奇正相生,变化无穷,"如循环之无端"。善用奇兵制胜的关键是出其不意,兵贵神速。《孙子兵法·九地篇》曰:"兵之情主速,乘人之不及,由不虞之道,攻其所不戒也。"使敌措手不及。《孙子兵法·虚实篇》曰:"兵无常势,水无常形。"能根据敌情变化而取胜者谓之神。善战者正如《孙子兵法·兵势篇》所云:"能择人任势。"一位聪明的将帅不去苛求士兵,而是善于选择人才去利用已形成的"势",善出奇兵,打败敌人。机动灵活是孙子用兵的精髓。

3. 避实击虚　"无出虚实"乃唐太宗李世民对《孙子兵法》要义的总结。在作战中,善战者要把握战争的主动权,善于迷惑、调动、分散敌人。《孙子兵法·虚实篇》认为"避实而就虚""因敌而致胜",要寻找敌人的薄弱之处击之。《孙子兵法·军争篇》曰:"避其锐气,击其惰归。"在敌众我寡的情况下,要"以患为利",运用兵以诈立的计谋,以假乱真。《孙子兵法·始计篇》曰:"故能而示之不能,用而示之不用,近而示之远,远而示之近。""强而避之,怒而挠之,卑而骄之,佚而劳之,亲而离之。"使敌摸不清虚实,促使敌方由实变虚、我方由虚变实,绝处逢生。转变虚实是孙子用兵的又一灵魂。

（四）"令文齐武"的治军之道

孙武治军强调文武并重、令文齐武。《孙子兵法·九地篇》云:"齐勇若一,政之道也。"要使士兵同心协力如同一人,关键在于驾驭士兵的方法。《孙子兵法·军形篇》曰:"善用兵者,修道而保法,故能为胜败之政。"会用兵的人,善于修明政治而且遵循制胜的法度,因此能成为胜败的主宰。《孙子兵法·行军篇》曰:"卒未亲附而罚之则不服,不服则难用也。卒已亲附而罚不行,则不可用也。故令之以文,齐之以武,是谓必取。令素行以教其民,则民服;令素不行以教其民,则民不服。令素行者,与众相得也。"用奖赏来团结士卒,用军纪军法统一步调,这样的军队战之必胜。平时严格执行军令,就能与士卒相处得很融洽。《孙子兵法·地形篇》曰:"视卒如婴儿,故可与之赴深谿;视卒如爱子,故可与之俱死。厚而不能使,爱而不能令,乱而不能治,譬若骄子,不可用也。"溺爱娇惯士兵是不能用来打仗的,赏罚要适度适时,文武需兼用。

二、孙膑的哲学思想

《吕氏春秋·审分览·不二》曰:"孙膑贵势。"而且把孙膑与老子、孔子、墨翟等大思想家并列,司马迁在《史记·孙子吴起列传》中称:"孙膑以此名显天下,世传其兵法。"由此可知,孙膑在战国后期和秦汉年间的社会影响力。

《孙膑兵法》与《孙子兵法》在体系和风格上一脉相承,是孙子学派的又一力作。它在继承《孙子兵法》的基础上,结合战国后期七雄争霸的现实需求,在战争观、战略战术原则和治军思想等方面提出了一些新的观点和原则。

（一）强兵富国的战争观

孙膑也认为战争与国家的存亡密切相关。《孙膑兵法·见威王》曰:"战胜而强立,故天下服矣。"但是战争不是立国的唯一手段,《孙膑兵法·见威王》曰:"乐兵者亡,利胜者辱,兵非所乐也,而胜非所利也。"战争不是好玩的,胜利也不一定就能得到利益,只有正义之战才能强天下。《孙膑兵法·见威王》曰:"城小而守固者,有委也;卒寡而兵强者,有义也。夫守而无委,战而无义,天下无能以固且强者。"

战争需要强大的国力来支撑,"政教""散粮""静"都不是强兵之道,正如《孙膑兵法·强兵》曰:"皆非强兵之急者也。"只有"富国"才是强兵之急。《孙膑兵法·篡卒》所说"私公之财壹也",百姓积蓄富足,"民皆尽力","然则为民赇也,吾所以为赇也,此兵之久也。用兵之国之葆也"。国富民足是维持长久战争的国宝。这一思想符合当时的现实需要,具有进步性。

（二）"必攻不守"的战略

《孙膑兵法》在《孙子兵法·虚实篇》所云的"攻而必取者,攻其所不守"基础上,提出了"必攻不守"的积极进攻战略,并强调这是用兵作战最重要的事情,把这一主张上升到统领一切的最高点。《孙膑兵法·威王问》中说"权、势、谋、诈"都不是用兵最紧要的,只有"料敌计险,必察远近……必攻不守",才是"兵之急者也"。它不仅反映了孙膑保存自己、消灭敌人有生力量的积极战争观,而且为后世大规模机动作战提供了依据。

(三)"道"乃战争规律

孙膑主张战争是有规律的,而且把握好战争的规律是极其重要的。他把战争的规律统称为"道",《孙膑兵法·篡卒》曰:"知道,胜。""不知道,不胜。"《孙膑兵法·月战》曰:"故战之道,有多杀人而不得将卒者,有得将卒而不得舍者,有得舍而不得将军者,有覆军杀将者。故得其道,则虽欲生不可得也。"《孙膑兵法·八阵》曰:"夫安万乘国、广万乘王、全万乘之民命者,唯知道。知道者,上知天之道,下知地之理,内得其民之心,外知敌之情,陈则知八陈之经,见胜而战,弗见而诤,此王者之将也。"他要求战争的指挥官必须把握战争的规律,包括上知天文,下知地理,内知民心所向,外知敌情等,因为这些直接关系到战争的成败。《孙膑兵法·兵情》曰:"知其道者,兵有功,主有名。"只有知其道才能取得战争胜利,赢得天下。

(四)重"势"的战术观

孙膑强调争取战争的主动权是夺取胜利的重要手段。要尽最大可能造成有利于己的态势就能掌握主动权。

1. "势"是客观的,又是可变的　孙膑认为敌我双方的态势,既是客观的,也是可变的,在一定条件下是可以相互转化的。"积疏相变""众寡相变",指挥官要善于因势利导,"便势利地",变我军的劣势为优势,变敌军的优势为劣势,打破敌我均势,把握战争主动权,从而取得胜利。

2. 转"势"方式灵活多样　因敌制宜,我强敌弱,要"赞师"。《孙膑兵法·威王问》曰:"夫众且强,犹问用之,则安国之道也。命之曰赞师。"以弱示敌,隐蔽力量,利诱敌出战,聚而歼之。敌强我弱,要"让威"。《孙膑兵法·威王问》曰:"适众我寡,适强我弱,用之奈何?""命曰让威。必臧其尾,令之能归。""避而骄之,引而劳之,攻其无备,出其不意"。势均力敌,要善于佯败诱敌。《孙膑兵法·威王问》曰:"营而离之,我并卒而毄之,毋令适知之。然而不离,案而止。毋毄疑。"

因地制宜,根据各种不同地形和敌我兵力情况变化灵活变"势",力求主观指挥符合客观规律,切忌故步自封。《孙膑兵法·八阵》曰:"易则多其车,险则多其骑,厄则多其弩。险易必知生地、死地,居生击死。"总之,要扬长避短,灵活用兵。

3. 阵、势、变、权为关键　要破强敌、取猛将,就要重视阵、势、变、权四者。《孙膑兵法·势备》曰:"黄帝作剑,以陈象之。羿作弓弩,以势象之。禹作舟车,以变象之。汤、武作长兵,以权象之。"阵乃利剑,势为弓弩,变为舟车,权为长柄器,只有应用好阵、势、变、权四者,才能取得胜利。这也是对孙武在《孙子兵法·虚实篇》中所言"水因地而制流,兵因敌而制胜,故兵无常势"理论的发展。

(五)以人为贵的治军原则

孙膑认为战争胜负的首要因素在于人。《孙膑兵法·月战》云:"于天地之间,莫贵于人。"他强调在战争中要充分发挥人的主观能动作用。将帅要有智、信、仁、勇、严"五德"。《孙膑兵法·篡卒》认为恒胜有五:"得主专制",有战争的指挥权;"知道",懂得战争的规律;"得众",取得士兵的信赖;"左右和",军队融洽;"量敌计险",分析敌情、察地形险要等。只有具备这些条件,才能担当起领兵打仗的重任。恒不胜也有五:"御将""不知道""乖将""不用间""不得众"。

军队选卒,要注重品行教化。《孙膑兵法·五教法》云:"善教者于本,不临军而变。"《孙膑兵法·选卒》曰:"兵之胜在于篡卒,其勇在于制。"士卒需严明军纪,严格训练,"素信",赏罚分明,让士卒看见立功受赏的好处,令行禁止。《孙膑兵法·威王问》曰:"严而视之利。"敢打恶仗的人才是最有战斗力的。《孙膑兵法·选卒》曰:"恶战者,兵之王器也。"军队打仗,鼓舞士气必不可少。《孙膑兵法·延气》曰:"合军聚众,务在激气。"在不同情景下,可采取激气、利气、厉气、断气、延气等各种激励士气的措施。

《孙膑兵法》是对《孙子兵法》的继承与发展,其理论在长期的战争实践中发挥着重要的指导作用。

三、兵家学说对中医学的贡献

孙子所论的兵,有兵与兵器的双重含义。中医学中的"兵",也是一样。由于兵家与中医学诞生于同一文化土壤中,兵家谋略与中医学治病有着极其相似之处,正如南朝褚澄在《褚氏遗书·除疾》中所说:"用药如用兵,用医如用将。"

(一)重战慎兵与慎用中药理念相通

由于深谙战争与国家安危密切相关之理,《孙子兵法》重战慎兵的思想比较突出。兵家认为应尽量避免战争,但是面对战争,要精思熟虑,善用精兵强将,不打无把握之仗,有利则动。中医认为,人命至重,贵于千金,医生治病用药如同用兵打仗一样,必须十分慎重。是药三分毒,即使是补药,使用不当,也会物极必反,所以不能轻易用药。这如同战争中不轻率用兵是一个道理。

(二)不战而胜与治未病境界相同

兵家把不战而屈人之兵视为用兵的最高境界,不打无准备之仗,防患于未然。中医学自古就将治未病视为最高境界,《黄帝内经》中"上工治未病"思想与孙子的不战而胜可谓不谋而合。《素问·四气调神大论》关于"圣人不治已病治未病,不治已乱治未乱"之说影响深远。为预防疾病的发生,就要注重培补正气,《素问·刺法论》篇曰:"正气存内,邪不可干。"事实上,兵家和中医学这种防患于未然和有备无患的思想,同源于中国古老的哲学思维基础。《孙子兵法》倡导和平,中医养生强调健康。和平与健康都是人类的愿望,实乃殊途同归。

(三)全面运筹与整体观念同辙

《孙子兵法·始计篇》讲到"道、天、地、将、法"五事,孙子据此全面分析敌我双方的利弊情况,从全局出发考虑用兵之道,此为兵法之核心。中医学认为人与自然是一个有机整体,中医诊治疾病和维护人体健康都是从整体出发。因此,整体观念是中国古代唯物论和辩证思想在中医学中的具体体现。它贯穿于中医学的病因病机、诊法、辨证和治疗等各个方面,成为中医学的重要特色之一。

(四)兵贵神速与急则治标一理

兵家在作战方针上主张速战速决。《孙子兵法·作战篇》云:"兵贵胜,不贵久。"久战于国于民不利。中医学治病有标本主次先后缓急之说,其中急则治标就是体现其辨证施治原则的重要内容之一。遇有突发病症、危重病症时,就要先攻其急。《医旨绪余》曰:"以攻疾为急,疾去而后调养。"快速解除急症,病情得到缓解后再图根治其本。

(五)机动灵活与辨证论治殊途同归

战事变化莫测,用兵之道要随之瞬息万变。《孙子兵法·虚实篇》曰:"若能因敌变化而取胜者谓之神。"奇正相生,虚实转变,灵活机动用兵,而墨守成规是兵家大忌。中医认为,天地之气、居住环境等与人的年龄、性别、体质等个体差异不同,病证的临床表现也不同,因此,宜详审病因病机。《伤寒论》曰:"观其脉证,知犯何逆,随证治之。"张仲景确立的辨证论治原则,至今仍是中医学的重要特色之一。

(六)用药如用兵,用医如用将

南齐医家褚澄在总结前人经验,结合自身临床实践的基础上,得出了"善用兵者,徒有车之功,善用药者,姜有桂之效。知其才智,以军付之,用将之道也;知其方伎,以生付之,用医之道也。世无难治之疾,有不善治之医;药无难代之品,有不善代之人。民中绝命,断可识矣"的结论。褚澄这一主张被后世很多医家认同,开创了以战术论医术的中医学理论研究新领域。

兵家与中医学同根于古朴辩证法和唯物思维的土壤中,其相似之处不胜枚举。徐灵胎在《医学源流论·用药如用兵论》中云:"孙武子十三篇,治病之法尽之矣。"高度概括了古代兵家与中医学的渊源。

第四节 法 家 思 想

法家是先秦时期主要思想流派中最后出现的一派。它不是现代一般字面理解的法学,而是为君主集权统治的需要而创立的一种理论和方法,分为前期法家和后期法家。法家最早以春秋时期齐国的管仲、郑国的子产和邓析为代表,还有李悝、吴起、慎到、申不害、商鞅等,韩非子是后期法家思想的集大成者。

一、前期法家思想

战国初期和中期,各诸侯国先后出现了一批主张变法的思想家和政治家,一般把其中的代表人物如李悝、吴起、商鞅、申不害、慎到等称为前期法家,在他们当中主张变法最彻底的代表人物是商鞅,提倡"术"的是申不害,力主"势"的是慎到。

商鞅是战国中期卫人,最初在魏国不被重用,后帮助秦孝公实行变法。他主张彻底废除旧世卿世禄制,规定凡没有现实军功的旧宗室贵族不再为宗室成员,根本改变奴隶主的土地所有制,承认土地私有,打破井田地界,一律交租,允许土地自由买卖。提倡开荒,鼓励"重农"和"军功",设立郡县,集权于中央君主。商鞅认为"法"是治国之根本,规定了严刑峻法和各种赏罚标准,不分贵贱尊卑务必令行禁止,唯有君主置身法外,具有绝对权力。商鞅改革促进了新兴地主阶级的发展,但却遭到了奴隶主贵族的强烈反抗,终被陷害受车裂而死。

赵人慎到重"势"。他认为"势"是治国最要,强调君主须有权力和威势,方能驱使臣下,维持自己的统治地位。《慎子·威德》曰:"贤而屈于不肖者,权轻也;不肖而服于贤者,位尊也。"慎到认为君主一旦拥有了绝对至上的"权势",就可以对臣民实施高压统治,而臣民则不敢不服。

韩昭侯相申不害重"术",强调"术"是治理国家的根本。他认为"术"是君主统治臣下的技艺,而且御臣术应深藏不露,《群书治要》引《申子大体》篇云:对臣下以"天地之纲,圣人之符"加以考察,"则万物之情无所逃之矣"。迫使臣民不得作假,无处逃匿,而天下得治。

商鞅的"法"、慎到的"势"、申不害的"术"成为前期法家的主要三派,为后期法家韩非子所继承。

二、韩非子的法家哲学思想

韩非子(约前280—前233),是战国晚期韩国(今河南西部)皇室后裔,著名的政治家和思想家。曾与李斯(秦始皇时丞相)同师于荀子。《史记·老庄申韩列传》云:"非为人口吃,不能道说,而善著书。"现有《韩非子》五十五篇流传于世。秦始皇看到他的文章后,十分赏识,叹曰:"寡人得见此人,与之游,死不恨矣。"(《史记·老庄申韩列传》)后韩非被招到了秦国重用,但却遭李斯嫉妒而蒙受冤狱,被迫自杀于秦。

韩非与荀子一样,深信人性恶,所不同的是,他认为人即使通过后天的教育,也不能向善。所以，他主张要从现实出发，以法治国。韩非在批判继承前期法家思想和儒、墨两家思想的基础上又吸收了道家思想，形成了自成体系的法家学说。纵观先秦诸子百家思想，皆为一学说矣，唯有法家思想被秦政权成功地实践了。法家顺应了战国末期封建地主阶级建立统一中央政权的时代要求，它不仅为建立秦政权奠定了思想基础，而且对历代皇权专制产生了深远影响。

（一）重"参验"反"前识"的认识论

韩非在认识论上继承了荀子的思想，充分肯定了人的认识能力。他认为人的感官与思维是获得认知的重要手段，认识事物要尊重客观规律，反对在没有接触事物、不了解规律前就行动的"前识"做法，认为那是一种主观臆断和妄想，是唯心主义的先验论，必然会失败。只有根据事物的自然规律去行事，才会成功。

"参验"是通过比较验证来判断是非真伪的经验方法。《韩非子·奸劫弑臣》曰："循名实而定是非，因参验而审言辞。"韩非主张只有经过在实际中比较检验才能断定名实是否相符，"参验"不仅要鉴别言论本身是否真实可信，而且要把言论拿到实际中与自然和社会进行对照，从而检验其真理性。同时，要判断某一言论是否正确，仅以一次检验还不够，还必须汇合多种方法鉴别，否则，尽管讲得头头是道，然亦为妄说。选拔人才、任用官吏也是同理。

（二）"世异则事异""事异则备变"的社会历史观

韩非认为历史是不断变化的。他把人类历史划分成四个时期：上古、中古、近古和当今。他认为时代不同，人们所面对的主题便不同，即所谓"世异则事异"；时代主题不同，解决方案也各异，即所谓"事异则备变"。

当今时代主题是百家争雄，争于气力，不同于《韩非子·五蠹》所云："上古竞于道德，中世逐于智谋。"所以不能用过去的办法来解决当今的问题，时代变化了，治国的理念和规矩也要随之改变，不该因循守旧。处多事之秋，就不能用寡器；当天争之世，就不能行揖让；治急势之民，就不能用缓政；治当世之民，就不能用先政。《韩非子·五蠹》曰："圣人不期修古，不法常可，论世之事，因为之备。"意思是不期望因循古代，没有永远适用的法则。

韩非还进一步分析了历史变化的物质根源。《韩非子·五蠹》曰："古者……人民少而财有余，故民不争""今……是以人民众而货财寡，事力劳而供养薄，故民争。"可见，韩非已经观察到了随着时代的发展，人口增长而财富相对减少的矛盾。这正是今天实施科学发展的前提。

韩非从现实出发解释历史，与借用古人权威来弘扬自己学说的诸子百家相比，无疑是进步的、革命的。虽然他的历史进化观用今天的眼光看是个肤浅的常识，但在韩非生活的那个年代，无疑又是难能可贵的。他的历史观为其变法主张提供了理论前提和历史依据。

（三）"道尽稽万物之理"的天道观

在自然观上，韩非既继承了老子"道"的自然本性思想，又改造了老子"道"的本源意义，抛弃了"道"的神秘色彩，提出了道生万物的天道观。《韩非子·解老》曰："道者，万物之所然也，万理之所稽也。""道"是自然万物得以如此存在、如此变化的客观总规律。《韩非子·主道》云："道者，万物之始。"天高地藏、日月恒光等，都是"道"的体现。"道"是万物的根源，是适用于各种具体规律之中的最一般、最普遍的规律。

为了解释"道"的一般规律性，韩非第一次引入了"理"的概念。《韩非子·解老》曰："理者，成物之文也。"又曰："万物各异理。万物各异理而道尽稽万物之理。"意思是说，"理"是用于区别万事万物的，比如长短、方圆、大小、粗细、坚脆等。万物的"理"各不相同，各有各的"理"，而万物的"道"是完全适合于万物之理的。

"理"与"道"是特殊与普遍的关系。理定而后得道，说明事物的普遍性规律"道"是从事物的特殊性规律"理"中得到的。"道"不是万"理"之外的另一种规律,"道"就在万"理"之中。只有通过认识事物的具体规律,才能认识事物总的规律。韩非认为"理""有存亡、有死生、有盛衰"(《韩非子·解老》),而"道"是随万物的变化而变化的,是"无常操"的,是可以论说的。在这一点上,韩非和老子的神秘主义精神本位的"道"区别了开来。

同时,韩非认为应该顺从自然界的规律。"道"作为客观存在的规律,是不以任何人的意志为转移的,人们只能认识规律。正如《韩非子·大体》所云:"守成理,因自然。"《韩非子·喻老》曰:"用万物之能而获利其上。"利用规律,为人类造福。

韩非的天道观第一次对哲学范畴的"理"进行了解释,阐明了"理"与"道"之间的辩证关系,对中国古代哲学做出了贡献,也为他的以法治国主张做了思想准备。

(四)"法""术""势"相结合的治国思想

韩非认为治国之道"法""术""势"三者都不可缺少,但"法"是中心。

"法"就是法律条文。《韩非子·难三》曰:"法者,编著之图籍,设之于官府,而布之于百姓者也。"法律具有强制性和权威性,法一旦确立,君臣上下必须遵守执行,不得因私欲变更。"法"主要体现于"赏罚"二柄。"赏罚"二柄之所以发生效力,是由于人性趋利而避害。法律面前人人平等。《韩非子·有度》曰:"法不阿贵,绳不挠曲。法之所加,智者弗能辞,勇者弗敢争。刑过不避大臣,赏善不遗匹夫。"赏罚要分明,执法要严格;赏罚不明,终成大祸。执法者既要明察秋毫,又要刚直不阿。法治的作用在于富国强民。《韩非子·有度》曰:"故当今之时,能去私曲就公法者,民安而国治;能去私行行公法者,则兵强而敌弱。"

韩非主张"法""术""势"三者相辅相成。"术"就是统治之权术,是驾驭群臣的保证。"势"是权势和威权,是君主被人尊敬和统治臣民的资本。"法""术""势"三者不可偏废,"皆帝王之具也"(《韩非子·定法》)。"法"使君主如天;"术"使君主神出鬼没;"势"使君主威严如山。按照韩非的设想,君主运用"术"与"势"应在"法"之下。《韩非子·难势》曰:"抱法处势则治,背法去势则乱。"然而,法出于君,君在法之上,则使君易于凭术与势行独裁之举。这是自秦汉以来皇权政治的一个突出特征。

三、法家思想对中医学的影响

天与人是中国古代哲学的重要范畴。先秦诸子百家都参与了对这一问题的讨论。韩非子提出了道生万物的天道观,把统治国家的法制、权谋称为"道",深刻阐述了道与理的普遍性与特殊性的辩证关系。他的思想无疑对中医学天道观的形成产生了影响。韩非子提出了判定常与变的合理性标准。《韩非子·南面》曰:"不知治者,必曰:'无变古,毋易常。'变与不变,圣人不听,正治而已。然则古之无变,常之毋易,在常古之可与不可。"即在圣人看来,变与不变要看是否有利于国家。常与变是相对的,不是绝对的,当变古则变古,当守常则守常,中医学虽然没有把常与变作为基本范畴提出来,但在建构中医理论体系时,始终是在常与变的关系中开展的,体现了常与变的辩证统一,以及以常知变,守常应变的方法论特点。

●(王　新)

复习思考题

1. 如何理解墨子哲学思想的精髓？墨子"三表法"的主要观点是什么？后期墨家的贡献及其在哲学史上的地位？

2. 简述名家主要代表人物及主要思想。

3. 如何理解兵家思想对中医学的影响？

4. 如何理解韩非子"道尽稽万物之理"的天道观？

第五章

两 汉 哲 学

笔记栏

第五章
PPT

学习目标

1. 了解两汉道家道教、儒学和天地之学对中医学的影响。

2. 把握汉代黄老流派与董仲舒、王充等哲学家的代表性思想和代表性观点。

汉代是中国历史上第二个大一统王朝,东汉和西汉一共延续四百多年,深刻而长远地影响了中国古代的政治、思想和文化的发展。汉代人有着"究天人之际,通古今之变"(《报任安书》)的理想。"究天人之际",是探究天人之间的本质联系;"通古今之变",是探究从古到今社会历史的变化规律与秩序。两汉哲学正是汉代这种时代追求的体现。

第一节　黄老学派的哲学思想

黄老学派和庄子学派一样,都是道家流派之一。"黄"即黄帝,"老"即老子,是学派所尊奉的始祖。在战国时期,黄老学派主要兴盛于北方,特别是在齐国。位于齐国都城临淄的稷下学宫,是战国时期知名的官方学府,汇集了慎到、环渊、接子、田骈等黄老学派的代表人物。与侧重于个体精神之超越的庄子学派不同,黄老学派更加关注社会、国家的治理之道,更善于接纳吸收儒、墨、名、法等诸家学派的长处。西汉初年,经历多年战乱的社会受到很大创伤,经济凋敝。统治者采用黄老学派的治国思想,施行休养生息的政策,使社会经济逐渐恢复,形成了"文景之治"。在汉文帝、汉景帝时期,黄老学派达到了学派发展的极盛期。

一、《论六家之要指》中的道家要旨

《论六家之要指》由司马迁的父亲太史公司马谈所作,文存于《史记·太史公自序》中,是一篇对先秦诸子百家思想的总结评价之作。司马谈的家族是史官家族,其祖先"世典周史"。史官之学与道家思想有着很深的渊源,《汉书·艺文志》说"道家者流,盖出于史官"。道家创始人老子就曾是周王室的"守藏室之史"。司马谈曾"习道论于黄子",是受到黄老道家思想深刻影响的历史学家。《论六家之要指》以黄老道家的立场与视角,对战国以来流行的阴阳家、儒家、墨家、名家、法家进行了总结评价,指出了除道家以外的五家思想的长处和短处,较为全面地论述了黄老道家的政治哲学思想。

(一)合于大道的境界追求

"道"是道家最根本、最核心的概念。思想、行为能够合于大道,是道家所追求的最高境界。司马谈提出"道家使人精神专一,动合无形,赡足万物",从三个方面说明合道的追求。首先是"精神专一"。"精"是指人身之精气,"神"是指精气基础之上的作用。"精神"是与

79

"形体"相对的,"精神"来源于天,"形体"来源于地,故而精神可以与天道相通。道家教导人们要专一精神,使其不杂乱、不外越,如此才具备合道的可能。其次是"动合无形"。即人的行动合乎无形的规律作用,也就是"道"的作用。"道"虽无形无象,无法被感官所感知,但却把德性和内在规律赋予万物。最后是"赡足万物"。即合道的效果是能够使万物丰赡充足。这是因为道生万物,并使万物成长化育。是否合道的评价标准就在于万物是否丰赡充足。因而在道家的传说寓言中,得道者隐居之所往往是风调雨顺、年谷丰熟的。

(二)无为而无不为

司马谈提出"道家无为,又曰无不为"。"无为"和"无不为"并不矛盾,"无为"的另一面就是"无不为"。后世对这一思想的阐释,往往偏重"无为"的一面,从而使道家被蒙上消极的色彩。司马谈认为道家"以虚无为本"。"虚无"说明要摈除既有条件和先入之见,将根本立场扎根于"虚无",才能做到"虚而待物"。所以他说:"无成势,无常形,故能究万物之情。不为物先,不为物后,故能为万物主。"不拘于既成之势、不变之形,才能探求到万物的实情;不超前也不落后于事物的变化发展,才能成为万物之主。在"虚无"的基础上,司马谈主张道家之术要"指约而易操,事少而功多",即要尽可能地做到简易、简要。

(三)因循为用

黄老道家虽以"虚无为本",但其落脚处却是"无不为",因而司马谈提出"因循为用"。"因循"是黄老道家的重要概念,其意义是依据、顺应、遵循事物的本然状态和规律,不进行人为的增益、减损或改造。司马谈认为道家要"因时为业""因物与合",即所运用的法度要依据天时的变化,要符合事物的本性。道家之术要做到"与时迁移,应物变化,立俗施事",即根据时机的迁移而调整,根据不同事物的本性而变化,根据百姓的风俗习惯来施行政事,从而达到"无所不宜"的功效。

(四)兼采众家之长

战国以来,诸子百家纷纷提出了各具特色的施政主张,成为道家"因循为用"的重要依据。司马谈认为,各家学说既有其长处,又有其短处:阴阳家的长处在于顺应一年四季的阴阳变化,其短处在于禁忌众多;儒家的长处在于制定了君臣父子、夫妇长幼的秩序和礼数,短处在于学问驳杂、缺乏精要;墨家的长处在于厚培根本、节约开支,短处在于过于节俭吝啬;法家的长处在于辨明君臣上下的职分所守,短处在于执法严苛,不顾及人情;名家的长处在于端正名实之间的对应关系,短处在于使人专注于求名而忽视于求实。因而道家之术要"因阴阳之大顺,采儒墨之善,撮名法之要",兼采各家学说的长处,规避他们的短处。

(五)主逸而臣劳

司马谈认为,儒家所主张的圣王之道是"主劳而臣逸",即君主操劳而臣下安逸。这与道家的主张是背道而驰的。道家秉持"以侯王为中心"的思维方式,认为君主是治理国家的关键所在,君主之于国家,犹如精神之于形体。"神大用则竭,形大劳则敝",精神使用过度就会枯竭,形体过于劳累就会凋敝,形神不宁,就不可能长久。因此,司马谈主张君主要"去健羡,绌聪明,释此而任术",即去除刚强与嗜欲,去除自作聪明,以虚无为本,因循为术,才是道家所主张的圣人之治。在黄老道家看来,治身与治国的道理是相通的。对于君主而言,尤须重视治身与治国,先治身,后治国。

二、《淮南子》的宇宙演化论

《淮南子》亦称《淮南鸿烈》《鸿烈》。"鸿",是大的意思;"烈",是明的意思;"鸿烈",即为"大明道之言"。《淮南子》是淮南王刘安及其宾客所著,于汉文帝前元十六年(前164)撰成,于汉武帝建元元年(前140)献给皇帝。《淮南子》是一部集体创作的思想巨著,受到了黄老思想的深刻影响。《淮南子》进一步总结、发展了道的思想，并以"道"为宗旨，博采阴阳、儒、墨、名、法等各家所长，系统阐释了宇宙自然、社会政治、人生修养等方面的种种问题。《淮南子》原有内篇21篇，外篇33篇，今只有内篇存世。

在汉代，"究天人之际"成为时代的追求。世界是怎么来的，宇宙是如何演化的，万物是如何产生的，成为摆在思想家面前的重大问题。在哲学、自然科学长足发展的条件下，汉代思想家展开了对宇宙演化的探索。在《淮南子》的《俶真训》《天文训》《精神训》等篇章中，包含数种关于宇宙如何演化的表述，奠定了后世宇宙演化论的基本框架。其中，《天文训》专门讲述天文历法，同时论及宇宙如何产生等问题。下面即以《天文训》中的相关表述为例，对其宇宙演化论做一简要介绍。

《天文训》把宇宙的生成演化分为两个大的阶段，即"天地未形"和"天地已形"。

（一）天地未形

《天文训》说："天地未形，冯冯翼翼，洞洞灟灟，故曰太昭。道始于虚霩，虚霩生宇宙，宇宙生气。"在天地尚未形成之前，一切都是"冯冯翼翼，洞洞灟灟"的，是一种无形无象、无法想象的状态，这个状态被叫作"太昭"。在"太昭"的状态中，作为宇宙和万物本源的"道"开始了演化。

"道"的最初状态是"虚霩"。"虚"是虚空无物之意，"霩"是"雨止云罢"之貌。"虚霩"是古人努力想象的时空尚未产生之前的演化状态。

由"虚霩"而生"宇宙"。上下四方为宇，往古来今为宙。"宇宙"的出现代表着时间和空间的产生。

由"宇宙"而生元气。元气即最初的气，是后来世界万千变化的气的原初状态。元气产生之初，尚未剖判为阴阳、五行等状态，因而也是规模体量最为宏大的气。

（二）天地已形

元气产生以后，宇宙演化进入了一个新的阶段。《天文训》说："气有涯垠，清阳者薄靡而为天，重浊者凝滞而为地，清妙之合专易，重浊之凝竭难，故天先成而地后定。天地之袭精为阴阳，阴阳之专精为四时，四时之散精为万物。积阳之热气生火，火气之精者为日；积阴之寒气为水，水气之精者为月。日月之淫为精者为星辰。"

元气有形有象的，是可以被想象的，渐渐表现出形态和界域。元气中清明轻扬的部分逐渐飘逸扩散，形成了天；元气中沉重浑浊的部分逐渐凝结停滞，形成了地。清明轻扬的气聚合起来比较容易而迅速，沉重浑浊的气凝结起来比较困难而缓慢。所以天先形成，而后大地定形，于是"天地"产生了。

"天地"产生以后，天和地的精华之气又相互融合，产生了"阴阳"二气，充盈在天地之间。

"阴阳"产生以后，阴阳二气的精华之气又相互融合，产生了春、夏、秋、冬"四时"，四季又可表述为少阳、太阳、少阴、太阴。

"四时"的精气分散开来，产生了万事万物。如阳热之气积聚就产生了火气，火气的精华部分变成了太阳；阴寒之气积聚就产生了水气，水气的精华部分变成了月亮；太阳、月亮过多的精气满溢出来就形成了星辰。

《淮南子》对宇宙演化的系统阐释，对天地之所由来做了较为清楚的说明，为进一步展开对天、人的深入阐释，探究"天人之际"，奠定了思想基础。

三、《老子河上公章句》"身国同治"的思想

《老子河上公章句》（以下简称《章句》）是现存较早的《老子》注本之一，在"老学"中占

据重要的地位。《章句》相传为河上公或河上丈人所撰。河上公是战国时期黄老学派的一位宗师,根据战国晚期至西汉初年黄老学派的传承谱系,河上公应当是西汉相国曹参的祖师。根据学者的考证,《章句》当是托名河上公所撰。此书大约是东汉中后期的黄老学者所作。汉武帝"罢黜百家,独尊儒术"以后,黄老道家的关注点由治国之道,转向了治身之道。《章句》以黄老道家的治国、养生思想注释《老子》,"身国同治"是《章句》的主要思想之一。唐代陆德明《经典释文》对《章句》主旨的概括就是"言治国治身之要"。

《章句》认为,发现"治身"的重要性并认真学习之,是道家圣人与一般人的区别所在。《章句》说:"圣人学人所不能学。人学智诈,圣人学自然;人学治世,圣人学治身;守道真也。"(《章句·守微第六十四》)道家的圣人总是学一般人所不愿学、不能学的学问。一般人好学智谋巧诈,圣人则学自然无为;一般人好学治世之学,圣人则学治身之学,这是圣人守道的表现。

(一)天道与人道同

治国之道与治身之道都属于人道,而人道是与天道相同、相通的。《章句·鉴远第四十七》说:"天道与人道同,天人相通,精气相贯。人君清净,天气自正,人君多欲,天气烦浊。吉凶利害,皆由于己。"身国之所以能同治,是因为天人之间是相通的,而天人相通由天人精气的相互贯通来实现。君主在天人相通中起到非常关键的作用:君主清静,其气洁净,天气也就自然平正;君主多欲,其气污浊,天气也会变得烦浊,天所降下的吉凶利害直接反馈到君主的邦国之中。因此对于君主而言,要让国家得到治理,自己是否治身得当是一个关键因素。

是否运用"道",是治身治国得以成功的关键。《章句·仁德第三十五》说:"谓用道治国,则国安民昌。治身则寿命延长,无有既尽之时也。"用道治国,则国家安定、人民昌盛;用道治身,则能使寿命得到延长,乃至长生不老。身、国之所以能够同治,是因为两者以"道"相通。

(二)爱民爱气

身、国之所以能够同治,还在于身体和国家在某些方面有着相同的机理。《章句》认为,人身精气是身体活力的所在,百姓民众是国家活力的所在,因而两者具有对应性,可以说民众就是国家的精气所在。《章句·能为第十》说:"治身者,爱气则身全;治国者,爱民则国安。"爱惜精气,可以保持身体的健全;爱护国民,可以保证国家的安宁。《章句·守道第五十九》说:"治国者当爱惜民财,不为奢泰。治身者当爱惜精气,不为放逸……夫独爱惜民财,爱惜精气,则能先得天道也。"治国者应当爱惜民财,藏富于民,不搞奢华的活动浪费民力;治身者应当爱惜精气,安养身体,不去放纵逸乐。《章句》认为治国者爱惜民财、治身者爱惜精气,能够更早地得到天道的助力。《章句·制惑第七十四》也从反面提出了警告:"治国者刑罚酷深,民不聊生,故不畏死。治身者嗜欲伤神,贪财杀身,民不知畏之也。"治国者如果用严刑峻法残害人民,导致民不聊生,就无法再用死亡威服人民;治身者过度嗜欲导致精神受损,过度贪财导致杀身之祸,身体也终将落入不可收拾的境地。

(三)法道无为

以大道为师,实行无为而治,是治身治国共通的策略。《章句·遍用第四十三》说:"法道无为,治身则有益于精神,治国则有益于万民,不劳烦也。"用无为治身,有益于养护身体中的精神;用无为治国,有益于养护国中的万民。无论是对治国者还是治身者,采取无为之道,就能避免让自己落入有为"劳烦"的境地。但《章句》也指出真正做到无为也是很不容易的,"希能有及道无为之治身治国也"。

无为并不是毫无作为,而是指采用轻柔、不为人知的方式实现潜移默化的管理效果。《章句·能为第十》说:"治身者呼吸精气,无令耳闻;治国者,布施惠德,无令下知也。""呼吸精气"是道家用于养生的服气方术,其关键在于呼吸时尽可能地缓慢轻柔,令服气者无法察觉自己的呼吸声,这样才能收获养生的功效。对治国者而言,布施惠德也应当是"阴德",尽可能不让民众察觉,这样才符合"无为而治"。

（四）去欲寡能

清心寡欲,是治国者和治身者都应遵循的原则。《章句·无用第十一》说:"治身者当除情去欲,使五脏空虚,神乃归之。治国者寡能,总众弱共扶强也。"治身者应当去除过度的情志和欲望,就能使五脏远离邪气,神气才能回归五脏,使身体保持健康。治国者应当减少自己逞能示强的欲念,才能整合自己的臣下百姓,发挥出他们的力量。

《章句》认为"去欲""寡能"贵在知止、知足。《章句·立戒第四十四》说:"人能知止足,则福禄在己。治身者,神不劳;治国者,民不扰,故可长久。"知止和知足是外在限制消失以后的自觉、自知和自控。能够知止、知足,节制自己过度索取的人,才能真正地保有自己的福禄。治身者知止、知足,精神就不会被耗散;治国者知止、知足,民众生活就不会被干扰,这些都是治身治国的长久之道。

《章句·仁德第三十五》描绘了道家圣人身国同治的崇高境界:"圣人守大道,则天下万民移心归往之也。治身则天降神明,往来于己也。万民归往而不伤害,则国家安宁而致太平矣。治身不害神明,则身安而大寿也。"道家的圣人守持大道以治国,则天下万民都归心臣服,心向往之;守持大道以治身,则与天地的神明精气往来沟通,出入身中。道家的圣人仔细地呵护归往的万民,呵护身中的神明精气,就能实现国家的安宁太平,身体的安康长寿。

《老子河上公章句》是具有较大影响力的《老子》注本之一,因而其对身国同治思想的阐发,对后世的政治思想和养生思想都产生了深刻的影响。

第二节　董仲舒的哲学思想

董仲舒(约前179—前104),广川(今属河北衡水)人,是西汉重要的思想家、政治家、教育家,今文经学大师。董仲舒治学精严,心无旁骛。桓谭曾说他"专精于述古,年至六十余,不窥园中菜"(《桓谭新论》)。董仲舒是当世闻名的《春秋》学家,专著《春秋公羊传》。《史记·儒林列传》称:"汉兴至于五世之间,唯董仲舒名为明于《春秋》,其传公羊氏也。"董仲舒以儒家思想为中心,综合了名家、法家、道家、阴阳家的思想,建构起了大一统的思想体系,顺应了当时的时代潮流。汉武帝元光元年(前134),董仲舒在回答皇帝的策问中,阐述了"天人感应"的思想。董仲舒还依据"《春秋》大一统",指出了统一思想的重要性,并提出"罢黜百家,独尊儒术"的建议,得到了汉武帝的采纳,奠定了其后两千多年儒家思想的主导地位。董仲舒的著作,流传至今的有《天人三策》(即《举贤良对策》,收入《汉书·董仲舒传》)《春秋繁露》等。

一、"天人感应"的天人学说

（一）至高无上的天

在董仲舒的思想体系中,"天"具有至高无上的地位。《春秋繁露·郊义》说:"天者,百神之君也,王者之所最尊也。""天"被董仲舒神格化为最高神,具有意志,是"百神之君",自然也是万物的主宰。

"天"被认为是产生万物的先祖。《汉书·董仲舒传》曰:"天者群物之祖也,故遍覆包函而无所殊,建日月风雨以和之,经阴阳寒暑以成之。"天作为世间万物的先祖,公正而无所遗漏地对待它们,使之能够和谐、成长。

"天"支配着世间万物的运行秩序。因而"与天同者大治,与天异者大乱"(《春秋繁露·阴阳义》)。君主的行为必须符合天道,必须察觉自身与天相同的方面并加以运用,才能让国家实现大治。所以董仲舒认为君主应当"与天共持变化之势",这样"物莫不应天化"(《春秋繁露·王道通三》)。

"天"还赋予人们价值观念。董仲舒认为,人们的价值观念也是由天所赋予的。董仲舒说人"取仁于天而仁也"(《春秋繁露·王道通三》),又说"天之生人也,使人生义与利,利以养其体,义以养其心"(《春秋繁露·身之养重于义》)。可见人们所关注的"仁""义""利"等道德观念都是得自于天的。

(二)人副天数

董仲舒认为,在天地精气所产生的万物之中,人是最为尊贵的。《春秋繁露·人副天数》曰:"天地之精所以生物者,莫贵于人。人受命乎天也,故超然有以倚。"人受命于天,因而能够超然卓立于万物之上。董仲舒还明确了人与天之间的亲属关系,《春秋繁露·为人者天》曰:"人之为人本于天,天亦人之曾祖父也。"尽管这个命题看似突兀,但仍然是符合君父观念的。董仲舒认为,人是天之"十端"之一。《春秋繁露·官制象天》曰:"天为一端,地为一端,阴为一端,阳为一端,火为一端,金为一端,木为一端,水为一端,土为一端,人为一端,凡十端而毕,天之数也。"天之"十端"就是天地、阴阳、五行、人,合而为十,十为"天数",由此可见人的地位。

董仲舒认为,天和人其实是一类事物,"以类合之,天人一也"(《春秋繁露·阴阳义》),从而提出了"人副天数"的观点。

董仲舒首先发现,与万物相比,只有人是与天地相偶,具有很多天地的特征。《春秋繁露·人副天数》指出:"物疢疾莫能偶天地,唯人独能偶天地。"万物都有各种缺陷,不能与天地相偶,只有人能够与天地相偶。《春秋繁露·人副天数》曰:"人有三百六十节,偶天之数也;形体骨肉,偶地之厚也。上有耳目聪明,日月之象也;体有空窍理脉,川谷之象也;心有哀乐喜怒,神气之类也。"人和万物的区别就在于"所取天地多者",即人更多地得到了天地之精气。

董仲舒进而认为人是天所造就的一个副本,即"天之副在乎人"(《春秋繁露·为人者天》)。人作为天的副本,从两个层面与天相偶,即"副数"和"副类"。《春秋繁露·人副天数》曰:"于其可数也,副数;不可数者,副类。皆当同而副天,一也。""副数",是指人和天的可以用数量来测度的方面,在数量上相副;"副类",是指人和天的不可以用数量来测度的方面,在类别上相副。

所以《春秋繁露·人副天数》说:"天以终岁之数,成人之身,故小节三百六十六,副日数也;大节十二分,副月数也;内有五脏,副五行数也;外有四肢,副四时数也。"从人的身体上可以找到"日数""月数""五行数""四时数"等,这是"副数"。

《春秋繁露·人副天数》曰:"乍视乍瞑,副昼夜也;乍刚乍柔,副冬夏也;乍哀乍乐,副阴阳也;心有计虑,副度数也;行有伦理,副天地也。""视瞑""刚柔""哀乐""计虑""伦理"等这些没有一定数量的方面,则属于"副类"的表现。

董仲舒"人副天数"的思想,在当时颇具代表性。在《灵枢·邪客》中,黄帝与伯高关于"人之肢节以应天地"的对话,就颇有这一思想的意味。

(三)天人感应

既然人是天的副本,那么人的命运也自然与天联系起来。《春秋繁露·人副天数》说:"天地之符,阴阳之副,常设于身。身犹天也,数与之相参,故命与之相连也。"董仲舒认为,人是一种能与天地相符合的符信,是阴阳之气交合作用的副本,人身之数能与天相参,人的命运与天相连。

天和人既为一类,两者之间便会产生互相感应。《春秋繁露·同类相动》说:"天有阴阳,人亦有阴阳。天地之阴气起,而人之阴气应之而起;人之阴气起,而天地之阴气亦宜应之而起,其道一也。"天与人都有阴阳,任何一方的阴阳发生运动,另一方的阴阳也会感应激荡,产生相应的作用。董仲舒以琴瑟合奏时,一件乐器演奏宫声,其他乐器也会产生宫音的共鸣为例,解释道:"此物之类动者也,其动以声而无形,人不见其动之形,则谓之自鸣也。又相动无形,则谓之自然,其实非自然也,有使之然者矣。物固有实使之,其使之无形。"(《春秋繁露·同类相动》)董仲舒认为共鸣现象是因为乐器之间有着同类之间的感应相动。这种感应相动无形无相,使人误以为是乐器的无故自鸣,但其实是有内在原因。这也成为天人之间感应相动的原理所在。

天与人都有阴阳五行之气,人可以通过阴阳五行来了解天意。《春秋繁露·天地阴阳》说:"天意难见也,其道难理。是故明阳阴入出、实虚之处,所以观天之志。辨五行之本末顺逆、小大广狭,所以观天道也。"天意是难以直接察见、理解的,但天意并不是不可捉摸的。天意通过阴阳五行来表现,人则可以通过辨明阴阳五行的运动变化来观察天的意志和规律。

在此基础上,董仲舒对"阴阳灾异"做出了阐释。汉儒好谈阴阳灾异,统治者深受影响,多次征辟通晓阴阳灾异的学者以备顾问。《春秋繁露·二端》说:"天地之物有不常之变者,谓之异,小者谓之灾。灾常先至而异乃随。灾者,天之谴也;异者,天之威也。谴之而不知,乃畏之以威。"董仲舒认为,天通过降下灾异来对统治者进行谴告和示威。汉代学术已经对自然和社会建立起一定的秩序,而灾异的表现就是出现悖理秩序的现象,如日月食、水旱灾害等。董仲舒认为"灾异之本,尽生于国家之失",统治者施政出现了失误是导致灾异出现的根本原因。天向统治者示现的灾异也是逐步升级的。《春秋繁露·二端》曰:"国家之失乃始萌芽,而天出灾害以谴告之;谴告之而不知变,乃见怪异以惊骇之,惊骇之尚不知畏恐,其殃咎乃至。"董仲舒认为,天降灾异的初衷是警告而非惩罚,是要规劝统治者回到正道,以此可见"天意之仁而不欲陷人也"。运用阴阳五行学说对灾异现象进行推演和解读,是知晓天意的重要方法。

二、"阳尊阴卑"的阴阳学说

阴阳五行思想是董仲舒思想体系的重要组成部分,从中可以看到阴阳家对董仲舒思想的深刻影响。在阴阳观念上,各家学说有着不同的旨趣,阴阳家主张顺应天地阴阳变化,道家崇尚阴柔,儒家则崇尚阳刚。"阳尊阴卑"是董仲舒提出的鲜明观点,从中可以看到儒家思想对他产生着更深层次的支配作用。

(一)阴阳是天地之常

董仲舒指出,阴阳是天地运行的常理。"天地之常,一阴一阳"(《春秋繁露·阴阳义》)。他认为"迹阴阳终岁之行",可以"观天之所亲而任",即通过观察阴阳可以知晓天所亲近和任用的东西。因此,阴阳的道理是圣人治理天下所应通晓、取法的,即"阴阳之理,圣人之法也"(《春秋繁露·王道通三》)。

事实上,人一刻也离不开阴阳。《春秋繁露·天地阴阳》说:"天地之间,有阴阳之气,常渐人者,若水常渐鱼也。"人生活在天地间,如同鱼生活在水中一样,水无时无刻不在浸润着鱼,天地之间的阴阳之气也时时刻刻地浸润着人。人们受到天地阴阳之气的浸润,而人世间的治乱之气,也与天地阴阳之气"流通相殽"。

(二)阴阳相偶

董仲舒认为,万物是阴阳和合的产物。《春秋繁露·顺命》说:"万物非天不生,独阴不生,独阳不生,阴阳与天地参,然后生。"在董仲舒看来,"天"是产生万物的宗祖,但阴阳无疑在万物产生的过程中发挥着直接的作用。单独的"阴"或单独的"阳"并不能产生万物。阴阳相偶交合并与天地相参,万物才能得以产生。

万物皆阴阳偶合,三纲亦然。《春秋繁露·基义》说:"物莫无合,而合各有阴阳。阳兼于阴,阴兼于阳,夫兼于妻,妻兼于夫,父兼于子,子兼于父,君兼于臣,臣兼于君。"阴阳是最基本的偶合,以阴阳为范本,夫妻、父子、君臣等三纲都是基于阴阳的偶合,夫、父、君为阳,妻、子、臣为阴,从而奠定了社会秩序的基础。

(三)阳尊阴卑

董仲舒"阳尊阴卑"的观点并不是主观臆断,有其通过观察自然得到的依据。《春秋繁露·阳尊阴卑》说:"故阳气出于东北,入于西北,发于孟春,毕于孟冬,而物莫不应是。阳始出,物亦始出;阳方盛,物亦方盛;阳初衰,物亦初衰。"万物随着阳气的生长而兴盛,随着阳气的削弱而衰亡。"阳"是万物得以生长的关键,董仲舒从而提出了"贵阳而贱阴"的观点。人们以白昼来纪日,以阳气初起来纪岁。

阳为德,阴为刑。《春秋繁露·阳尊阴卑》说:"阳,天之德;阴,天之刑也。阳气暖而阴气寒,阳气予而阴气夺,阳气仁而阴气戾,阳气宽而阴气急,阳气爱而阴气恶,阳气生而阴气杀。"阳是天之德化的表现;阴是天之刑罚的表现。具体而言,阳气是温暖的,阴气是寒冷的;阳气总是给予的,阴气总是剥夺的;阳气是仁爱的,阴气是暴戾的;阳气是宽缓的,阴气是急促的;阳气是主于喜爱的,阴气是主于厌恶的;阳气是主生养的,阴气是主杀伤的。

阳为经,阴为权。"经"就是常道,"权"就是权变。董仲舒认为,阴阳所表现出的刑罚与德化是相反的举措,在两者中刑罚是要顺应于德化的。从人事上看,君主治理天下应当以德化为常道,以刑罚为权变,而不能两者颠倒。所以,《春秋繁露·阳尊阴卑》说:"天以阴为权,以阳为经。""经用于盛,权用于末。"常道是用于盛大根本之处的,权变是用在细微末梢之处的。因此,天是"显经隐权"的,是以阳为前、为显,以阴为后、为隐的。天又是"先经而后权"的,是以阳为先、以阴为后的。

天是亲近阳而疏远阴的。《春秋繁露·阳尊阴卑》曰:"阳常居实位而行于盛,阴常居空位而行于末。"阳常居于实职之位,在盛大之处行使其职权;阴常居于空虚之位,在微末之处行使职权。这是由于天喜好阳的仁爱而接近之、厌恶阴之暴戾而疏远之的表现,体现出以德为大、以刑为小的天意。因此董仲舒说:"故阴,夏入居下,不得任岁事,冬出居上,置之空处也。养长之时伏于下,远去之,弗使得为阳也。无事之时起之空处,使之备次陈,守闭塞也。"(《春秋繁露·阳尊阴卑》)在夏天养长之时,阴被伏藏起来,不得履行职务,破坏阳的养长职能;到了冬天闭藏之时,才把阴扶到上位,安置在空虚无用之处,守掌闭塞的职能,这也是天近阳远阴的表现。

三、"深察名号"的认识论

董仲舒的认识论是为其"春秋大一统"的理论服务的,受到了《春秋》的影响。《春秋》相传为孔子所编定,集中体现了他的"正名"思想。董仲舒主张要"深察名号",即深刻体察名号的本义,以知晓天意。

(一)名号取之天地

在董仲舒看来,"名"和"号"有其区别。《春秋繁露·深察名号》说:"古之圣人,謞而效天地谓之号,鸣而施命谓之名。名之为言,鸣与命也,号之为言,謞而效也。"董仲舒认为,名号是由圣人创造的。圣人效法天地大声呼叫而得的,叫作"号";通过发出的声音而给事物命名所得的,叫作"名"。名兼有发出声音和进行命名的意思;号兼有大声呼叫和效法天地的意

笔记栏

思。《春秋繁露·深察名号》曰:"名号异声而同本,皆鸣号而达天意者也。"名与号虽然发声不同,但根本上是一致的,都是通过发出声音、大声呼号来通达、呈现天意。

"名"的数量要远远多于"号",这是因为"号"是用来指称事物的大略和全体,"名"则是用来命名分散各别的事物。《春秋繁露·深察名号》曰:"号凡而略,名详而目。"因此"号"是概括而简略的,举其大端的;名是详细而多样的,做出周全区分的。

《春秋繁露·深察名号》曰:"是非之正,取之逆顺,逆顺之正,取之名号,名号之正,取之天地,天地为名号之大义也。"是非是否公正,取决于是否顺应天道;是否顺应天道,取决于名号是否公正;名号是否公正,取决于是否效法天地。天地是名号的根本大义所出。

(二)名号可达天意

名号既取自于天地,那么人们就可以通过名号来了解天意。董仲舒指出,天是"弗言""弗为"的,需要人们想办法将天意阐发出来。《春秋繁露·深察名号》曰:"名则圣人所发天意,不可不深观也。""名"作为圣人所阐发的天意,是必须深刻体察的。因此,"名"和"号"虽然表面上不同,但根本上是一致的,"皆鸣号而达天意者也"。

名号之所以能表达天意,其关键在于名是依据事物的本真状态得来的。《春秋繁露·深察名号》说:"名者,圣人之所以真物也。名之为言真也。""名"是圣人用来表现事物本真的,是为了言说真实而被创造出来的。因此"名"必须根据事物的本真而得出,"非其真,弗以为名"。

名能够表达事物的本真,是因为依据了事物的"象"。《春秋繁露·天道施》说:"万物载名而生,圣人因其象而命之。"万物都带着自己的名而产生,了解这个名的途径就是万物所呈现的"象",圣人正是依据万物之象来为它们命名的。

董仲舒认为《春秋》是"正名"的典范,这是因为《春秋》细致地辨别了事物之理,得出了正确的名,做到了"名物如其真",因而能够做到"不失秋毫之末"(《春秋繁露·深察名号》)。

(三)名号是治天下之端

《春秋繁露·深察名号》说:"治天下之端,在审辨大。辨大之端,在深察名号。"治理天下的端绪,在于审查辨别天下事物的大要;辨别天下事物的大要,在于深入考察名号的意义。董仲舒认为把握了名号,就可以知是非,明顺逆,通达天地的微妙之理。

运用名号治理天下,首先在于用名号区别事物。《春秋繁露·天道施》说:"名者,所以别物也。亲者重,疏者轻,尊者文,卑者质,近者详,远者略,文辞不隐情,明情不遗文,人心从之而不逆,古今通贯而不乱,名之义也。"董仲舒认为,给予不同事物以各样的命名,使亲近者获得分量较重的名,疏远者获得分量较轻的名,尊贵者获得文雅之名,卑贱者获得质野之名,近世者获得详细之名,久远者获得简略之名。全面地展现事物的实情和人们的感情,文辞和情实并重,才能使人们从内心遵从名的规定而不违背,才能使古今连贯有序而不淆乱,这是名的本义所在。

董仲舒认为,"名号之由人事起也",名号是人所创造的,是要运用于人事的。在名的区别、编列之下,"事各顺于名,名各顺于天。天人之际,合而为一"(《春秋繁露·深察名号》)。人间的万事万物各自顺应其名号,名号又顺应于天意,从而融入天的秩序之下,达到"天人合一"的状态。

第三节 王充的哲学思想

王充(约27—100),字仲任,会稽上虞人(今浙江上虞),东汉前期哲学家。王充早年曾到京城太学学习,拜著名的学者班彪为师。王充的本传说他"好博览而不守章句。家贫无书,常游洛阳市肆阅所卖书,一见辄能诵忆,遂博通众流百家之言"(《后汉书·王充传》)。王充并不认同当时儒生专治一经的传统风气,他在洛阳"博通众流百家之言",也为写作《论衡》打下了坚实的知识基础。王充虽曾在太学学习,但因"细族孤门"出身不高,仕进并不顺利,一生只做过吏一类的小官。王充的著作有《讥俗》《政务》《论衡》《养性》等,现今只有《论衡》存世。《论衡》"释物类同异,正时俗嫌疑"(《后汉书·王充传》),对当时流行的社会文化现象进行了反思和批判,是一部划时代的作品。

一、元气自然论

(一)自然论

"自然"是老子提出的概念,在道家思想体系中处于关键的地位。"自然"即自然而然,可以理解为世界及在其中的事物所自有的状态、趋势和规律。"自然"是"道"所师法的对象,在道家本体论中具有极高的地位,同时也是道家所主张的"无为""因循"等观念的基础。王充的气论思想是以"自然"为思想基础展开的。

在王充看来,世界上的万事万物是自然产生的。《论衡·自然篇》说:"天地合气,万物自生,犹夫妇合气,子自生矣。"天地间的万事万物是由天地合气自然生成的,正如夫妇合气成孕后,胎儿便自然成长一样。《论衡·自然篇》进一步说:"天覆于上,地偃于下,下气烝上,上气降下,万物自生其中间矣。"天覆地载之间,地气向上蒸腾,天气向下施降,二气交错氤氲,万物自然而然地在其中产生。

王充的"自然"说是反对天有意志的,这成为他反对当时占据主流地位的"天人感应"论的理论基础。《论衡·谴告篇》说:"夫天道,自然也,无为。如谴告人,是有为,非自然也。"天降下阴阳灾异谴告统治者,无疑是一种带着欲念的"有为",显然是一种不"自然",这与天的本性是相违背的。

"自然"的运化是以气为内在驱动的。《论衡·谈天篇》说:"天地,含气之自然也。"天地之间充满着气,成为事物生长变化的动力和媒介。《论衡·自然篇》说:"天之动行也,施气也,体动气乃出,物乃生矣……天动不欲以生物,而物自生,此则自然也。施气不欲为物,而物自为,此则无为也。"天的运行无时无刻不在驱动着气的运动变化,万物在气的作用下被产生出来。王充指出天的运动并不是以产生万物为目的的,而万物却随着天的运动自然而然产生出来,这就是"自然"。天驱动着气的输布变化并不是为了去创造万物,万物却依凭着气而产生出来,这就是"无为"。因此,王充得出结论:"谓天自然无为者何?气也,恬淡无欲,无为无事者也。"(《论衡·自然篇》)天的自然无为,是通过气来表现的。气是恬淡无欲、无为无事的。

王充也认为人的生产生活不能只依赖"自然",还需要"有为"作为辅助。《论衡·自然篇》说:"然虽自然,亦须有为辅助。耒耜耕耘、因春播种者,人为之也。及谷入地,日夜长大,人不能为也。或为之者,败之道也。"他以农业种植为例,耕耘土地、应季播种,这是有为;禾苗日夜生长,这是自然。要获得丰收就必须恪守自然和有为的边界,既不能毫无作为,又不能干涉自然。王充列举了宋人拔苗助长的例子,告诫"夫欲为自然者,宋人之徒也"。

(二)元气论

王充的思想受到了黄老道家的深刻影响。道家热衷于探索本体论问题的旨趣也影响到了王充,"气"成为王充哲学思想中的重要概念。《论衡·自然篇》说:"天者,普施气万物之中。"气是天地生育万物、长养万物的媒介。《论衡·齐世篇》说:"上世之天,下世之天也。天不变易,气不改更。"气含藏在千变万化的现象界之中,是一种永恒的存在。《论衡·变动篇》曰:"天气变于上,人物应于下矣。"气不仅是自然现象的原因和动力,也是社会现象背后的决定因素。

1. 元气　在王充的学说中,元气是天地之气中较为精微的一种气。《论衡·四讳篇》说:"元气,天地之精微也。"王充认为元气是天地的产物,天统领着一切气。《论衡·订鬼篇》说:"凡天地之间,气皆统于天,天文垂象于上,其气降而生物。"天统领着世间各种气,将气下降到大地上,产生万物,天地比气更加根本。天地通过元气来产生万物。所谓"万物之生,皆禀元气"(《论衡·言毒篇》)。在王充看来,万物禀赋着天地间精微的元气而生,已经是当时人们普遍接受的观念。

元气所产生的万物主要是指各种生命。元气是构成生命的物质基础。《论衡·幸偶篇》说:"俱禀元气,或独为人,或为禽兽。"王充认为元气只存在于活着的生物中:"草木之生者湿,湿者重,死者枯。枯而轻者易举,湿而重者难移也。然元气所在,在生不在枯。"(《论衡·状留篇》)死的草木干枯而轻飘,活的草木潮湿而沉重。王充认为这是由于元气充实在生命体中而造成的区别。生命体一旦失去生命,元气就会离开躯体,回归到天地元气中。

人禀赋元气于天。《论衡·辨祟篇》说:"人,物也,万物之中有智慧者也。其受命于天,禀气于元,与物无异。"从类别上来说,人并不高于万物,而是万物的一员,只是一种有"智慧"的物,因而也禀元气而生。人和万物都是从天禀得元气,人的婴儿从母体中诞生,是"含元气而出"(《论衡·四讳篇》)。元气是人诞生、生存、衰亡的场所。《论衡·论死篇》说:"人未生,在元气之中;既死,复归元气。元气荒忽,人气在其中。"王充认为元气是非常宏大、久远的气,世间所有人的气都含容在元气中。

2. 神气、精气和精神　王充把人所禀赋的、更加精微的元气叫作"神气"或"精气"。人与万物都禀元气产生,但人比万物更有"智慧",这是因为人所禀赋的元气,比万物更为充足渥厚,甚至在人类内部,也因禀气厚薄而出现"圣人"和"不肖"的差异。

"神气"是生命力的表现。《论衡·论死篇》说:"神者,伸也,申复无已,终而复始。人用神气生,其死复归神气。阴阳称鬼神,人死亦称鬼神。气之生人,犹水之为冰也。水凝为冰,气凝为人;冰释为水,人死复神。其名为神也,犹冰释更名水也。人见名异,则谓有知,能为形而害人,无据以论之也。"一般人往往根据流俗的观念把鬼神理解为有知觉、有形体、能害人的东西。王充所理解的"神"却并不是神灵或主宰的意思,而是生命伸展、延伸的意思。在这个意义上,阴阳之气可以被称为"鬼神",人死也可以被称为"鬼神",可见王充的"神气"是建立在无神论基础上的。

精气是维系生命的关键。《论衡·论死篇》说:"人之所以生者,精气也,死而精气灭。"禀赋精气是人区别于其他生物的内在原因。《论衡·论死篇》又说:"能为精气者,血脉也。人死血脉竭,竭而精气灭,灭而形体朽,朽而成灰土。"精气在人身中的运行是以血脉运行为物质基础的。人死时血脉运行枯竭,人体内的精气就自然消失了。

"精气"还特指人体内的五行之气。《论衡·论死篇》说:"人之所以聪明智惠者,以含五常之气也;五常之气所以在人者,以五脏在形中也。五脏不伤,则人智惠;五脏有病,则人荒忽,荒忽则愚痴矣。人死,五脏腐朽,腐朽则五常无所托矣,所用藏智者已败矣,所用为智者已去矣。形须气而成,气须形而知。天下无独燃之火,世间安得有无体独知之精?"人之所以聪明智慧,是因为身中含有仁、义、礼、智、信的五常之气。五常之气与五行相配,由身体内的五脏维系的。五脏不伤,五常之气就完满,人就有智慧;五脏出现疾病,五常之气受到损伤,人就会恍惚痴愚。如果人死了,五脏朽坏,那么主宰精神智慧的精气就离开人体了。

王充也常常把"精气"称为"精神",从而兼有了"精气"和"神气"的意思,所以不能简单地用今天日常使用的精神观念去理解王充的"精神"。《论衡·论死篇》说:"人之精神,藏于形体之内,犹粟米在囊橐之中也。死而形体朽、精气散,犹囊橐穿败、粟米弃出也。粟米弃出,囊橐无复有形,精气散亡,何能复有体,而人得见之乎?"精神之于人体,犹如粟米之于囊橐。粟米充盈,囊橐才有形;精气充盈,人才有生命。

以阴阳论之,"精气"或"精神"是属于阳气一类。《论衡·订鬼篇》说:"夫人所以生者,阴阳气也。阴气主为骨肉,阳气主为精神。人之生也,阴阳气具,故骨肉坚、精气盛。精气为知,骨肉为强,故精神言谈,形体固守。骨肉精神,合错相持,故能常见而不灭亡也。"人禀赋阴阳之气而生,阳气构成人的精神认知,阴气构成人的形体骨肉。形体骨肉和精神认知结合在一起,人才具有生命。

(三)元气自然命定论

王充虽然是个无神论者,但命运却是他最为笃信且关注的问题之一。他以气论思想为基础,提出了独特的元气自然命定论思想。

王充认为,人一生中的际遇,虽然看起来是各种偶然性的集合,但根本上却是由"命"所决定的,有其必然性。《论衡·命禄篇》说:"凡人遇偶及遭累害,皆由命也。有死生寿夭之命,亦有贵贱贫富之命。自王公逮庶人,圣贤及下愚,凡有首目之类,含血之属,莫不有命。"王充认为,无论是王公还是庶人,无论是圣贤还是下愚,都要受到命运的支配而无法逃脱。王充作为无神论者,并不认为支配命运的力量来自鬼神,只是看起来像鬼神之力而已。

在王充看来,命是一种来自元气并由其规定的生命趋势,既具有物质性又具有社会性。他将命分解成为两个方面,即"死生寿夭之命"和"贵贱贫富之命"。两者都是由人在生命胚胎形成时所禀受元气的厚薄粗精来决定。

"死生寿夭之命",即人的"气寿"。《论衡·气寿篇》说:"凡人禀命有二品,一曰所当触值之命,二曰强弱寿夭之命。所当触值,谓兵烧压溺也;强寿弱夭,谓禀气渥薄也。"王充认为决定"气寿"的因素有二:一是生命过程中"所当触值"的突发事件,二是生命"禀气渥薄"造成的强弱寿夭的差异。《论衡·命义篇》说:"禀得坚强之性,则气渥厚而体坚强,坚强则寿命长,寿命长则不夭死;禀性软弱者,气少泊而性羸窳,羸窳则寿命短,短则蚤死。故言有命,命则性也。"王充认为,元气是形成生命的根本,因而决定了寿命的长短。元气与胚胎相结合,胚胎禀气渥厚,则体魄强健,寿命绵长;人胚胎禀气少薄,则体魄羸弱,寿命短夭。

"贵贱贫富之命",即人的"命禄"。王充认为,"命禄"取决于受孕时所禀受特殊的元气——"众星之精"。《论衡·命义篇》说:"至于富贵所禀,犹性所禀之气,得众星之精。众星在天,天有其象。得富贵象则富贵,得贫贱象则贫贱,故曰在天。在天如何?天有百官,有众星。天施气,而众星布精,天所施气,众星之气在其中矣。人禀气而生,含气而长,得贵则贵,得贱则贱;贵或秩有高下,富或资有多少,皆星位尊卑小大之所授也。"王充认为人在受孕时禀赋的形体精气,决定了他降世后贫富尊卑的命运。这是王充思想的局限之处。

王充还运用"三命"的说法解释有人"行善而得祸"、有人"行恶而得福"的社会现象。王充认为,人的性善与否和命运吉凶是互不相干的两回事:"夫性与命异,或性善而命凶,或性恶而命吉。"(《论衡·命义篇》)"三命"即正命、遭命和随命:"正命,谓本禀之自得吉也。……随命者,戮力操行而吉福至,纵情施欲而凶祸到,故曰随命。遭命者,行善得恶,非所冀望,逢遭于外,而得凶祸,故曰遭命。"(《论衡·命义篇》)王充认为,正命之人,吉人天相,寿命可达百岁;随命之人,命运的展开要靠个人主观能动,努力修养自我能得到福报,纵欲妄为则会招致凶祸;遭命之人,则往往遭遇凶祸,即便行善亦不得福报。《论衡·命义篇》说:"凡人受命,在父母施气之时已得吉凶矣。"王充认为,一般人获得正命、随命或遭命,是在施气受孕时感应了天气而决定的。

王充认为,人的命运并不是渺茫不可知的,是可以通过观察"骨相"知晓的。《论衡·骨相篇》说:"人命禀于天,则有表候于体。……表候者,骨法之谓也。""故知命之工,察骨体之证,睹富贵贫贱,犹人见盘盂之器,知所设用也。"人所禀赋的元气与精气,在身上表现为不同的"骨相"特征,暗示着人的富贵贫贱。如同观察器物的外形和质地,就可以推测其地位和用途。王充关于通过"骨相"知命的说法,显然受到了汉代"数术"中"形法"一类技术的影响。

二、"实知""知实"的认识论

王充是一个长于反思的思想家。他从实际出发,对当时人们认为理所当然的种种观点进行了批判。《论衡·自纪篇》说:"又伤伪书俗文,多不实诚,故为《论衡》之书。"当时社会谶纬流行,充斥着汉儒造作的迷信思想,王充认为多有不实的虚妄之言,因而作《论衡》而击破之。之所以取名《论衡》,就是意在公平、平直地进行论说,不作奇谈怪论,"《论衡》者,论之平也"(《论衡·自纪》)。《论衡》批驳了当时流行的"天人感应"等思想,无疑是振聋发聩的,但这显然不能令当时的俗儒所认同。王充自己也说:"三年盲子,卒见父母,不察察相识,安肯说喜?"《后汉书·王充传》评价他的言论"始若诡异,终有理实",看起来有违当时的主流观点,但其实是说理清晰、符合事实的。

(一)不学不成,不问不知

王充否定了儒家所推崇、孔子所主张的"生而知之"的观点。《论衡·实知篇》说:"所谓圣者,须学以圣。以圣人学,知其非圣。天地之间,含血之类,无性知者。"王充指出,连圣人孔子都是"十有五而志于学"的,不是"不学而知"的,在求学之前并不是圣人。王充进而认为,天地之间是不存在生性而知、天生而知的。

王充认为对未知的事物要进行积极的探求,不能寄希望于"生而知之"。《论衡·实知篇》说:"故夫可知之事者,思虑所能见也;不可知之事,不学不问不能知也。不学自知,不问自晓,古今行事,未之有也。……故智能之士,不学不成,不问不知。"不可知之事即未知之事,不进行积极的学习、求索,是不可能由未知变为已知的。智慧之士都是通过刻苦的学习和问学而获得成就的。

(二)不徒耳目,必开心意

王充重视感觉经验在认识中的作用。《论衡·实知篇》说:"实者,圣贤不能知性,须任耳目以定情实。"圣贤也要通过耳目获得感官经验,了解事物的情实。

王充并不是只注重感觉经验,他还强调在感觉经验基础上进行理性思辨的重要性。《论衡·薄葬篇》说:"夫论不留精澄意,苟以外效立事是非,信闻见于外,不诠订于内,是用耳目论,不以心意议也。"简单地以事物的外在表现、耳目见闻来进行是非判断,不在内心进行甄别、比对、思考,就会落入只借助感性认知,不进行理性思辨的窠臼。《论衡·薄葬篇》认为:"夫以耳目论,则以虚象为言,虚象效,则以实事为非。是故是非者,不徒耳目,必开心意。"事物经常会呈现假象,如不进行理性思辨去伪存真,就反而会肯定假象,否定事物的内在联系和真实本质。有些广为流传的说法,哪怕只是梳理其内在的逻辑关系,都会发现其实是有自相矛盾之处的。因此王充认为,要正确地认识事物,就不能只靠感觉经验,而必须兼之以理性思辨。王充指出墨子的学问之所以失传,就是因为墨子的认识论出了问题,只依赖感觉经验,不进行理性思辨,从而与事实背离,不为人所信服。

在《论衡·实知篇》中,王充还提出了一些理性思辨的方法,如"揆端推类""推原事类""案兆察迹""原始见终"等。"揆端推类""推原事类"是指要从事物所属的"类"上进行探讨,了解事物的一般性和共性方面的情实。"案兆察迹"是通过观察事物的征兆和轨迹,推测其变化发展的趋势。"原始见终"是指把握事物的开始和终结这两个关键节点,把握事物变化发展的过程。这些思维方法都是中国哲学思维方式的集中体现。

笔记栏

（三）效验自列，实有所定

效验，即实际效果和事实验证，是王充特别注重的判断标准。《论衡·知实篇》说："凡论事者，违实不引效验，则虽甘义繁说，众不见信。"相信事实，根据事实判断是非，是人之常情。论事者所发表的言论如果与事实乖离，且没有实际的效果验证，那么即使说得天花乱坠，也不能被人们所采信。因此，《论衡·语增篇》说："凡天下之事，不可增损，考察前后，效验自列。自列，则是非之实有所定矣。"对天下万事进行考索，并不需要在言语上进行主观的增损，只需将事情的实际效果和事实验证一一罗列清楚，就可以通过事件本来的情实，直观地察见其中孰是孰非。

客观地说，王充的认识论是比较平实的。但是如果回到东汉年间经学与谶纬占据统治地位，儒士们总是人云亦云的语境之下，让人们抛开成说而去探究事物的真实效验，也是难能可贵的。

第四节　两汉哲学对中医学的影响

两汉时期，中医学获得了长足发展，医学理论体系初步形成。中医学在发展过程中，进一步吸收了两汉哲学丰富的精神养料，形成了与中国哲学水乳交融、又独具中医学特色的思维方式、价值观念和思想理论。

一、两汉道学与中医学

道学之名，始见于《隋书·经籍志》。道学指老子创立的有关道的学说，包括哲学的道家、宗教学的道教以及内丹学。作为思想流派的道家学派和作为宗教的道教，是汉代道家发展的两个演进方向，对中医学都产生了深远的影响。

（一）黄老形名之学与中医身体观

黄老道家关注形名之学，并将其运用于治国治身的实践。"形名"即"刑名"，指事物的实体和名称之间的关系。形名之学致力于探索恰当的形名关系，本真地呈现万事万物的外在现象和内在规律，使人们可以认识世界、改造世界，并建立起世界的秩序。事物之名与事物之形要相当，是形名之学的基本主张。

中医讲"辨证论治"，辨证准确，采取的治疗才会有效。"证"本质上就是一种描述身体状况的"名"。医学得以展开的前提就是建立起恰当的名称体系，从而能够让人们形成对身体及其状态的准确认识。《黄帝内经》成书于战国至秦汉时期，书中对身体的认识和描述，受到了黄老形名之学的影响。

1. 因形为名，以名正形　《黄帝内经》中的形名思想是在道论统摄之下的。在岐伯与黄帝的讨论中，治疗的极致境界是合于大道的，也就是"治之极于一"。达到"一"的途径是通过"因"。黄老道家认为"道贵因"。《管子·心术》说："因也者，无益无损也。以其形因为之名，此因之术也。"可见"因"是顺道而行的重要方式，即不以主观意志对事物进行减损和增益，而是因循事物之"形"而制事物之"名"，并运用"名"来开展治理。医者运用"因之术"可以全面地了解病者的情况，从而施行辨证论治。显然，"因之术"的运用离不开人体形名体系的建构。在《黄帝内经》中，黄帝说："余闻上古圣人，论理人形，列别脏腑，端络经脉，会通六合，各从其经。气穴所发，各有处名。溪谷属骨，皆有所起。分部逆从，各有条理。四时阴阳，尽有经纪。外内之应，皆有表里。"（《素问·阴阳应象大论》）《黄帝内经》建立起的宏大严整的形名体系，就是为了让人们能够认识人体，把握人体运行的机能状况，把握天人合一的细节和机理,从而实现治身的目的。

"名"的建立,依赖于对"形"的把握和因循,反过来人们也可以运用"名"的体系对"形"进行纲纪、匡正和规制。在"以名正形"的思想影响下,《黄帝内经》特别重视"平人",将其作为诊疗病人时的参照标准。《灵枢·终始》中说:"所谓平人者不病。不病者,脉口人迎应四时也,上下相应而俱往来也,六经之脉不结动也,本末之寒温之相守司也,形肉血气必相称也,是谓平人。""平人"就是指不生病的健康人。平人在脉象、体温、形肉、血气等方面都是正常的。岐伯说:"人一呼,脉再动,一吸,脉亦再动,呼吸定息脉五动,闰以太息,命曰平人。平人者,不病也。常以不病调病人,医不病,故为病人平息以调之为法。"(《素问·平人气象论》)平人呼吸之间的脉象频率特征,是中医对病人进行脉诊的基本参照,也是衡量病人康复程度的基本参照,这就是"以不病调病人"的"以名正形"。

2. 抱道执度,谨度病端 在黄老形名思想中,"度"是形名体系的重要组成部分,描述了事物的数量关系,是认识、治理天下万事万物的重要工具。世界上的万物纷繁复杂,不可计数,但只要掌握了斗石、尺寸等"度",就可以把握事物,实现有效的治理。最早的"度"是人们"近取诸身"的产物,如寸、尺就取自于对人体的测量。

在《黄帝内经》中,"度"是建构人体内在数量关系,并用以进行诊察治疗的重要基础。如黄帝向伯高"脉度"即经脉的长短,伯高回答说:"先度其骨节之大小、广狭、长短,而脉度定矣。"(《灵枢·骨度》)伯高详细地描述包括头、躯干、四肢的"众人骨之度",并将其作为确定脉度的基础数据。"骨度"是针灸治疗中定位腧穴的重要依据,直至今日仍在广泛使用。此外《黄帝内经》中还有"形度""筋度"等,一同组成了描述身体的度量体系。

在形成度量体系的基础上,《黄帝内经》强调医者对病人的病情进行积极的测度。《灵枢·寿夭刚柔》曰:"谨度病端,与时相应,内合于五脏六腑,外合于筋骨皮肤。"《黄帝内经》中还记载了名为《揆度》的篇章。《素问·病能论》:"所谓揆者,方切求之也,言切求其脉理也。度者,得其病处,以四时度之也。"在《管子》中亦有《揆度》篇,讲的是治国理政时所做的测度和谋划,可见治身与治国在理论上有着高度的相通。

在《黄帝内经》中,阴阳和合,是测度人体健康状况的准绳,也是治疗身体的最高法度,被称为"圣度"。《灵枢·五色》说:"用阴和阳,用阳和阴,当明部分,万举万当,能别左右,是谓大道。"根据身体五脏六腑以及四肢关节的部位划分,实现阴阳和合,就能做到"万举万当",是"大道"的表现。

(二)道教神仙观念与中医学

道教是产生于我国的本土宗教,由众多道派整合而成的,一般以东汉张道陵创立五斗米道作为道教问世的标志。道教的思想渊源是多元的:先秦和秦汉的道家思想构建了道教的理论骨架,古代宗教和民间信仰奠定了道教的信仰基础,传统的方技和数术赋予了道术和仪式的基本形态,神仙信仰决定了道教长生成仙的终极追求。

"神仙"是长生不死的,其侧重是"仙"而不是"神"。"仙"是由人修炼而成的,体现出"我命在我不在天"的乐观精神。神仙观念由来已久,在战国秦汉时期使统治者们醉心不已,花费了大量人力物力去寻找海中仙药,或去炼制金丹大药,希望能够长生不死。"神仙"某种意义上也是中医学追求的至高境界。《素问·上古天真论》说:"上古有真人者,提挈天地,把握阴阳,呼吸精气,独立守神,肌肉若一,故能寿敝天地,无有终时。"这种"寿敝天地,无有终时"的上古真人,是《黄帝内经》所认为的生命至高境界,其实就是神仙观念在中医学中的表现。

关于"神仙"的学术,与中医学也有着密切的联系。在《汉书·艺文志》中,"神仙"和中医学的"医经""经方"都归入《方技略》,是属于"生生之具"的学问。《汉书·艺文志》所著录的"神仙"典籍尽管均已亡佚,但从其书名可以看到包括了导引、按摩、服食、金丹等技术。这些技术既为道教所发展,也为中医学所采用。

《神农本草经》是现存最早的本草学著作,大约成书于战国到秦汉时期,其药物分类思想受到了神仙观念的影响。该书将365种药材分为上、中、下三品,其中对上品药的概括是:"上药一百二十种为君,主养命以应天,无毒,多服久服不伤人。欲轻身益气,不老延年者,本上经。"(《神农本草经·序录》)显然,根据《序录》的描述,上品药是有利于追求"不老延年"的神仙之道的。《神农本草经》对上品药物的逐一描述中,也大多记载着"延年""不老""神仙"等功效。今天,延年益寿的养生服食方,仍然是中药方剂的重要组成部分。很多服食方历史悠久,追求不老长生的神仙观念是其方理思想的基石。

(三)道教神灵观念与中医学

道教认为,身体的脏腑、器官都驻守着神灵,即体内神。根据道教理论,这种神灵并不是超自然的存在,而是脏腑精气的神格化,是道教对藏象的特殊理解。成书于东汉的道教经典《老子中经》说:"子欲为道,当先历藏,皆见其神乃有信。有信之积,神自告之也。"道教认为体内神数量众多,司掌各异,在道教炼养中发挥着特殊作用。"历藏",是用存思的方法一一存想体内脏腑的神灵,在存思过程中礼敬他们。道教认为,如果道士的诚心感动了体内神灵,神灵就会将长生之术传授予他们。

道教所建立的体内神灵体系,其实也是独具特色的道教身体观的表现,对后世中医学的医学理论及诊疗思想都产生了影响。以肾脏神为例,《老子中经》说:"两肾间名曰大海,一名弱水。中有神龟,呼吸元气,流行作为风雨,通气四支,无不至者。……中有玄光玉女。玄光玉女者,道元气之母也。"《老子中经》关于肾脏神的描述,如果去除道教特色的想象因素,其实是对肾脏五行之象的生动描绘。在明代《景岳全书》中,有一个方剂名叫"玉女煎",可滋补肾阴,主治"少阴不足,阳明有余"之证。"玉女煎"的命名依据,可追溯到《老子中经》里玉女的说法。事实上,即便是当今中医药的常用方剂中,也有不少方剂名称具有鲜明的道家道教色彩,如"逍遥散""真武汤""真人养脏汤"等,由此可见道家影响中医学之一端。

汉晋之际,道教存思之术有了极大的发展,形成了繁多的种类。成书于汉魏时期的《黄庭经》是又一部重要的存思术经典,对道教养生学和中医学都有着重要影响。唐代女医学家胡愔的《黄庭内景五脏六腑补泻图》,就是一部在《黄庭经》的基础上将中医学与道教炼养理论结合起来的典范。

二、两汉儒学与中医学

阴阳五行思想对汉代的儒学产生了极为深刻的影响,在汉武帝"罢黜百家,独尊儒术"之后,阴阳五行化的儒学也反过来对汉代社会生活的方方面面产生了影响,包括在当时蓬勃发展的中医学。

(一)《白虎通义》的性情学说与中医学

东汉章帝建初四年(79年),朝廷在白虎观召开会议,"讲议五经异同",汉章帝亲自裁决关于经义的异议,形成权威的意见,会议记录由班固整理,写成《白虎通义》一书,简称《白虎通》。《白虎通》以今文经学为基调,大量引用谶纬作为依据,是一部百科全书和权威法典,对社会生活的方方面面做出了规定。

《白虎通》把五行与人的性情关联起来。《白虎通·性情》中说:"性者阳之施;情者阴之化也。人禀阴阳气而生,故内怀五性六情。""性"为阳,"情"为阴,人禀阴阳之气而生,故而既有"性",又有"情"。由汉儒"阳尊阴卑""阳善阴恶"的观点可知,"性"是善的,"情"则有着不善的可能。

《白虎通》把仁、义、礼、智、信五德看作是人的本性的表现,是纯善的,称为"五性"。《白虎通·性情》曰:"五性者何谓? 仁、义、礼、智、信也。仁者,不忍也,施生爱人也;义者,宜也,断决得中也;礼者,履也,履道成文也;智者,知也,独见前闻,不惑于事,见微知著也;信者,诚也,专一不移也。故人生而应八卦之体,得五气以为常,仁、义、礼、智、信是也。"在战国时期儒家思孟学派有一种特别的五行学说,即把仁、义、礼、智、圣看作是五行,其中的"圣"要比"仁、义、礼、智"高一个层次。到了汉代,"圣"被"信"所代替,层次上回归到与"仁、义、礼、智"一个等级。这五种德性,并不单纯只是道德意味的,而是人"得五气以为常"的结果,是得自于五行之气的。

《白虎通》还把"喜、怒、哀、乐、爱、恶"六情,看作是五性的辅助。《白虎通·性情》说:"六情者,何谓也? 喜、怒、哀、乐、爱、恶谓六情,所以扶成五性。性所以五,情所以六者何? 人本含六律五行气而生,故内有五脏六腑,此情性之所由出入也。《乐动声仪》曰:'官有六腑,人有五脏。'"《白虎通》认为六情一方面通于六律,是与天地之气相感应的;另一方面,六情又依托于体内的大肠、小肠、胃、膀胱、三焦、胆等六腑,将六腑作为情志所出入的依凭。

《白虎通》把"五性"与五脏联系起来,从而完成了德之五行与身之五行的关联。《白虎通·性情》中说:"五脏,肝仁,肺义,心礼,肾智,脾信也。"《白虎通》将德之五行与身之五行相配的原理做了详尽的说明。《白虎通·性情》曰:"肝所以仁者何? 肝,木之精也。仁者,好生。东方者,阳也,万物始生,故肝象木,色青而有枝叶。……肺所以义者何? 肺者,金之精。义者,断决。西方亦金,成万物也,故肺象金,色白也。……心所以为礼何? 心,火之精也。南方尊阳在上,卑阴在下,礼有尊卑,故心象火,色赤而锐也。人有道尊,天本在上,故心下锐也。……肾所以智何? 肾者,水之精。智者进止,无所疑惑。水亦进而不惑,北方水,故肾色黑;水阴,故肾双。……脾所以信何? 脾者,土之精也。土尚任养,万物为之象,生物无所私,信之至也。故脾象土,色黄也。"至此,汉儒吸收了当时中医学的思想养料,将五德与五行、五脏相配,一方面从天人合一的角度找到了儒家德目的天人根源,另一方面也把中医学说纳入到阴阳五行为基础的经学体系中。五德与五脏相配的说法,对后世的中医学和养生学产生了长远的影响。

(二)《四民月令》的四时教令与中医学

教化民众是儒家的重要主张之一。《汉书·艺文志》说:"儒家者流,盖出于司徒之官,助人君顺阴阳明教化者也。"在汉代人看来,儒家源出于上古三代管理、教化民众的司徒之官。儒家的职责在于帮助君主理顺天下的阴阳之气,对民众进行教育感化。汉代人的这一观念,也将阴阳五行与民众教化紧密联系起来。

"四时教令"是阴阳家的创造,在汉代被儒家所吸收,成为儒家教化的重要组成部分。司马谈《论六家之要指》称阴阳家"阴阳四时、八位、十二度、二十四节各有教令"。这些教令是根据春生夏长、秋收冬藏的"四时之大顺"所制定的,被统治者采纳用以治理民众。"四时教令"一方面要"敬顺昊天",以对天象规律变化的观察为依据;另一方面要"敬授民时",以指导百姓顺应阴阳消息进行生产生活为落脚点。《月令》是"四时教令"的代表性篇章,被收入西汉时编定的《礼记》中,成为儒家经典的一部分。

崔寔的《四民月令》是"四时教令"的一种,"四民"即士、农、工、商。该书可以看作一部以农事为主的民间生活指南。崔寔是东汉时期的儒学家、政论家。在他的《政论》中曾以理身为喻论述"为国之道":"盖为国之道,有似理身,平则致养,疾则攻焉。夫刑罚者,治乱之药石也;德教者,兴平之粱肉也。夫以德教除残,是以粱肉理疾也;以刑罚理平,是以药石供养也。"阳为德,阴为刑,德教和刑罚,其实是阴阳思想在汉代社会政治中的运用。崔寔主张治国要如理身一般刑德兼备,并恰当地加以运用,如同以药石治疗疾病,以粱肉颐养身体,而不能互换颠倒。《四民月令》称正月"命成童以上入大学,学五经",十一月"命幼童读《孝经》《论语》篇章",说明儒学已经深入了东汉民间教育。《四民月令》今已散佚,只有辑本可观。从辑本中,可以看到中医药已经深入到汉代民众的日常生活中。

按照时节种植和收采药材成为重要的农事活动。汉代民众在二月"可种地黄,及采桃花、茜,及栝楼、土瓜根。其滨山,可采乌头、天雄、天门冬",在三月"可采艾、乌韭、瞿麦、柳絮",五月"取蟾诸",在八月"采车前实、乌头、天雄及王不留行……干地黄",在九月"可采菊华、收枳实",在十月"收栝楼"。中药材需要按照时节收采,才能保证其气力与功效。现存《四民月令》中的记载与孙思邈《千金翼方》"采药时节"尽管略有出入,但大体上是一致的。

按照时节合制药剂成为民众生活的一部分。汉代民众在正月"合诸膏、小草续命丸、注药及马舌下散",在三月"作诸日煎药",在五月"合止利黄连丸、霍乱丸",在七月"合蓝丸及蜀漆丸",在十二月"求牛胆合少小药"(《四民月令》)。其中很多合药习俗在后来一直延续,融入了民俗之中。

"房中"即夫妻生活,是阴阳作用的重要表现形式。"房中"与"医经""经方""神仙"共列于《汉书·艺文志》的"方技略",足见古人的重视。《四民月令》记载了汉代民众对房中生活的节制和禁忌,二月"春分中,雷且发声;先后各五日,寝别外内",五月"阴阳争,血气散;先后日至各五日,寝别外内",十一月"阴阳争,血气散;先后日至各五日,寝别外内"(《四民月令》)。二分二至,是一年中阴阳二气消息变化的节点,在"天人感应"的理论看来,人体内的阴阳血气是与天地阴阳变化相感应的,故而《四民月令》要求民众在二分二至前后对房中生活有所节制。

此外,《四民月令》对民众的时令饮食也提出了建议。如五月"阴气入,藏腹中塞,不能化腻;先后日至各十日,薄滋味,毋多食肥酥"(《四民月令》)。说明当时已经运用中医学理论指导民众的饮食生活。《四民月令》记载了汉代民众顺应时令的变化展开了中医药相关的生产活动,形成了受到中医药影响的生活习惯,民间已经形成了滋养中医药发展的深厚土壤。

(三)《春秋繁露》的阳尊阴卑与中医学

阳尊阴卑是中华传统文化中一个十分重要的思想,是一种根深蒂固的观念,两千多年来对中国人的社会生活产生了极大的影响。它从天道阴阳的高度,对尊卑有序、贵贱有等这一中国古人心目中合理的社会秩序进行了形而上的哲学论证。这一思想充分凸显于《春秋繁露》。董仲舒继而提出"贵阳而贱阴"的观点,形成儒家阴阳思想的宗旨(已具本章第二节),对中医学重阳思想起到锦上添花的作用。

1. 《周易》"天尊地卑"的重阳思想 重阳思想源于人类对太阳的崇拜,基于天地二元生成观,同时产生的即是"天尊地卑"的重阳思想。在《易经》中,六十四卦以乾为第一卦,蕴含着天阳是万物生成的起始、主导、动力。因此,在《易传·系辞》开篇即言:"天尊地卑,乾坤定矣。"又言:"乾知大始,坤作成物;乾以易知,坤以简能。"在天地之气交感化生万物的过程中,天阳为起始,地阴为配属;天阳是变化的始动力,即"乾以易知",易就是变化;"坤以简能",简是简单的顺应、是配合天阳的变化。《周易》对天地之气的定位,在向社会哲学延伸的过程中,直接开启了中国文化以阳为尊为贵的历史。

2. 《黄帝内经》"阳主阴从"的重阳思想 在《周易》影响下,以天地二元观作为重要宇宙起源观的《黄帝内经》,同样也承接了《周易》的"天尊地卑"的重阳思想,并将其践行于医学体系中。《素问》《灵枢》皆以九卷八十一篇定数,即是对老阳之数"九"的重视。《素问·生气通天论》云:"阳气者,若天与日,失其所则折寿而不彰,故天运当以日光明,是故阳因而上卫外者也。"认为如果没有太阳就没有包括天体运转在内的一切运动变化。《素问·阴阳应象大论》载："阳生阴长，阳杀阴藏，阳化气，阴成形"。显然将生命的生长收藏的主导视为阳气。同样，对疾病的认识，亦是将易于伤阳的寒邪作为致病的主要因素，其热病、咳症、痛症、痹症、积症等常见病症，皆是从寒邪进行病因的阐释，如《素问·热论》载："今夫热病者，皆伤寒之类也。"《灵枢·邪气脏腑病形》载："形寒寒饮则伤肺。"《素问·举痛论》言："经脉流行不止，环周不休，寒气入经而稽迟，泣而不行，客于脉外则血少，客于脉中则气不通，故卒然而痛。"《灵枢·百病始生》言："积之始生，得寒乃生，厥乃成积也。"《黄帝内经》对疾病病因的这些定位，也是后世《伤寒杂病论》等确立以温热之品治疗疾病的重要依据。并以太阳的昼夜活动作为类比，论证人体阳气昼夜的消长节律，用以指导养生和治疗。

3.《春秋繁露》"贵阳贱阴"的重阳思想　对于阳尊阴卑，董仲舒立专篇以论述，在承继前贤的基础上，进一步提出"贵阳贱阴"的重阳思想，赋予尊与卑、德与刑等具有政治伦理性质的具体内涵。中医理论体系的构建深受重阳思想的影响，《黄帝内经》倡"阳为主，阴为从"，而历代中医学家的思想观念和学术著作，"阳尊阴卑""贵阳贱阴"的理念均潜移默化地渗透其间。阳尊阴卑是后世生命科学中阳气理论的源头，这充分彰显于明代的温补学派之医学渊薮，代表人物张介宾《类经图翼·大宝论》有"天之大宝只此一轮红日，人之大宝只此一息真阳"经典论述。《类经附翼·医易义》载："故圣人作易，至于消长之际，淑慝之分，则未尝不致其扶阳抑阴之意，非故恶夫阴也，亦畏其败坏阳德，而戒伐乎乾坤之生意耳。以故一阴之生，譬如一贼，履霜坚冰至，贵在谨乎微，此诚医学之纲领，生命之枢机也。"其扶阳抑阴之意，经清代喻嘉言、黄元御等人的补充和发展，逐渐完善为一种独特的治病方法。自清代刘止唐敢为天下先，首开显扶阳义理并用之于临床，常起沉疴于桴鼓之间，后世尊其为中医扶阳学派之开山祖师。清末蜀医郑钦安亲炙其学，所著《医理真传》《医法圆通》《伤寒恒论》，以"坎中一阳"立先天之体极，以"火"立后天之用极，体用分明，先后并茂，贯穿医学三书，此"以极为归"之真义，如一轮红日，喷薄而出，终成扶阳一派之体统，后世誉为"火神派"。无论是温补学派，还是扶阳抑阴之"火神派"，其学术之根虽源于《黄帝内经》的重阳思想，亦无不受《春秋繁露》"阳尊阴卑""贵阳贱阴"主旨的熏陶，可知两汉儒学对中医学影响之一斑。

三、两汉的天地之学与中医学

两汉时期，中国的科学技术获得了长足的发展，天文学、地理学、数学、化学、医学等都取得了巨大的成就。中国传统的科学技术思想是与中国哲学思想水乳交融的，哲学为科学技术的发展提供理论基础和思维方式，科学技术的发展又反过来影响和塑造了哲学。汉代著名的科学家、哲学家，在做出科学成就的同时，在哲学上也很有造诣，比如张衡。

汉代天人感应思想的发展，同汉代天文学、地理学的发展有着密切联系。汉代科学家仰观天象，俯察地理，在对天与地的探索中，形成了深刻的思想，为"天人感应"理论的展开奠定了思想基础，影响了中医学的身体观。

（一）"盖天说"与中医身体观

对宇宙结构的探讨，是天文学的一个重要问题。中国古代天文学所主张的宇宙结构模式主要有"盖天说""浑天说"和"宣夜说"三种。汉代天文学家基于对天象的细致观察，在气论和阴阳五行说的基础上，对这三种宇宙结构的学说都进行了丰富和发展，形成了一定程度上的合理解释，从而为"天人感应"思想的展开提供了理论依据，对中医学理论产生了积极的影响。

早期的盖天说是"天圆地方"说，在中国有着极其久远的思想源流，可以追溯到文字尚未形成的上古。这种盖天说认为"天圆如张盖，地方如棋局"，圆穹状的天覆盖在方形的大地

笔记栏

上。这种说法对中医学的身体观产生了极其深刻的影响,如《灵枢·邪客》中就说:"天圆地方,人头圆足方以应之。"《晋书·天文志》对汉代发展的盖天说的结构做了记述:"天似盖笠,地法覆盘,天地各中高外下。北极之下为天地之中,其地最高,而滂沱四隤,三光隐映,以为昼夜。"天的形状像一个盖笠,地的形状像一个倒扣的盘子。天地都是中间高、周围低,北极处在天地的中央,是天地的最高点。成书于汉代的《周髀算经》将北极所在的区域称为"璇玑":"璇玑径二万三千里,周六万九千里,此阳绝阴彰,故不生万物。"在《黄帝明堂经》中,任脉有璇玑穴,其命名显然与盖天说所描述的璇玑有所关联。

(二)"经水"与中医经络观

地理学在汉代有着长足的发展。这一方面得益于社会经济文化的进步,另一方面也是由于汉代疆域辽阔,两条丝绸之路又延伸到了域外,为地理探索打开了广阔的空间。汉代地理学家对地理的描述、勘测,以及科学仪器的制作都达到了相当高的水平,甚至出现了"候风地动仪"这样的划时代发明。

在《汉书·艺文志》的分类中,地理学属于《数术略》的"形法"一类,著名的古代地理著作《山海经》就收录于此类中。《汉书·艺文志》说:"形法者,大举九州之势以立城郭室舍形,人及六畜骨法之度数、器物之形容,以求其声气贵贱吉凶。犹律有长短,而各征其声,非有鬼神,数自然也。"在汉代人的观念中,形法之学与研究天象的天文之学相对,主要研究大地上事物的形容和度数。山川地理之形法与人、六畜、器物之形法是同类相通的。这种对形法的探究排斥了鬼神的因素,所依据的是事物形态容貌的自然呈现,无疑具有科学意义。

《黄帝内经》在论述经络时,认为人体十二经与大地上的十二条主要水系相合。在与黄帝的对话中,岐伯说:"足太阳外合于清水,内属于膀胱,而通水道焉。足少阳外合于渭水,内属于胆。足阳明外合于海水,内属于胃。足太阴外合于湖水,内属于脾。足少阴外合于汝水,内属于肾。足厥阴外合于渑水,内属于肝。手太阳外合于淮水,内属于小肠,而水道出焉。手少阳外合于漯水,内属于三焦。手阳明外合于江水,内属于大肠。手太阴外合于河水,内属于肺。手少阴外合于济水,内属于心。手心主外合于漳水,内属于心包。"(《灵枢·经水》)这就是所谓"经脉十二者,外合于十二经水,而内属于五脏六腑"(《灵枢·经水》)。显然受到了汉代地理学的影响。岐伯认为,上述的"清水""渭水"等十二条水系,都是"外有源泉而内有所禀",是"内外相贯,如环无端",运转不穷的。人体中的十二经络外与十二条水系相合,以之为泉源,内又与五脏六腑相属,如此才能形成生生不息的气血运行。事实上,医家对腧穴的命名也大量运用了地理名词,如溪、谷、渊、泉、丘、陵等。这些其实都是"人与天地相参"的天人观念的具体表现。

（魏孟飞　杨卫东）

复习思考题

1. 司马谈所论述的道家要旨是什么?
2. 分析《老子河上公章句》如何汇通治国与治身。
3. 简述董仲舒天人学说的主要内容。
4. 简述王充的元气自然论。
5. 简述《春秋繁露》的"阳尊阴卑"与中医学。

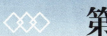

第六章

魏晋玄学和道教哲学

学习目标

1. 了解玄学产生的时代背景、主要观点及历史意义；道教与中医学、中药学的相互关系。

2. 掌握王弼、裴颇以及郭象等玄学家们的哲学思想；以葛洪、陶弘景为主要代表的道学家兼医家的哲学观点。

魏晋玄学是汉代经学衰微之后出现的一种新的思想文化的理论形态，以《老子》《庄子》《易经》"三玄"为主题，表现出援道入儒、用道释儒的特点。魏晋玄学以"贵无"为宗旨，在其影响下，主要经历了以何晏和王弼为代表的正始玄学，以阮籍和嵇康为代表的竹林玄学，以及以向秀和郭象为代表的西晋玄学三个阶段。

在哲学思想上，玄学从汉代的宇宙论转向本体论，提出了有无、本末、言意、名教与自然等哲学范畴。其中有无这对范畴是最根本的。何晏、王弼共同奠定了玄学"贵无"的宗旨。贵无论虽源于道家，但它重视的已不再是宇宙生成的过程，而是理想人格的本体问题。

在政治思想上，玄学开展了名教与自然的关系问题的探讨。王弼主张"名教本于自然"，嵇康主张"越名教而任自然"，鲜明地表现了玄学的特色。最后，郭象把名教等同于自然，实施名教统治就是"任自然"。郭象力求在必然中找到自由，在现实中找到超越，这是人类精神的本质所在，也是哲学思维的永恒课题。

名教与自然的关系，是魏晋玄学经常讨论的问题之一，也是嵇康政治思想的核心。何晏、王弼把道家的"自然"与儒家的"名教"相结合，认为名教出于自然。嵇康则强调"自然"与"名教"的对立，他认为六经与礼法都是统治者用来束缚人性的工具，只有恢复人的本性，才能符合自然的规律。在自然与名教的关系上，嵇康大胆提出"越名教而任自然"的主张。这里的自然不是王弼讲的宇宙本体"无"，而主要讲的是人的自然的心态和自然的本性。由此他提出了"越名任心"的思想，即要超脱名教的束缚，使人心得到自由。这一思想具有强烈的反儒倾向，反映了当时正直的知识分子实现精神自由的强烈要求。他们之所以要"越名教而任自然"，是因为他们反对司马氏标榜"以孝治天下"的名教思想，所以他们在政治上与司马氏保持着对立。

玄学家们的贡献，与其说是对名教思想的批判，不如说是将对儒家思想的批判上升到哲学的高度。这就是"贵无"思想的提出，以及从哲学本体论入手，对人生意义与价值问题所进行的思考。

第一节　王弼的"贵无论"

王弼，字辅嗣，生于公元 226 年，卒于公元 249 年，是魏晋玄学的创始者之一。其著作有

《周易注》《周易略例》《老子注》《老子微旨略例》和《论语释疑》。

何晏、王弼是玄学的倡导者,因其世界观和思想学说基本一致而并称"何王"。玄学体系的建立,是从何晏、王弼以道家思想注解儒经的方式开始的。王弼玄学的根本思想是"以无为本,以有为末"。

一、"以无为本"的本体论

（一）"以无为本,以有为末"

王弼的整个哲学体系不用经学和谶纬,也不再用天人感应目的论作为理论根据,而是采用了思辨哲学的形式,以讨论宇宙本体问题作为其哲学体系的核心。王弼认为,万有统一于一个共同的本体,即"道"(或者"无")。世界万物之所以能存在,就是因为有这个本体,多种多样的世界万物,就是这个本体的表现。这就是所谓"天地万物皆以无为本"(《晋书·王衍传》),王弼的哲学体系就是从各个方面来论证这个命题的。

1. 以"有、无"关系论证"以无为本"　王弼认为,世界上形形色色的万物(有)只是现象(末),而在这些现象中,有一个本原决定着万有的存在。《老子注》第四十章说:"天下之物,皆以有为生;有之所始,以无为本;将欲全有,必反于无也。"即天下万物都是具体存在着的事物,他们之所以是那个样子,是因为由"无"作为本体;如果万有要保全自己,必须返归于"无"。为什么呢? 王弼认为,任何具体的事物(有)都不能作为另外一个具体事物的本体,更不能是整个宇宙的本体。因为事物总有其规定性,因为有其规定性,就不能成为万有共同存在的依据,所以,万有的本体只能是无形无象的"无"。和王弼同时的另一个主张"以无为本"的玄学家何晏认为,就声音说,如果是宫就不能是商,是角就不能是羽,因此最根本的声音就是"无声"。"无声"是各种声音的根本。就颜色说,也是如此,因此"无色"是各种颜色的根本。王弼等人的所谓的"无"并不是空无,而是世界万物的无形无象的本体。他曾这样来说明这个本体:"欲言无邪? 而万物由以成。欲言有邪? 而不见其形。"(《老子注》第十四章)在王弼、何晏看来,正是这个没有任何规定性的"无",才决定了具有各种规定性的"有"的存在和发展。

2. 以"一、多"关系论证"以无为本"　为了论证世界万物由本原作为本体来统一它们,因而又从"一"和"多"的关系方面来论证"以无为本"。他认为万有是多种多样的,不能自己治理自己,必须有一个"至寡"的本原来统率它们,世界才有秩序。《周易略例·明象》说:"众不能治众,治众者至寡。""少者多之所贵,寡者众之所宗。"所谓"至寡",王弼认为就是"一"。"一"又是什么? 他在解释老子的"道生一"时说:"万物万形,其归一也。何由致一,由于无也。由无乃一,一可谓无。"(《老子注》第四十二章)这就是说,"一"即"无",用"一"来统"众",也就是用"无"来统"万有"。

3. 以"动、静"关系论证"以无为本"　王弼还从动静的关系来论证天地万物以无为本。他认为,万有是有形有象的,千变万化的。这样它就不能永恒存在着,不能永恒存在的事物就不能是根本的。"无"则是无形无象、不动不变的,它是永恒存在的,所以是绝对的,是万物的根本。《周易·复卦注》曰:"复者,反本之谓也。天地以本为心者也。凡动息则静,静非对动者也;语息则默,默非对语者也。然则天地虽大,富有万物,雷动风行,运化万变,寂然至无,是其本矣。"这是说,世界万物是千变万化的,对不变来说,变化是相对的,不变才是绝对的。所谓"动""语"不过是"静""默"的变态,终究要归于静默。因此,人们应在"动"的现象中看到本体的常静,于动中求静,这叫作"反本"。

4. 以"体、用"关系论证"以无为本"　值得注意的是,王弼首次引入了"体"与"用"的范畴,用来解释"无"与"有"的对立。《老子注》第三十八章说:"故虽德盛业大,富有万物,犹各得其德。……万物虽贵以无为用,不能舍无以为体也。"意思是说,盛德大业是道德作用和再现,而道德根本是无。他还说:"德者,得也。常得而无丧,利而无害,故以德为名焉。何以得德？由乎道也。何以尽德,以无为用。以无为用,则莫不载也。"这里反复提出"以无为用",说明"有"只是"无"的发动,而最高的绝对本体是无,相对于有来说,不具有统辖的意义。无与有的体用关系,在他看来,就是本与末、母与子的关系。《老子注》第五十二章说:"母,本也;子,末也。得本以知末,不舍本以逐末也。"《老子注》第五十七章又说:"夫以道治国,崇本以息末。以正治国,立辟以攻末。"王弼在这里将本与末、母与子对立起来,说明无论是治国,还是应对世间任何事情,都应该"崇本以息末",而不是"舍本以逐末"。

王弼对"万有"存在的依据、世界统一性的考察,从思维水平来说,超过了老子的宇宙生成论。老子提出"天下万物生于无,有生于无"的思想,是属于宇宙生成论哲学。王弼的玄学则进入了探究世界本体论的问题,这标志着中国古代哲学的理论思维有了进一步提高。

（二）"名教本于自然"

两汉以来,以儒家"名教"为核心的统治思想,在实际政治生活中暴露出不少弊病。汉末一些思想家,如王符、崔寔、仲长统等对当时的政治制度、伦理道德等都进行了不同程度的揭露和批判。封建的统治制度是否合理？怎样才能更有效地巩固地主阶级对农民的统治？以王弼为代表的玄学,提出了"名教本于自然"的观点。

1. 万物皆以自然为本　王弼认为,宇宙天地万物皆以自然为本,有自然之性,而人类社会包含于天地万物之中。一切法则,同样以合乎自然为出发点,而建立在国家基础上的一切秩序、制度、等级、道德、伦理等也都是自然的产物,这样就要求统治者必须按照自然之性治理人事、协调社会各种关系,使君臣、父子、夫妇这些等级尊卑关系,也能如天地自然一样和谐顺畅,更好地发挥其功用。王弼的"名教本于自然",其实质是在理论上为封建门阀制度的继续存在寻找合理性。

2. "名教本于自然"　王弼之所以要讲"本无末有"的宇宙本体论哲学,其目的是要解决名教与自然的关系这个现实的理论问题。宇宙的本体为无,这是讲自然的本性或本质,而名教则属于万有的范畴,是属于"末有"的现象,因此,名教应当是本之于自然的,以自然为自己存在的依据的。如果名教脱离自然,那只能是虚假的浮华的无根的草木。"无"既然是无任何规定性的事物,那么,它只能是无为的、无名的、无欲的,即是原初最素朴的事物。因此,只有建立在这一原初最质朴的无为、无名、无欲基础上的名教才是最真实的名教。反之,争名逐利的名教,就是虚伪浮华的名教。由此可见,王弼的"以无为本,以有为末"的"贵无派"玄学,其目的就是要融合儒道思想,试图把儒家的名教建立在道家的崇尚自然的哲学基础之上,以克服汉代以来所造成的名教的虚伪浮华的弊病。

3. "无为而治"　王弼认为,对任何事物都应采取"无为"的态度,不仅统治者应该"无为",被统治者也应该"无为"。从统治者说,"行无为之治",才能达到"无不为"的目的。王弼主张"无为",其目的是通过"无为"的宣传,从根本上杜绝社会上的争夺和倾轧,以达到他心目中的理想社会。所以,王弼在《老子微旨略例》中说:"闲邪在乎存诚,不在察善;息淫在乎去华,不在滋章;绝盗在乎去欲,不在严刑。"要防止社会产生"邪恶",不能在它发生之后再用严刑去制止,而要在它发生之前就把它消灭掉。这种办法称为"崇本以息末",就是说使人们过着无知无欲,安分守己的生活,这样,仁义、刑罚的作用也就自然而然地发挥出来了。

王弼的思想,表现出了董仲舒以来所提倡的儒家学说经过汉末农民革命的打击后,已经发生了动摇。于是,封建统治阶级不得不寻找新的统治思想,以适应历史的新变化。

二、"得意忘象"的认识论

"得意忘象"的代表人物是王弼。他是在讨论《周易》中的言、象、意的关系问题时提出此看法的。由于他是以老庄解易,所以他的思想明显地受到老庄关于语言看法的影响。老子有"知者不言,言者不知"的说法。庄子则明确提出"得意忘言"的思想。

王弼的认识论是在他的本体论的基础上建立起来的。他认为,认识的目的在于把握世界的本质"道",即世界的本体,而本体无形无象,不能直接把握,必须通过物象才能接近。所以,追求真理的认识既不能超越物象,又不可执着物象,王弼结合对《周易》的研究,通过分析《周易》的卦意、卦象和卦辞的关系,提出了"得意忘言""得意忘象"的主张。

既然宇宙的本体是一个没有任何规定性的"无",那么,人们又怎样才能认识它呢?王弼认为,"无"既是无名,也就不能靠寻常的感觉和理性的思维来认识,只能意会而不可言传。如何意会呢?王弼提出了"得意忘象""得意忘言"说,即得意在忘象、忘言的思想。他认为一切"象"皆是"意"的外在表现,而一切"言"都是用来说明"象"的,因此把握"言",是为了把握"象",把握"象",是为了把握"意"。在这里"言"和"象"都只是得"意"的工具而已,因此得到了"意"就应抛弃"言""象"这些工具。

从肯定语言的作用是用来表达意义这个前提出发,王弼提出了他对言意问题的看法。王弼在《周易略例·明象》中说:"夫象者,出意者也;言者,明象者也。尽意莫若象,尽象莫若言。言生于象,故可寻言以观象;象生于意,故可寻象以观意。意以象尽,象以言著。故言者所以明象,得象而忘言;象者所以存意,得意而忘象。犹蹄者所以在兔,得兔而忘蹄;筌者所以在鱼,得鱼而忘筌也。"这段话包含了两层意思,一是意义的传达与表达必须通过语言;二是如何通过语言把握意义。在这个问题上,王弼一方面承认对意义的理解离不开语言,另一方面,又认为对意义的把握最终要超越语言。只有超出有限的"言"与"象",才能真正得到无限宇宙的真谛。这就是王弼的得意在忘象、忘言的思想。由此看来,王弼对言意问题的看法是辩证的,他既承认意义的表达要借助语言,同时,又要摆脱语言的牢笼和羁绊。这一思想在中国哲学史方法论上具有重要的意义。

三、"静为躁君"的运动观

王弼在动静观上,则是以静为本,以动为末。他主张静止是根本,运动是末枝;运动是表面现象,静止才是事物的本质。《老子注》第十六章说:"凡有起于虚,动起于静,故万物虽并动作,卒复归于虚静,是物之极笃也。"其意思是万有生于虚无,运动生于静止,天地万物,雷动风行,变化万千,但都是相对的现实世界,最终总要恢复到虚无和静止,因为虚和静是万物的根源和归宿。

王弼承认有变动,但他认为一切变动只是静(不变)的特殊状态,是静的表现形式。他说:"复者,反本之谓也。天地以本为心者也,凡动息则静,静非对动者也;语息则默,默非对语者也。"意思是动到最后总要静下来,但静却不是对动而言,并非由于与动相比较而存在,静止是绝对的、永恒的。同样地,"语"是相对的,"默"是绝对的,讲话发音是默然无声的暂时打破,前者是后者的特殊表现形态,最终要归于静寂。总之,运动只不过是静止派生出来的一种暂时的物象,静止才是世界本体。王弼这一观点与事物的实际情况恰恰相反,它不是辩证法,而是形而上学。王弼的形而上学观点,正是为论证他的"无"的本体服务的。如果能通过变化万千的物象,认识到静是动的根源,也就等于把握住了世界的本体。本体"无"即静,是天地的核心。这与他的唯心主义本体论的观点相一致。

王弼认为,静止不仅是运动的产生者,而且是主宰者。《周易·恒卦注》说:"夫静为躁君,安为主动。故安者,止之所处也;静者,可久之道也。"在他看来,安定静止统辖着一切运动变化。由此,他导出如下的政治哲学原则,即实行"无为",以静制动,以一统多,以不变应万变。这是对付社会动乱,求得"可久之道"的根本原则。如果"离其清静,行其躁欲,弃其谦后,任其权威,则物忧而民僻,威不能复制民,民不能堪其威,则上下大溃矣"(《老子注》第七十二章)。为了避免激化矛盾以至"上下大溃",王弼认为,最重要的就是要实行"无为"政治。当然,他所谓"无为",并不排斥"有为",只是要以"无为"来统治"有为"。用他的话说,则是"天地任自然,无为无造,万物自相治理","无为于万物,而万物所适于所用"(《老子注》第五章),一切既生于"自然",就要合于"自然"。所以,这里的"无为"实际上是"自然无为"。王弼提倡"无为"这一政治原则,其目的是要维护封建统治。这种主静哲学,深刻反映了当时士族统治者"临深履薄,惧祸之及",企图缓和矛盾,消除动乱,逃避危机的心态。

第二节 裴頠、郭象的哲学思想

裴頠,字逸民,生于公元 267 年,卒于公元 300 年,主要著作有《崇有论》。据《晋书·裴頠传》记载,他"弘雅有远识,博学稽古,自少知名"。裴頠虽出身魏晋士族,但却深深担忧玄学"贵无论"倡导"不遵礼法,尸禄耽宠,仕不事事"所带来的不良社会风气,因此在思想上坚决反对王弼的"贵无论"。

一、裴頠的"崇有论"思想

裴頠的"崇有论"思想,主要是针对王弼"贵无论"提出来的。他从以下方面批判了王弼"以无为本"的思想。

(一)裴頠"崇有论"是对王弼"以无为本"的批判

裴頠首先反对在现实世界之外另有一个本体。《崇有论》指出:"夫至无者,无以能生,故始生者,自生也。"也就是说,"有"之所以发生,并非另外有一个事物使它成为"有",而是它自有的,即所谓"始生者,自生也"。事物都是有形有象的,所以,有形有象也就是事物的本体。裴頠进一步对"无"也做了解释。他认为,"有"的存在就是其本体,"无"不过是"有"的一种消失了的状况。这个观点从根本上否定了王弼"以无为本"的观点。

在王弼看来,个体事物总是有其局限性的,不能自存。万有必须以"无"为其本体,才能存在,所以,整个万有都以"无"为自己存在的根据。裴頠在《崇有论》中驳斥了这种观点,他说:"夫总混群本,宗极之道也;方以族异,庶类之品也;形象著分,有生之体也;化感错综,理迹之原也。"也就是说,整个万有本身就是最根本的"道",即他把宇宙的全体看成由万物本身所构成。裴頠在这里说明了作为世界根本的"道",就是万有自身,"道"无非指万有的总和,离开万有也就没有"道"。这就从世界的统一性问题上否定了王弼"以无为本"的观点。

王弼还把事物的规律和事物本身割裂开来,从而把规律("理")看成是本体"无"的产物。事物的规律是某种超事物本体决定的呢? 还是事物自身所固有的呢? 裴頠主张后者。他认为万物的变化和错综复杂的关系是寻求事物规律的迹象的根据,也就是说,他认为规律是表现在事物的变化和相互作用之中的。裴頠进一步指出,事物变化的形迹之所以可以寻求,是因为有个"理"在其中,这就驳斥了王弼到万有之外去寻找事物变化根源的唯心主义本体论。

王弼的唯心主义本体论的一个重要的观点是:万有都是质的规定性,即"皆有其母",就是说,必须有一个事物作为万有的本体,万有才能共存。裴頠则用万有互相支持的观点,驳斥了王弼的这种理论。《崇有论》说:"夫品而为族,则所禀者偏,偏无自足,故凭乎外资。""资"是依靠、条件的意思。万物有不同的类别,每一类别都有一偏(特点),所以,万物之间都有相互依靠。他认为,每一个具体的事物都是全体的一部分,都有其规定性,需要依靠别的事物作为其存在的条件。每个事物的存在,总是同其他事物联系在一起的,万物之间互相

笔记栏

资助,互相依靠,就是自己存在和发展的根据。这是一个非常重要的唯物主义的观点。

总之,裴頠在反对"贵无论"的斗争中,阐明了世界上唯一存在着的就是"有",即个体事物,具体的"有"都是有条件的,是互相依靠的,不需要一个"无"的本体支持它们。这是裴頠的《崇有论》对古代唯物主义思想发展做出的重要贡献。

(二)裴頠"崇有论"的局限性

裴頠作为魏晋时期的哲学家,在哲学史上是具有重要地位的,这主要是由于他大体上回答了王弼等"贵无派"所提出的哲学方面的问题,并给予了唯物主义的说明。但是裴頠的思想仍然有很大的局限性。裴頠的"崇有"是从肯定现实的封建统治出发的,他认为既然要巩固封建统治,那就要承认这个现实社会的现实性;既然要承认这个现实社会的现实性,就应在这个范围内有所作为。因此,他在哲学上就反对在现实的世界之外去找一个本体世界。但我们知道,裴頠所讲的"有",不仅指自然物,也包括社会生活中的事物,如封建礼教等。因此,他从"崇有论"出发,又肯定了贵贱等级的合理性,为封建等级制度做了辩护。郭象正是从"有"的这个方面发展了裴頠的思想。

除上述局限性外,还有他当时认识上的局限性。他只看到个体事物的实在性,在反对唯心主义本体论的同时,又回避了世界统一于物质性的问题,从而认为事物都是"始生者,自生",否认了个体事物之间的转化,从而陷入了形而上学。这种观点,后来被郭象发展为"独化"说。

二、郭象的"独化"论自然观和"无为"的政治观

郭象,字子玄,生于公元252年,卒于公元312年,经历了整个西晋王朝的统治时期。据《晋书》本传记载,他"少有才理,好《老》《庄》,能清言。太尉王衍每云:'听象语,如悬河泻水,注而不竭'"。

(一)"独化"论自然观

郭象哲学思想的核心是"独化"说。他用"独化于玄冥之境"的观点,说明世界天地万物的生成、变化,以及万物之间的相互关系。

1. "独化" 郭象对于"无"的看法,既不同于王弼那样把"无"看作是天地万物的"本",也不同于裴頠那样把"无"看作是"有之所谓遗者也"。他在《庄子·在宥》注曰:"夫庄老之所以屡称无者,何哉?明生物者无物,而物自生耳。"在《庄子·知北游》注曰:"非唯无不得化而为有也,有亦不得化而为无矣。是以夫有之为物,虽千变万化,而不得一为无也。"就是说,"无"不是相对于"有"而言的。"无"仅仅是说明天地万物的生成没有任何事物作为它的根据,是"自生"的。郭象概括他对于天地万物生成的主要观点是:"上知造物无物,下知有物之自造。"(《庄子·序》注)对于天地万物"自生""自造"的情况,郭象是用"独化"这个新概念来进行概括的。

2. "独化"的两层含义 郭象的"独化"说有两方面含义:一方面,天地万物的生成和变化都是自然而然的。他在《庄子·齐物论》注曰:"万物必以自然为正,自然者,不为而自然者也。"在《庄子·天运》注曰:"(天)不运而自行也,(地)不处而自止也,(日月)不争所而自代谢也。皆自尔。"就这方面来说,它具有反对宗教神学"造物主"的意义。另一方面,天地万物的生成、变化都是各自独立、互不相关而突然发生的。这显然具有严重的神秘主义色彩。

郭象所谓"突然而自得""忽然而自尔",是要说明天地万物的生成、变化是没有任何原因和根据的。根据他的"独化"说推论下去,在逻辑上的必然结论是:世界万事万物的发生和变化都是杂乱无章、无规律可循的。这与客观事实是不相符的,也是与郭象所要论证的封建门阀士族统治秩序合理性的愿望相违背的。因此,他又提出一个"玄冥之境",让"独化"在

"玄冥之境"中进行。这就是他所谓的"独化于玄冥之境"。

3. "独化于玄冥之境"　"玄冥"是《庄子》书中原有的一个术语,用以描述一种混沌不分的状态或一种不知不觉、不分是非、不分彼此的精神境界。郭象对"玄冥"的解释与《庄子》不同。他在《庄子·大宗师》注:"玄冥者,所以名无而非无也。"按照郭象其他各处的说明,所谓"名无而非无",似乎是说天地万物的生成、变化是自然而然的,但这种自然而然也不是没有一种决定的因素。所谓"玄冥",玄指黑暗,冥指蒙昧,"玄冥"就是万物混同,没有差别,各个独立的事物,归根到底又是没有任何差别。这就是他的"独化于玄冥之境"。

郭象认为,他所说的天地万物的"独化",就个体来讲是突然的、无原因的、互不相关的,但就世界整体来讲,它们又是互不可缺的。他在《庄子·大宗师》注:"故天地万物凡所有者,不可一日而相无也。一物不具,则生者无由得生,一理不至,则天年无缘得终。"他认为,必须肯定天地万物的这种和谐和互不可缺的世界秩序。但是,这种和谐和互不可缺的世界秩序是由什么来决定的呢? 郭象不承认有主宰者存在,因此,他只能把这种决定的力量归之为所谓的"命"或"理"。

因此,郭象所谓的"玄冥之境",在某种意义上说,也就是"惟命之从"。也就是说,郭象虽然否定了造物主,却搬来了一个决定天地万物生成、变化,决定天地万物在整个世界中的地位和本性的"命"或"理",是指一种统摄一切具体事物,而为事物自身所无法违抗的一种神秘力量。所以,其哲学思想具有客观唯心主义的性质。在一定意义上说,也开创了宋明理学的先河。

(二)认识论上的不可知论

"独化"说在认识论上是不可知论,这是从他的"独化"说中必然导出的结论。根据其"独化"说,天地万物的产生和变化,都是无缘无故地冒出来的,既无因可究,也无理可循。他在《庄子·天运》注:"夫物事之近,或知其故。然寻其原以至乎极,则无故而自尔也。自尔则无所稍问其故也,但当顺之。"意即对于事物,近者或许还能知道它的一些原因,如果追根究底,那都是没有任何原因而自己就如此的。既然自己如此,也就用不着去追问它的原因了,只要顺着它就行了。也就是说,客观事物的产生既然没有任何原因,就无法认识,也无须去认识它。同时,郭象又认为,人的认识能力和范围也是有限的。他在《庄子·大宗师》注:"夫知之盛也,知人之所为者有分,故任而不强也,知人之所知者有极,故用而不荡也。"人的认识"有分""有极",所以要"任而不强""用而不荡",从而从根本上否定了人的主观能动性。

(三)"无为"的政治观

郭象的哲学思想是为西晋门阀士族地主阶级统治秩序的合理性进行论证的,这在他的社会政治理论中得到了充分的体现。

郭象在政治理论方面大力鼓吹所谓"无为",但与老庄道家所说的"无为而治"有很大的不同。他在《庄子·天道》注:"率性而动,故谓之无为。"或注:"然各用其性,而天机玄发,则古今上下无为,谁有为也。"这就是说,只要在本性范围之内活动,就是"无为"。又注:"夫工人无为于刻木,而有为于用斧;主上无为于亲事,而有为于用臣。臣能亲事,主能用臣;斧能刻木,而工能用斧。各当其能,则天理自然,非有为也。"郭象把所谓的"各当其能"的有为活动,说成是"无为",这是一种诡辩。郭象这种诡辩的目的是要证明:门阀士族集团对劳动人民的统治完全是"用其性""当其能"而已。因此,这种统治也是完全合乎"天理自然"的,而不是封建统治者强加在劳动人民头上的,即"非有为也"。

郭象认为,封建君主制是天道、人治的必然,不可易移。同时又说,只有贤者才能当君主。君主统治臣民,是由为君主者的本性所决定的。因此,不论君主如何有为,从事于统治臣民的活动,也是合于"天理自然"的"无为"。

郭象用他的理论证明君主统治的合理性,同时也就论证了被统治者的受统治也是合理的。这就是他所鼓吹的"安命论"。他认为,万物都有其合乎"天理"的自然本性,只要各安其性,就能满足。相反,如果"臣妾之才而不安臣妾之任,则失矣"(《庄子·齐物论》注),就会造成"以下冒上,物丧其真,人忘其本"(《庄子·齐物论》注)。这里,郭象肯定安命论,完全是一种愚民的理论,其目的是要人们陶醉在自我的本分之中,从而使贤愚贵贱、君臣上下的封建等级统治地位适当,使封建君主的统治安乐而无忧患。

郭象的政治理论在极力维护封建等级秩序的同时,还有一个重要的特点,就是他把封建的仁义道德归结为人的本性所固有。因此,他认为,服从封建名教也就是顺从"天理自然"的本性。他反对把仁义说成是外在的事物,也反对追求所谓的仁义的行为。也就是说,仁义本来就是人的本性中所具有的,遵守仁义道德是人的本性。他还以牛马做比喻说:"牛马不辞穿落者(即络马首,穿牛鼻),天命之固当也。苟当乎天命,则虽寄之人事,而本在乎天也。"(《庄子·秋水》注)郭象把封建统治的锁链从外部搬到了人的本性之中,所以他的这套理论比王弼的贵无论和裴頠的崇有论更能维持魏晋时期门阀士族的政权。

三、郭象的因果各自成体的形而上学

在方法论上,郭象的"独化"说进一步发展《庄子》的相对主义到绝对主义,并充分运用各种诡辩方法,是一种形而上学的思维方法。

(一)否定事物的差别

郭象"独化"说的重要内容之一是讲世界上每一个具体事物都是单独、孤立地在那里发生、变化,不需要任何条件,这明显是一种形而上学的思想。

郭象发展《庄子》的相对主义理论,从根本上否定事物的差别。他与《庄子》否认现象的差别不同,他先承认事物现象的差别是"各有本分",再进而用"自足其性"否认事物质的差别。他在《庄子·齐物论》注:"苟各足于其性,则秋毫不独小其小,而大山不独大其大矣。"即如果从事物各自的本性来看,是无所谓大小的。万物只要"各足于其性",一切大小、寿夭等的差别,都会融在"并生""同得"之中。但是,他之所以否定事物的差别,恰恰是为了要论证事物之间的差别是绝对的,论证各个具体事物所处的地位、所具的本性是永远不能改变的。如他在《庄子·齐物论》注:"若天之自高,地之自卑,首自在上,足自居下,岂有递哉?"又注:"性各有分,故知者守知以待终,愚者抱愚以至死,岂有能中易其性者也?"实质上,这是以主观上的"足性"来取消客观上的差异,具有主观主义倾向。在这里,郭象通过否定差别而把差别绝对化,其政治目的是很明显的。

(二)强调变化运动

郭象的"独化"说也是十分强调变化运动的。在他论述变化运动的思想中,也透露出一些有意义的合理因素。如他在《庄子·齐物论》注:"日夜相代,代故以新也。夫天地万物,变化日新,与时俱往,何物萌之哉?"他肯定事物变化运动是以"新"代"故"的"日新"过程,而且这种"日新"过程是没有主使者的。他强调社会礼法应因时而变,适时之用等。但是,他大讲事物的变化运动,其最终结论却是证明了事物的不变和永恒存在。以运动变化来证明事物的永恒和不变,这似乎是不可理解的,然而郭象确实是这样来论证的。

(三)否认事物之间的因果必然联系

郭象的形而上学思想还表现在他根本否定事物之间的因果必然联系方面。这也是他"独化"说在方法论上的一个必然结果。他的"独化"说认为,既然万事万物皆是孤立的,互不相关的,那么,事物的唇齿相依的关系也不存在。他在《庄子·齐物论》注:"唇齿者未尝相为。"唇齿只是自己为自己,彼此并没有什么联系。他认为生死之间也没有什么联系,它们之间也是相互孤立的现象。

郭象提出,世界上万事万物都是独立的个体,自生自长,相互之间毫无联系。它们的同

时出现或前后相继出现,也只是偶然的巧合,而无必然的因果联系。这种思想方法,突出地表现在他对生死问题的论述上。他在《庄子·知北游》注:"夫死者独化而死耳,非夫生者生此死也。生者亦独化而生耳。独化而足,死与生各自成体。"他把生与死说成是毫不相干的两件事情,是"各自成体"的。这是典型的形而上学观点。

郭象不仅片面夸大事物的独立变化,甚至进一步把事物的独立变化说成是决定事物之间关系的根本原因。这就如他在《庄子·大宗师》所注:"夫相因之功,莫若独化之至。"把"独化之至"凌驾于"相因之功"之上,这就完全否定了事物之间的因果联系,从而倒向形而上学。

第三节　道 教 哲 学

道教是中国本土宗教,是以追求长生不死的信仰为核心的宗教。道教是在先秦时期的神仙信仰基础上综合了不同地方的信仰和养生方术,并利用道家思想,于东汉末年形成的。此后,又吸收了佛教和儒家的某些成分,经过南北朝时期和宋元时期两次大的发展演变,成为一个有着丰富内容的庞大的宗教体系。

一、道教的形成和概况

(一)道教的形成和发展

道教是根植于中国并发源于中国古代文化的民族宗教,在其宗教神秘主义色彩中,却涵藏着几千年来中国人民在探讨人、人体、人的本质的过程中所获得的宝贵经验,其中关于生命存在的奥秘、生命功能及其生命潜能的开掘等方面,是道教生命学研究的要旨。道教试图为生命另造仙境的努力和探索,更拓宽了中国古代生命学的研究领域,其中虽有牵强附会之处,但也不乏真理。

道教的产生来源于古代社会民俗信仰、民间巫术和神仙方术,其思想渊源与先秦的道家息息相关。老子"道"的理论是道教思想和信仰的主要来源之一。道教奉老子为教祖和最高天神。《庄子》中的仙学思想,充实了道教修炼的理论根据。战国秦汉时期的方士、两汉时期的黄老道以及传入中国的佛教,都不同程度地促进了道教的产生。

道教的初步形成是在东汉末年桓帝(147—167)时期,当时有两个教派,一个是张角创立的太平道,另一个是张道陵创立的五斗米道。这些都是民间宗教。太平道以《太平经》为经典,五斗米道以《老子》为经典,他们都利用符箓咒水和为人治病的方式进行宗教宣传和组织工作。

对早期道教发展有重大影响的几件大事是:①战乱和自然灾害导致疾疫大兴,如《伤寒论》所言,仅119—185年间,就有11次大疫流行。战乱与灾异使普通民众寻求逃避的方法以及宗教的慰藉;②《太平经》的问世、太平道的活动、五斗米道的兴盛等都为神秘学术的建立打下很好的基础,也使得从春秋战国时期就暗流涌动的庞大的方士学术找到了建立自己庞大知识体系的机会和出路;③外来宗教的刺激。佛教丛林制度的模式以及它所得到的合法地位,给了道教的创始者极大的启示和希望。④东汉末年门阀风气对知识分子仕途的压制也使得一些游离在社会政治边缘的知识分子得以建立自己的精神王国,如五斗米道的创始人张道陵就是这些知识分子的典范。

早期的道教没有系统的理论,形成之初分为"太平道"和"五斗米道"两派。由于东汉道教的思想意识是直接从社会危机和现实苦难中产生的,所以这决定了早期道教具有十分浓厚的政治色彩和救世特征。张角是太平道的创始人,太平道以《太平经》为经典,其部分思想内容在一定程度上反映了劳动群众的愿望和要求。太平道于公元184年发动黄巾起义,后来遭到残酷镇压,起义失败,于建安二十年(215年)为曹操所灭。

现存《道藏》中的《太平经》大概就是于吉、张角所奉的《太平清领书》的流传本。其中有些地方还可窥见一些当时太平道反对剥削和压迫，要求均平的思想。如《太平经·六罪十治诀》说："此财物乃天地中和所有以供养人也。此家但遇得其聚处，比若仓中之鼠，常独足食。此大仓之粟，本非独鼠有也。"又如说"积财亿万，不肯救穷周急，使人饥寒而死，罪不除也"等。由此可见，以太平道为代表的早期道教，还只是一种民间宗教。它活动于下层民众中，并与农民起义相结合，起到了宣传和组织农民起义的作用。

随着黄巾起义被镇压，初期道教作为民间宗教的历史基本上也就此告终。两晋以后，道教经过了一系列的改造，使原有的民间道教变成为朝廷所支持的官方道教，从而使得道教无论在宗教教义和理论上，还是在宗教组织上，都得到了极大发展。道教走上了成熟发展的时期，形成了儒、佛、道三教鼎立的局面。到了唐代，道教得到了李唐王朝的大力支持，更为繁荣昌盛。

宋元时期，虽然道教宗派林立，组织更趋严密，道教典籍不断编纂刊印，对宋明理学也有相当大的影响，但总的来说，它在教义和理论上已没有太多新的发展。明万历以后，道教趋于衰退。

（二）道教的思想来源

老庄学派是一个思辨性很强、富有辩证法思想的学术流派。虽然它的"道法自然"思想反对任何神创论，却成为中国古代土生土长的宗教——道教的重要思想来源之一。其中的中间环节是秦汉时期的"黄老道"。

"黄老道"的前身，当是"黄老之学"。这种学说的主要特点是主张"清静无为"。这是老子"自然无为"思想在汉代政治和学术思想中的体现。东汉中期，道教的理论著作《太平经》出现，将道家学说和神仙方术、阴阳五行、宗法理论糅合在一起，为道教理论形成奠定了基础。道教最初产生是作为封建社会的反抗因素而存在的，又因为受到儒家神化孔子的影响，所以一方面借老子"谷神不死""长生久视之道"的养生观，另一方面借老子反剥削和平均主义思想，以"替天行道"和"杀富济贫"为口号，奉老子为教主。这样，就使黄老之学逐渐衍变成一种准宗教的"黄老道"，而"黄老道"也就成为道教重要的思想来源之一。

此外，道教还有其他几个重要的来源：民间巫术、神仙方术、汉代经学以及佛教丛林制度。

1. 民间巫术 古代"巫"主通神，"祝"掌祭祀，巫祝能降神、解梦、预言、祈雨、医病、占星，是社会生活不可或缺的职业。最初，巫医不分，后来的道教兼用药物与符箓治病，与医术有不解之缘，皆起因于民间逐医祛病的需要。人们不仅解决皮肉之苦，也要解决精神之困。

2. 神仙方术 神仙之说在先秦广为流行。《楚辞》中有浪漫的神游故事；《庄子》中有对"神人""至人""真人"的神往；燕齐之地有对三神山及不死之药的传说，阴阳五行之说也起于此地。从齐威王、齐宣王、燕昭王开始，便出现了入海觅仙、求不死之药的行为。秦始皇更是推波助澜，汉武帝虽崇尚儒家，但也迷信方术，渴望长生不死。

3. 与汉代经学相融 道教与汉代经学有一个共同的理论基础，即阴阳五行学说；也有共同的政治倾向，即肯定贵贱有序、上下有等。所以，老子和神仙家引出了道教的超人间性与神秘性，而儒家则赋予了道教以现实性与人间性。

4. 佛教的影响 道教的产生与佛教进入中国处于同一时期，所以两教之间在组织形式等方面都相互影响，相互渗透。

道教的基本教义是追求长生不死而成神仙。在理论上，则主要是借用道家的学说，同时又吸收了儒家和佛教的一些思想为补充。道教把"道"作为其最高的、最根本的信仰，把"道"看作是超时空的先天地万物的宗祖。认为"道"无所不在、无时不在、无所不包，是一切的开始。"道"生"元气"，"元气"生"天地""阴阳""四时"，然后才有万物。为了适应宗教信仰的需要，道教还把"道"人格化为"三清尊神"，即所谓"元始天尊""灵宝天尊""道德天尊"

（即"太上老君""老子"）。道教的道术具体包括：占卜、符箓、禁咒、内丹、外丹、辟谷、房中、饵药、吐纳、导引、存息、养性、服气、胎息、按摩、守庚申等。其中,有些是迷信,有些则是与体育、医药结合起来的养生之道,所以在道教典籍中,还保留着一些我国古代有关化学、医学、体育锻炼等方面的资料。

（三）道教的主要流派

道教的主要流派有符箓派和丹鼎派。

1. 符箓派　符箓派属民间道教,以符水咒语治病、祈福禳灾为主要活动内容。据《后汉书》记载,太平道的创始人张角曾"畜养弟子,跪拜首过,符水咒说以疗病,病者颇愈,百姓信向之"。

符箓通常由三种字形相合而成:一是云气缭绕之笔画,象征天意、至高无上之意志和神明;二是河图、洛书之符号,象征秩序、结合与数术,象征理性与非理性的统一与融合;三是汉印章之篆字,象征人的力量与世间一切具象。另外加上咒语,如"洞府诸仙急急降"等,一个符便画成,一笔一画均有讲究,并非随意之作,其中人的意志无所不在。通过对文字的控制与再造,以起到所谓"请神""劾鬼"及镇邪扶正,治病长生等作用。

2. 丹鼎派　丹鼎派属官方神仙道教。其最重要的文献是魏伯阳的《周易参同契》(126—144),它综合了历代神仙家的炼丹方术,参合"大易""黄老""炉火"三者,以阴阳消长之道,说明长生久视之理。

葛洪笃信外丹,认为人生"服一大药足矣";陶弘景对此持怀疑态度,在50~70岁的20年间7次炼丹,失败6次,著有《炼化杂术》等;而孙思邈则持反对态度,认为"宁食野葛,不服五石",并著有《丹经内伏硫磺法》。后来外丹术的逐渐没落,促进了内丹术的发展。内丹是道教炼养功夫的核心,是静功、气功、房中、服食等功夫的综合发展。

二、葛洪和陶弘景的道教哲学思想

魏晋以来,在葛洪、寇谦之、陆修静等道教信徒的努力下,早期的民间道教得到了改造,道教在教义、教理、戒律、科仪、经典的整理和道教的组织等诸多方面都得到了新的发展,开始走上成熟发展的道路。同时道教的理论学说也逐渐系统化,道教哲学思想也得到了发展。这一时期的道教理论家,首推葛洪,他建立了一个比较系统的道教哲学思想体系。之后,在南朝梁代,陶弘景又发挥了道教的哲学思想,在道教哲学史上也有较大的影响。

（一）葛洪的道教哲学思想

葛洪,字稚川,自号抱朴子,丹阳句容人,生于公元281年,卒于公元341年,为东晋道教学者、炼丹家、医药学家,三国方士葛玄之侄孙,世称小仙翁。曾受封为关内侯,后隐居罗浮山炼丹。著有《抱朴子》《肘后备急方》等。

1. "玄""道""一""无"等宇宙本原思想　葛洪对道教理论多有发挥,在宗教信仰方面,他虚构出一个先天地万物而存在的至上神"元始天尊"(《枕中书》),并论证了神仙的存在。在道教哲学方面,主要发挥了《老子》的关于"玄""道""一""无"等宇宙本原思想,以论证得道成仙的学说。

葛洪在《抱朴子·内篇》中,首论《畅玄》,发挥老子关于"玄"的思想。他认为,玄是天地万物的根源,"玄"的作用神通广大,不仅如此,玄还是无所不在的,天地万物也是由"玄"孕育产生的,"玄"是一切"器""神"的主宰者。这样的"玄"不可能是物质的存在,只能是一种神秘的绝对物。

葛洪还认为,"玄"或"道"虽能生出有形有象的万物,但它们本身,却是无形无象,不可名状,即所谓"其本无名"。葛洪在《抱朴子·至理》中说:"夫有因无而生焉。"又说:"有者,无之宫也。"这就是说,"无"是最根本的,"有"只不过是"无"寄处的宫室而已。"玄"和"道"是不可分割的整体,即所谓"一"。《抱朴子·地真》说:"道起于一,其贵无隅。"所以,葛洪认

笔记栏

为,要守住"玄"或"道",也就是要守住"一"。他引《老子》形容"道"的一段文字说:"老君曰:'忽兮恍兮,其中有象;恍兮忽兮,其中有物',一之谓也。"(《抱朴子·地真》)葛洪从道教求仙通神的宗教教义出发,特别发挥了"守一存真,乃得神通"的思想。"真"也就是"一",在葛洪看来,"一"是最真实的本体,所以"守一存真"也称为"守真一"。对于"真一",如果能"守之不失",则可以"陆辟恶兽,水却蛟龙,不畏魍魉、挟毒之虫,鬼不能近,刃不敢中。此真一之大略也"(《抱朴子·地真》)。所以,他又认为"守一存真"是得"道"、存"玄",通向神仙之境的根本功夫。

2. 对形神关系的论述　在形神关系上,当时的道教比较注重炼形。就这一点讲,葛洪把形、神关系比喻为"堤"和"水","烛"和"火"的关系。《抱朴子·至理》说:"故譬之于堤,堤坏则水不留矣;方之于烛,烛糜则火不居矣。身劳则神散,气竭则命终。"从这段话中所作的比喻推论,似乎应得出"形存则神存""形竭则神灭"的结论。但是,由于道教注重炼形的目的是使神不离其身,从而达到长生不死而成仙,所以葛洪虽然认为形神是互相依靠的,而又强调所谓"有因无而生焉,形须神而立焉",把形说成要依赖于神才能不朽不疲,从而又强调神比形更为重要。

3. 道本儒末　"玄""道""一"都是道教的神秘本体,是构成道教思想体系的理论基础。葛洪思想上兼有道教和儒家思想的成分,他将儒家的上下尊卑的等级制度引入神仙世界,使道家方术和儒家纲常名教相结合。作为道教思想家,在儒道关系上,葛洪的基本观点是道高于儒、道本儒末。《抱朴子·明本》说:"道者,儒之本也。儒者,道之末也。"关于道,一方面他认为道是涵盖乾坤天地,为阴阳万物产生的根源,而且是逐渐形成世界万物的母体,是世界的创造者和决定者;另一方面,葛洪又把道称作"玄"。《抱朴子·畅玄》说:"玄者,自然之始祖,而万殊之大宗也。"即玄是自然界万事万物的根本。它包容万物,高于一切。而且,他是宇宙万物运动变化的推动者,自然界一切事物属性形成的根据。从它产生万物可以说是有,从它无形无声可以说是无。从葛洪描绘的道和玄,我们可以看出,其纯粹是一种主观虚构的神秘主义的宇宙本体。这个玄妙莫测的本体,给道教涂上了一层神秘的色彩,为修道欲仙的教徒树立了一个至高至远的追求目标。

(二) 陶弘景的道教哲学思想

陶弘景,字通明,自号华阳隐居,丹阳秣陵(今江苏南京)人,生于公元456年,卒于公元536年,是南朝齐梁时期与国家政治有着密切联系的道士,素有"山中宰相"之称。他是南朝著名道士陆修静的再传弟子,自幼聪明好学,"读书万余卷,一事不知,以为深耻。至十岁,得葛洪《神仙传》,昼夜研寻,便有养生之志"(《南史·陶弘景传》)。虽然陶弘景年少时期就有"养生之志",但也并不妨碍其从政报国的仕途志向。但由于仕途发展并不顺利,十多年的官宦生涯也仅仅换得"诸王侍读、奉朝请"等闲职虚位,因此在永明十年上表辞官经准后,便入山修道,隐居江苏句容县句曲山(茅山),时年37岁。其后,纵有齐明帝萧鸾、梁武帝萧衍等屡请出山为官,却都被陶弘景婉言谢绝。

陶弘景在道教史上影响很大,他是茅山宗的开创者。他撰写的著作很多,主要有《真诰》《登真隐诀》《养性延命录》《真灵位业图》等。主张道、儒、释三教合流,在茅山道观中,建有佛、道二堂,提倡佛、道双修。把道教所信仰的天神、地祇、人鬼和仙真分成了七个等级,构成了一个等级分明的神仙谱系。这是道教史上的一个创举。同时,他又以神仙世界的等级品第,反过来论证世俗社会分别贵贱、高低的合理性。此外,陶弘景在《真诰》一书中,还构建了一套所谓"道者混然,是生元气。元气成,然后有太极"(《真诰·甄命援》),即道生元气生天地万物的宇宙生成论思想。

1. 重玄思想　重玄之风的兴起源于对魏晋时期玄学思想的继承与发展。"重玄"之名源于《老子》中的"玄之又玄,众妙之门"。"玄之又玄"即为"重玄"。其本意是为了说明"道"的幽深莫测、玄奥精妙的属性,后来以此形成了一个学术流派。魏晋时期的玄学家们主要通过"有无""本末"之辨,探讨玄学的本体论思想,其主要代表人物有王弼的"贵无论"、裴頠的"崇有论"以及郭象的"独化论"等。陶弘景的重玄思想是在这些魏晋玄学家们的基础上发展而来的。他认为这些思想在"玄有"的同时没能"玄无",只有"双玄"才能抓住事物的本质。重玄探讨的对象虽然仍然是"有""无"等玄学基本命题,但它不仅是遣"有""无",还要遣"遣有无",以至无遣,使之"玄之又玄(玄玄)"。以此达到圆融无碍的境地。

2. 形神双修的修养论　葛洪把形、神关系比喻为"堤"和"水","烛"和"火"的关系,由此得出"形存则神存""形竭则神灭"的结论,但是又鉴于道教不死成仙的修炼目标认为神比形更为重要。陶弘景在此基础上则更为直接,他借鉴佛性说"一切众生皆有佛性,皆可成佛"的理论认为道性是所有众生的本性,如果认真加以修炼,即可消除蒙蔽真心的外在虚幻,恢复人的清净本心。因此陶弘景提出了"形神双休"的修养论。既然道性人人都有,是人的清净本心,所以"修道即修心,修心即修道"。只有通过精进修心,恢复人的清净本心,才可以与道同一,实现长生久视的不死目标。

3. 重塑等级化的道教神仙系谱　道教是在民间巫术和神仙方术的基础上发展而来的,因此对以往的民间神仙信仰采取了"兼收并蓄"的态度,这就必然导致道教神仙信仰的"杂而多端",在一定意义上削弱了道教的吸引力。为了解决道教所面临的这一问题,陶弘景专门写就了《真灵位业图》一书,力图建立一个系统化、阶层化的神仙谱系,以利于道教的传播。陶弘景以魏晋南北朝时期门阀士族等级制度为基础勾勒出了等级化的神仙系谱,正如该书序言部分所言"搜访人纲,究朝班之品序,研综天经,测真灵之阶业。……今正当比类经正,雠校仪服,埒其高卑,区其宫域"(《真灵位业图序》)。陶弘景把道教所信仰的天神、地祇、人鬼和仙真分成了七个等级,构成了一个等级分明的神仙谱系。并且把当时道教三个主要派别的创始人,分别纳入不同等级的三个神阶中,以示三个派别地位之高低。该书对过去道教杂而多端的神仙体系进行了系统性梳理,安排了七个主神作为群神之首,尤其是前四个主神与后来的道教"三清"主神有了一些接近。这些对道教神仙系谱的塑造和道教的传播都起到了一定的积极作用。

第四节　道教对中医药学的影响

道教对中国文化有多方面的影响,其炼丹术积累了丰富的化学知识,其长生术中的吐纳导引对养生和医学颇有进益。此外,对文学艺术乃至民俗,道教都赋予了一种底蕴。故鲁迅说:"中国文化根柢全在道教,……以此读史,有许多问题可迎刃而解。"(鲁迅《致许寿裳》,前引《鲁迅全集》第八卷)

一、道教养生哲学

(一)长生久视的生命观

道教生命观对养生学有着多方面的影响。它一改中医的养生学而为长生学,是以生为乐,重生恶死,追求长生不老的宗教,认为生长、生命、生存是道的表现形式,因此追求长生不死、肉体成仙是其教义的基本点。

何谓长生不死? 道教长生的概念不同于长寿,后者重量不重质,长生则是指高质量的生命、生活。其含义有三:一是不死,不死并不是肉体真的不死,而是通过修炼,达到一种神明长存。二是不病,即长生久视,充满智慧。三是新生,指自我超越。所以,道教是世界宗教中最重视肉体的一门宗教,并积极挖掘肉体能量的各种可能性,希望通过肉体能量的释放与吸收找到通向长生的门径。

（二）内修外炼的路径方法

长生要诀不外行气、服药、房中三大端。最早火化升天与"尸解"是成仙的"顿"法，但汉人不能接受此种做法，于是，便有服一大丹的"顿"法，而其余则是成仙的"渐"法。

围绕着长生不老的宗旨，大致可划分为由里到外的三个层次：其中心层次是汤液、针灸、本草等传统医学的基本内核。其中间层次是导引、调息、辟谷、房中、内丹等自我锻炼方法。最外层次是符箓、药签、禁咒、祭祀一类方术。

修道之要点有二：一是内修，二是外养。内修提倡"守一"。"一"指"道""气"，完全是气一元论。"守一"实为守混沌，"天"字之"一大"实际上指"混沌的大"或"最大的混沌"。古代炼丹术士之丹鼎也取象于此。随着外丹术的没落，内丹术得到了发展。内丹是道教炼养功夫的核心，是静功、气功、房中等功夫的综合发展。

外养手段则是道教对中国养生文化的突出贡献。其中有精华，也有糟粕。其指导思想是顺逆论，即顺着"道"的外化而延则死，逆着"道"的外化而返则生。其具体操作为：食气、服丹药、行气、导引以及房中。

二、道医对中医学的推动作用

早在1985年，《〈中国大百科全书·宗教卷〉道教分支学科条目征求意见稿》"道教医药学"词条中就首次提出了道教医药学的概念和范畴："道教医学：道教为追求长生成仙，继承和吸收中国传统医学的成果，并在内修外养过程中积累的有独创意义的医学知识和技术。它包括服饵外丹、内丹导引以及带有巫医色彩的符谶仙药等，与中国的传统医学既有联系又有区别，其医学与药物学的精华为中国医学的组成部分。"后来在1988年正式出版的《中国大百科全书》中对该部分词条仅做了细微修改。由此可见，道教医学虽与中国传统医学有区别，但确是中国医学的组成部分。

医者仁心，医生的职业操守历来是中医职业素养养成中的首要和关键环节。历史上，道医众多，他们的修道行医活动，不仅推动了道教文化的发展，也丰富和发展了中医药学，深刻影响着中医药文化的内涵。《太平广记》中所记载的中医典故"杏林春暖"即来自三国时期著名道医董奉的行医济贫活动，成为优良医德的典范。

我国古代许多著名医药家，特别是宋以前的医家，多集医、道为一身，如葛洪、陶弘景、孙思邈等。道医多讲究实修，重视实践，他们对于气脉、经络、方药等往往见解独到。其方药多为丹药，其经络理论多从气功导引而来，重"奇经八脉"。又因其避之于山野，针药不拘之时，便以按摩导引为其首选，以此可以做到"手到病除"。

在道教史和中国医学史上都享有盛誉的道教医家名家辈出，其中董奉、葛洪、鲍姑、陶弘景、杨上善、王冰、孙思邈、王怀隐、马志、崔嘉彦、刘完素、赵宜真、傅山、周履靖等人就是其中的代表人物。他们杰出的医学成就在中国医学史上占有十分重要的地位。

三、道医对中药学的推动作用

道教对中药学的影响主要体现在服饵术及外丹黄白术上。南北朝刘宋时期道医雷公，汲取道教炼丹术的药物加工技法，撰写了中药史上第一部制药专著《雷公炮炙论》，极大推进了传统制药学的发展。东晋道教学者、炼丹家、医药学家葛洪的《肘后备急方》更是启发了屠呦呦，帮助其发明了青蒿素这种治疗疟疾的药物，并进而与另外两位科学家共同分享了2015年度诺贝尔医学奖，彰显了中药学的当代意义和价值。

此外，药物学更是南朝陶弘景道教医学的重要组成部分，其贡献主要体现在草本学和外丹上。他在这方面的著作颇丰，如《本草经集注》《药总诀》《效验施用药方》《陶隐居本草》《补阙肘后百一方》《合丹药诸法式节度》《集金丹药白要方》《太清草木集要》等。但遗憾的是在如此多的药学著述中仅有《补阙肘后百一方》为后世留存。而《本草经集注》一书的内容被后代诸多医书文献所引证，因此给后世保留了部分内容。另外值得注意的是，考古发掘出土的部分残卷，也为我们一探《本草经集注》的全貌留有了机会。

另，唐代药王孙思邈不仅精通医术，也崇尚老庄，兼通佛典，广泛涉及基础医学、临床医学、预防医学、养生学，尤其将道教的服食方法引入中医养生领域，倡导药食两攻，为中医养生食疗学做出了巨大贡献。

四、道教经典对医疗实践的总结

道教的创立与中医学理论体系的形成和建立有共通之处，两者都吸取了先秦诸子百家的哲学思想，特别是先秦的道家思想。医道两家在各自的发展过程中，一方面道教以医传教、借医弘道，不断"援医入道"；另一方面，传统医学也不断吸取和借鉴道教医学思想和成就，许多医家也"援仙入医"。两者形成了互融互摄、相互促进的双向作用机制。

《太平经》中医论部分，总结了早期道教医学的实践经验。首先，阴阳观是《太平经》的自然观。三名同心相合就可以成就万事万物，并使世界臻于完美。三名同心相合反映在身体修炼上，则强调精气神的和谐。其次，《太平经》指出，具体的"守一"有两解，一指守各个事物的根本，另一种指"守神"，做到这两点，既可以延命，又可以长生。此外，《太平经》还对练功中出现的偏差进行了探讨，说明东汉时期我国气功已达到相当的水平。

《黄庭经》传说是西晋王朝时天师道著名的女道士魏华存所创，有《内景经》和《外景经》之分，以人身百脉关窍各有主神之说为本，结合脏腑功能的理论，重点阐述了道教典型的修炼"存思法"。道教认为人体诸神，以五脏为主，存思之功，以五脏为甚。除存思自身五脏神外，并强调存思自然界的日、月、星辰，摄取外界的日精月华与体内元气相契合，就可保神全形，延年永寿。《黄庭经》是道教思想与医经杂糅之书，影响较大。

《黄庭内景五脏六腑补泻图》及《黄庭内景五脏六腑图》为唐宣宗时胡愔所撰，前者脏腑各有图像，后者无图，但详于胆腑说。内容依次为：图说、修养法、相病法、医方、治脏腑六气法、月禁食忌法、导引法。

北宋时期的《无上玄元三天玉堂大法》在继承陶弘景关于"尸注（肺结核病）"传染性论述的基础上，进一步总结经验，指出该病有"屋传""衣传""食传"三条途径。这个结论比欧洲学者要早六、七百年。

在历次编修刊行的《道藏》中收录有为数不少的医学论著等大量涉及医药养生内容的道经，极大地丰富了中华传统医药学的宝库。道教经典《道藏》收道书1 476种，5 485卷。其中收医书14种，包括葛洪的《葛仙翁肘后备急方》，陶弘景的《养性延命录》，王冰的《素问六气玄珠密语》，孙思邈的《孙真人备急千金要方》等。收养生书20种，包括《天隐子养生书》《摄生消息论》《太上老君养生诀》等。收气功导引书120多种，包括《黄庭内景五脏六腑补泻图并序》《石药尔雅》《黄帝九鼎神丹经诀》等。

（张龙成）

复习思考题

1. 简述魏晋玄学产生的历史背景。
2. 简述王弼、裴頠和郭象几位玄学家的思想特点。
3. 简述道教产生和发展的概况。
4. 阐述道教和中医药学的关系。

ER-7-1

第七章
PPT

第七章

隋 唐 哲 学

学习目标

1. 了解隋唐佛教的哲学内涵；隋唐哲学对中医学的影响。
2. 掌握韩愈、李翱、柳宗元、刘禹锡等思想家的基本哲学理论。
3. 坚定文化自信自强。

思政元素

隋唐哲学的当代价值

　　通过隋唐佛教的繁荣兴盛说明中华文化兼收并蓄的特质，更加坚定文化自信；通过道统论阐明儒家的核心价值在"仁义"。"仁义"是"医者仁心"的理论来源；通过韩愈等人力排佛、老，为民请命的努力，阐明中国古代知识分子忧国忧民的家国情怀，增强责任意识与担当精神。

　　时至隋唐，中华民族迎来了空前的繁荣。隋朝结束了一个多世纪的分裂割据，恢复了国家的统一；唐朝历时三百年，开创了"贞观之治"和"开元盛世"，实现了政治、经济与文化的大发展大繁荣。这一时期的哲学也随着经济、政治的发展出现了三教并立、互黜互融的局面。

　　对隋唐哲学影响最大的是佛教哲学。佛教哲学从早期依附于玄学的发展到隋唐时期逐渐理论化、系统化和本土化，出现了以玄奘为代表的唯识宗、以智顗为代表的天台宗、以法藏为代表的华严宗和本土化的禅宗等佛教流派，其理论体系和佛学思想日趋成熟。

　　儒家哲学在唐初期仍以经学的形式在演进和发展，出现了以《五经正义》为代表的经学著作。但经学的形式限制了哲学思维的创新，从而将儒学推向了僵化的发展局面。后经韩愈、李翱、柳宗元和刘禹锡等人大力倡导，儒学最终突破了经学的限制。他们从儒家经典出发，以新的角度阐发儒学思想，为儒学的发展开拓了新的历史局面，也为后期宋明理学的兴起奠定了思想基础。

第一节　隋唐时期的佛教哲学

　　佛教起源于公元前6世纪至公元前5世纪的古印度，创始人是北天竺迦毗罗卫国王子乔达摩·悉达多。在佛教产生之前，当时印度社会的主要宗教是婆罗门教，婆罗门教宣传婆罗门种姓至上,社会矛盾日益激化,出现了对抗、批判婆罗门教的新宗教思想——沙门思潮。佛教即属于沙门思潮之一。佛教在印度大致经历了原始佛教、部派佛教、大乘佛教和密教四个重要的发展阶段。大约从公元 11 世纪至公元 13 世纪初,随着伊斯兰教势力的入侵,佛教重心从印度转移到了中国。佛教教义本质上是一种对宇宙人生的反应,是欲超越生老病死之苦的一种终极关怀。佛教中国化的过程实质上彰显了中华优秀传统文化兼收并蓄的特质。

一、佛教的创始与西典东来

(一)佛教的创始与发展

乔达摩·悉达多 29 岁出家修行,得道成佛后,在恒河流域中部地区向大众宣传自己证悟的真理,拥有越来越多的信徒,从而组织教团形成佛教。乔达摩·悉达多 80 岁时在拘尸那迦去世,由于他是释家族人,故后世称他释迦牟尼,即释家族的圣者。佛教有三宝即佛、法、僧。佛即创教者,法是佛亲授的教训,僧是佛建立的宗教组织即僧团。

佛教的产生有深厚的社会原因。当时印度社会等级森严,包括了婆罗门、刹帝利、吠舍、首陀罗四个等级,还包括没有任何社会地位的奴隶、无种姓者。当时印度社会的主要宗教是婆罗门教。婆罗门教宣传婆罗门种姓至上,这进一步激化了社会矛盾。随着经济的发展,刹帝利和吠舍种姓中人数比较多的工商业主、高利贷者的财富和势力不断增加,他们对婆罗门种姓的专横日益不满。在这种情况下,出现了与之对抗、批判婆罗门教的新宗教思想——沙门思潮。佛教即属于沙门思潮之一。

佛教在印度大致经历了原始佛教、部派佛教、大乘佛教和密教四个重要的发展阶段。一是原始佛教时期。原始时期是指释迦牟尼及其弟子传教的时期。二是部派佛教时期。释迦牟尼逝世一百年后佛教内部发生了第一次大分裂,分化出两大部派:即尊崇传统的上座部和力倡改革的大众部。上座部和大众部又各自分化出近二十个更小的派别,进入部派佛教时期。三是大乘佛教时期。大乘佛教是从部派佛教中的大众部发展而来。为与此前的各个教派相区别,大乘佛教将以前的佛教统称为小乘佛教。与小乘佛教只满足于自我修行解脱不同,大乘佛教主张普度众生。四是密教时期。密教是佛教在印度发展的最后一个阶段。密教吸收了婆罗门教和其他民间宗教中的信仰因素,以高度组织化的咒术、仪轨和世俗信仰为特征。大约从公元 7 世纪至公元 12 世纪末,随着伊斯兰教势力的入侵,佛教在印度逐渐消亡。自此,佛教重心从印度转移到了中国。

(二)佛教在中国的传播

早期佛教主要在古印度的北部和中部传播,大约从公元前 3 世纪孔雀王朝阿育王开始,佛教逐渐向全印度以及周边国家传播。佛教传入中国的具体时间和年代已经无从考证。据史书记载,汉明帝永平十年(67 年),明帝夜里梦见金人飞行在金銮殿的上空,他晨起问群臣到底是什么神。太史傅毅答说:"西方有神,其名曰佛。陛下所梦,得无是乎。"于是,汉明帝派遣蔡愔、秦景、王遵等十八人西行到印度访求佛道。蔡愔等人于西域遇到竺法兰、摄摩腾两位高僧,并得佛像经卷,用白马驮回洛阳。汉明帝在洛阳建立经舍给他们居住,这就是中国的第一座佛寺白马寺。后有记载说,楚王刘英"晚年更喜黄老学,为浮屠,斋戒祭祀"。据此推断,至少在西汉末年至东汉初年,佛教已经传入中国。而且,早期的佛教信奉者应该是上层统治者,社会影响不大。但到了魏晋以后,佛教在中国第一次得到了迅速发展,至隋唐时期,佛教已经跻身与儒、道并立的局面。

佛教之所以能在中国得到传播和发展,首先是因为具备了深厚的适宜宗教发展的社会基础。从西晋覆灭到隋唐之初,中国历史陷入动荡不安、战乱频仍的时代,在生命如草芥、白骨蔽平原的社会背景下,对生命价值的探寻、对人生意义的安顿成为一个紧迫而沉重的时代课题。其次,佛教之所以能在中国成为重要的思想流派,是因为它经过长期的发展和完善,已经具备了高度思辨、博大精深的理论基础。此外,佛教以承认现实社会人生苦难为前提,与普通民众的生存状态息息相关,从而获得了广泛的群众基础。

佛教在中国大致经历了两汉佛教"传入",魏晋南北朝佛教"扎根",隋唐佛教"繁荣",宋明佛教与儒道文化"融合共生"四个发展阶段,主要以隋唐佛教影响最大。佛教传入中国后,主要形成了汉传和藏传两大支派。

1. 汉传佛教 汉传佛教的主要宗派归纳起来有八宗,分别是天台宗、三论宗、唯识宗、华严宗、律宗、密宗、净土宗、禅宗。在汉传佛教中影响最大的是天台宗、唯识宗、华严宗和禅宗四大主要宗派。

天台宗:天台宗又称法华宗。该宗派创立于隋代,是汉传佛教中最早创立的一个宗派。其实际创立者是智𫖮大师。该派以《法华经》为宗。天台宗讲求"止观并重"的修习法门,宣扬"一念三千"。"一念三千"说认为,世间万法起于一心,短暂的心念活动具有世间的一切现象。《摩诃止观》对"一念三千"进行了详细阐述:"夫一心具十法界,一法界又具十法界,百法界。一界具三十种世间,百法界具三千种世间。此三千在一念心,若无心而已,介尔有心,即具三千。"

唯识宗:唯识宗又称法相唯识宗,源于古印度的大乘瑜伽行派,在中国为唐朝玄奘及其弟子窥基所创。因二人都住在慈恩寺,该派又被称为慈恩宗。唯识宗是最严格遵守印度教义的流派,宣扬"万法唯识"。所谓"法"就是世界上存在的一切事物、现象和规律等;"唯识"是指宇宙万有都只不过是作为宇宙本体的"心"所变现的影像。这一思想主要包括百法论、唯识无境论、三性论、八识说等,不承认众生皆有佛性。

华严宗:法藏是华严宗的实际创始人,《华严经》是华严宗的重要宗经,其核心思想法界缘起(法界即真如、本体)是佛教的四种缘起学说之一。华严宗的法界缘起认为,千差万别的现象界,其法性具有实体,由一法而生起万法,由万法而生起一法。也就是说,一切存在都是相互作为原因、条件而生起的,万法相即相入,无碍自在,重重缘起无穷,因此又称无尽缘起。华严宗以四法界、十玄门、六相圆融等多方面阐释无尽缘起的思想。

禅宗:禅宗的创始人是菩提达摩,他于梁中叶泛舟渡海来到中国,后入嵩山少林寺面壁九年,创立禅宗。达摩之后,传之慧可、僧璨、道信,至五祖弘忍分成南北两派,分别是南宗慧能和北宗神秀,后世称"南能北秀"。南宗慧能重视顿悟,北宗神秀重视渐修,二者修习方法不同。禅宗受中国文化的影响,提出心性本净、佛性本有、见性成佛等理论,到六祖慧能一派,已主张"不立文字,直指心性,见性成佛"的"顿悟"观点,至此影响最大的本土化佛教流派形成。

2. 藏传佛教 藏传佛教以大乘佛教为基础,吸收了小乘佛教、印度密教和西藏原始宗教的教理。与汉传佛教一样,藏传佛教也分宗派,其中影响最大的是宁玛派、噶举派、萨迦派、格鲁派和噶当派。其中,宁玛派是藏传佛教史上最古老的一个派别。"宁玛"二字是藏文音译"古"或"旧"的意思,宁玛派红衣红帽,因而我们又称该派为红教。噶举派与宁玛派不同,噶举派僧人身着白衣,俗称白教。"噶举"一词也是汉语音译,"噶"本意为佛语或佛陀的教法,而"举"字则指"传承"。该派是一个以领受语旨教授而传承的教派;萨迦派中"萨迦"二字藏文音译即灰白色的土地。该派是由昆·贡却杰布创立的,他在后藏仲曲河谷北岸购买了一块土地兴建寺院作为自己的传教基地,而建筑寺院的位置正好处在一片灰白色的土地之上,便将该寺命名为萨迦寺。萨迦寺后来作为传教的中心,便形成了一个宗派。格鲁派由宗喀巴大师创立。由于该派僧人穿戴黄色僧衣僧帽,故称黄教。藏文"格鲁巴"意为"善规者",这一称谓突出了格鲁派在藏传佛教诸多宗派中倡导严守佛教戒律的风范。噶当派是阿底峡尊者创立,藏文"噶当"即"佛语教授",这表明佛祖所讲的一切教义,均包含在阿底峡的理论之中。

历史上藏传佛教的特点是政教合一。在藏传佛教中喇嘛的地位极高。藏传佛教讲求咒术。活佛转世是藏传佛教各教派普遍采用的传承方式。

二、华严宗的哲学思想

(一)华严宗及其主要代表人物

在隋唐佛教哲学中,华严宗是影响较大的宗派。华严宗以《华严经》为宗经,探讨法界缘起事事无碍之妙旨。华严宗的宗派传承主要以唐代杜顺禅师为初祖,后传至智俨、法藏。一般认为,华严宗真正形成宗派是在法藏的时代。法藏(642—712),先祖是康居国人,他 17 岁入太白山求法,后去云华寺师事智俨,听智俨讲《华严经》,得其真传。28 岁时武后请法藏入太原寺讲《华严经》,当讲到一切诸法相即相入、圆融无碍时,法藏以殿前的金狮子作喻,说明"无尽缘起"的道理。武后听罢豁然开悟,其讲义就是我们今天见到的《华严金狮子章》。华严宗经武后提倡而在中唐盛极一时,法藏本人得武后赐号贤首,该派又被称为贤首宗。

华严宗的基本理论是"法界缘起"论。华严宗将世间千差万别的事物都囊括在"一真法界"中,认为千差万别的事物都是互为因果而生起的。华严宗用四法界、十玄门、六相圆融等理论从多个角度阐释法界缘起的思想,其中蕴含丰富的哲学意蕴。此外,法藏还用"三时""五教"判释大小乘的教典,以《华严经》所说的法界缘起、事事无碍为别教一乘。这些思想在佛教史以及中国哲学史上具有深远的影响。

法藏之后有慧苑、澄观、宗密,继承和发展了他的思想。宗密死后不久,发生了唐武宗灭佛事件,华严宗寺院被毁,经典被焚,从此逐渐衰微。

(二)华严宗"法界缘起"论

缘起说是佛教的本体论,用以解释现实的经验世界如何可能。华严宗的"法界缘起"又称"无尽缘起",是中国化佛教的重要理论之一,由华严宗二祖智俨所创。法藏是集大成者,其中蕴含了丰富的哲学思想。

1. 法界缘起 "法"在佛教中是指宇宙万事万物都能保持各自的特性而互不相紊。"界"即分歧的意思,"法界"一是指千差万别的事物现象,二是指理,即法性真如。"缘起"是指一切诸法因各种因缘和合而成。"法界缘起"是指一切诸法千差万别,但都一真缘起于一真法界。华严宗认为,千差万别的现象世界,其法性具有实体,即缘起之诸法皆为实体,现象之外无有实体,实体之外无有现象,此即法界之实相。华严宗把世间一切存在,有为、无为、一多、总别、净染等诸种差别都囊括在"一真法界"中。世间一切存在,都互为原因、条件而生起,由一法而生万法,由万法而生起一法。万法相即相入,圆融无碍,重重缘起无穷,称为法界缘起。法藏的"法界缘起"论受《华严经》"海印三昧"启发,融会南北朝至隋唐时期佛教思想而成。"海印"是比喻,"三昧"是梵语,即一切现象就如同海水一样,一滴水即具百川之味,一切法都相互融通,形成一个圆融无碍的大法界。

华严宗的核心思想是"法界缘起"论,其内容包括四法界、十玄、六相等法门,阐明无尽缘起的意义。

2. 四法界 四法界是华严宗对于世界的看法。华严宗将法界分为四种,分别是事法界、理法界、理事无碍法界和事事无碍法界,代表了对世界的不同层次的认识。华严宗认为,只有事事无碍法界才是佛智的最高境界。

(1)事法界:指形形色色的现象世界。华严宗认为,事法界有差别性,一切有生有灭的事物,无论精神的还是物质的,都统摄于事法界之中。

(2)理法界:指清净的本体界,即法性真如。华严宗认为,现象世界虽千差万别,但法性为一,理法界无差别性。

(3)理事无碍法界:指事法界和理法界互相包容而无妨碍,理事交融,互为依缘而不为障碍,称理事无碍法界。

(4)事事无碍法界:是说一切事法各随因缘而起,表面上看虽然有差别,但都为一心所现,故能事事融通、法法无碍、重重无尽。

3. 十玄门 十玄门又称十玄缘起,华严宗以十玄门进一步说明法界缘起。"十玄"即从十个方面说明事事无碍法界之相,十玄门首创于智俨,完成于法藏,两者内容基本相同,差异不大。

一是,同时具足相应门。是说一切诸法同时相应,同时具足圆满,一多相融而成一大缘起,如《华严经》所说:"一切法门无尽海,同会一法道场中。"

二是,一多相容不同门。是说一法与多法互为缘起,一多相融,但一多不同,各有自相。

三是,诸法相即自在门。是说各种法门相互依存,圆融自在,一法即一切法,一切法即一法。

四是,因陀罗网境界门。是以印度传说中结满无数宝珠的因陀罗网为譬喻,说明一切诸法互相映现、融成一体的境界。

五是,微细相容安立门。即于每一现象中,以小入大,以一摄多,一切诸法各住自位,于一法中同时显现。

六是,秘密隐显俱成门。各种法门或隐或显,一法摄一切法,一切法摄一法,隐显同时,并存无碍。

七是,诸藏纯杂具德门。诸法互相摄藏,或纯或杂,互相具足。《华严经义海百门》谓:"理不碍事,纯恒杂也,事恒全理,杂恒纯也。由理事自在,纯杂无碍也。"

八是,十世隔法异成门。过去、现在、未来三世中各含过去、现在、未来,合为九世,九世同为一念,合为十世。诸法遍在十世中,前后相隔又相即相入。

九是,唯心回转善成门。一切诸法,不问善恶,或隐或显,或一或多,都是一心所现。《华严经》云:"三界虚妄,但是一心作。"

十是,托事显法生解门。既然一切诸法互为缘起,重重映现,就不必遍观诸法,可随举一事物观察,便可见到一切无尽之法,能生事事无碍的胜解。

以上从十个方面说明事事无碍法界之妙旨,通过一多、隐显、纯杂等多角度说明宇宙万物互相依存、互相包含之相状,蕴含丰富的哲学道理。

4. 六相圆融 六相圆融又称六相缘起。六相是指现象界的六个范畴:总相、别相、同相、异相、成相、坏相,一切事物皆具足此六相而互不相碍,全体与部分、部分与全体皆能一体贯通,相互圆融、相即无碍。

六相圆融为华严宗重要教义,《华严金狮子章》的譬喻可以说明它们之间的关系:如金狮子就是总相;构成金狮子的眼、耳、鼻等就是别相;狮子的眼、耳、鼻都以金子为材质做成,就是同相;狮子的眼、耳、鼻其形状不同,故是异相;狮子的形成是依因缘和合而成,是成相;构成狮子全体的部分各住自相,这是坏相。

一切诸法,无不具足此六相。六相又可分成总、同、成和别、坏、异两组,前者代表了圆融与平等,后者代表了行布与差别,它们相即相入,圆融无碍,每一相都具足六相,构成了一个无尽缘起的复杂锁链。

华严宗六相圆融的观法,让人们放弃矛盾与差异,成立一真法界之无尽缘起,看破红尘而获得根本解脱。华严宗六相圆融的思想后来为宋明理学所继承,朱熹就吸收融合了华严宗的思想,提出了理一分殊的哲学理念。

（三）华严宗的哲学意蕴

佛教在隋唐时期达到了发展的顶峰,这一时期大乘各大宗派相继建立、高僧辈出,至华严宗法藏时期,已经形成了以法藏为代表的北方华严宗和以慧能为代表的南方禅宗两大佛教宗派。华严宗以《华严经》为宗经,主要思想是"法界缘起"论,并通过四法界、十玄门、六相圆融等思想多方面阐释法界缘起的内涵。

佛教是一种宗教,也是一种哲学,中国佛教的华严宗亦然。华严宗的法界缘起论阐释的是本体与现象、现象与现象之间的圆融无碍的关系。其中,"四法界"说通过事法界、理法界、事事无碍法界、理事无碍法界阐释了现象界、本体界、现象与现象、现象与本体之间的关系。就理事无碍、事事无碍来看,它说明了本体必须由现象来呈现、现象与现象之间因皆为本体之呈现而互相呈现,这就不必脱离现象求本体、不必从个别之外求一般。在事事无碍法界下,一切诸法相即相入、圆融无碍。"十玄门"思想从一多、隐显、纯杂等角度阐明宇宙万物的互相依存、互相包含,层层缘起无尽的关系。"六相"则通过总别、同异、成坏三对范畴,阐述了全体与部分、同一与差异、生成与毁坏之间错综复杂、无尽缘起的关系。这些范畴包含丰富的辩证法因素。

华严宗的佛教思想虽受到后期宋明理学的批判,但它的思维方式已经深刻影响了后期的宋明理学,比如朱熹的"理一分殊"就受到了华严宗理事无碍思想的启发,甚至宋明理学中还出现了理事、理气的范畴,华严宗的思维痕迹不难寻觅。

三、禅宗的哲学思想

佛教进入中国后经历了一个与传统儒道思想相融合的过程,禅宗是在经历了与中国传统的儒家和道家思想相互摩荡的过程中逐渐发展壮大的。禅宗盛行后,其他宗派影响逐渐衰微,"禅"逐渐成为佛教、佛学的同义语。

（一）禅宗及其主要代表人物

禅宗始于菩提达摩,盛于六祖慧能,中晚唐之后,成为汉传佛教的主流,也是最具本土化的佛教。

禅宗一反隋唐以来佛教各宗派拘泥于经典、陷于繁琐的名相分析的特点,重视实践而轻理论,以众生本具佛性为修行基础,以"直指人心,见性成佛"为根本宗旨,以"不立文字,以心印心"为传道准则,甚至以机锋、棒喝等生动活泼的形式启发门徒。禅宗的特点就是将诸法实相、真如之理与众生的自心、本性结合起来,强调"心、佛与众生,是三无差别",要求把本性、本心作为总源头,将修行方法看作是可以取诸于己、不待外求的,从而提出了"直指人心、见性成佛"的口号。

慧能之后,南宗禅实际传承下来的只有南岳、青原二系,形成了五家七宗。禅宗反对复杂的宗教修习方式,将深奥的禅理与日常生活相融契,追求随缘任运的生活态度,使禅宗真正实现了本土化、生活化。

（二）慧能的基本思想

1. 慧能其人　在禅宗发展史上,影响最大的是被称为六祖的慧能。慧能(638—713),俗姓卢,祖籍河北范阳,其父为官时被贬谪至岭南新州,慧能就在那里出生。慧能早年丧父,家境贫困,靠砍柴担水和母亲相依为命。一日,他担柴至市集,偶然听到有客人诵《金刚经》"应无所住而生其心",颇有领会,便问此经由来,客人如实以告。于是,他安顿好母亲,便前往湖北蕲州黄梅山拜谒五祖弘忍。

相传,慧能到湖北黄梅向五祖弘忍求佛法,弘忍祖师知道慧能天赋异禀,便将他安排在磨坊里推磨。有一天,五祖弘忍命弟子们作偈诗,考查他们修习佛法的程度。弘忍的大弟子神秀便在廊壁上作了一偈:"身是菩提树,心如明镜台,时时勤拂拭,勿使惹尘埃。"慧能听到僧人诵读此偈,也作了一首,请人书于神秀的偈诗旁:"菩提本无树,明镜亦非台,本来无一物,何处惹尘埃。"五祖弘忍见到偈诗后,于夜间召见慧能,传授衣钵,并遣慧能连夜南归。慧能南归后潜隐数年才复出传法。后人将他传法的思想整理成《坛经》,成为禅宗的根本依据。

慧能于公元 676 年在南海法性寺,依印宗法师出家,第二年又迁至韶阳曹溪宝林寺,弘扬"直指人心,见性成佛"的顿悟法门。因此,慧能的禅宗思想被称为"曹溪法门"。

2. "本性是佛"说　这是慧能的核心思想之一。他认为,佛性本来人人具有,人之所以会堕于恶道而不能成佛,是因为迷失了本性。他主张人性即是佛性,佛性是人的唯一本性,"本性是佛,离性无别佛""人即有南北,佛性无南北"(《坛经》)。在他看来,"佛"不在遥远的彼岸世界,而在个人的心中,"自性若悟,众生是佛,自性若迷,佛是众生"(《坛经》)。慧能说,"自性常清净"犹如日月常明,"天为云覆盖"才造成了"上明下暗"的局面,从而蒙蔽了自己的本性。为此,慧能提出了见性成佛的观点,佛即在自性中,只能向自心中求,也就是要靠自己的觉悟。所以,他在《坛经》中说:"佛向性中求,莫向身外求。"

3. "顿悟成佛"说　这是慧能的又一核心思想。顿悟说主张无须长期修习,只要顿然领悟便可成佛。这一点与神秀提出的"渐悟"说不同。渐悟说认为,必须经过长期修习才能逐渐参悟佛理而达到成佛的境地。顿悟说认为,本性即佛性,佛性本来清净,广大无边,修习者若能直见本心,即可顿悟成佛。也就是说,众生能否成佛的关键,是看他们能否识心见性。心外无法、心外无佛,众生的心性即佛性,成佛的途径就是破除执念,明心见性,顿悟成佛。

关于顿悟与渐悟的不同,可根据慧能与神秀所作的偈诗加以区别。神秀的偈诗表现了他对禅宗佛法的领悟程度:"身是菩提树,心如明镜台,时时勤拂拭,勿使惹尘埃。"神秀认为,修习佛法要随时注意修身,摒弃一切俗世贪念,使心性永远保持光洁清明,这显然是一种"渐修"的工夫。慧能认为,菩提是个觉道,它无形无相。若有树,便有物、有执着;若有台,也就成了执念。由此,顿悟和渐修的参禅方法可见一斑。

慧能的禅宗不追求烦琐的宗教仪式,不讲累世修行和布施财务,不主张念经拜佛,不研究经典,甚至不讲坐禅。正是禅宗的宗旨和修行原则决定了禅宗认识论和修行方法,顿悟成佛说就是这样提出来的。"顿悟"即通过直觉的主观体验,产生内心的神秘启示,达到精神状态的突变。一个人一旦顿悟就可以直见本心,佛与众生的差别仅仅在迷与悟之间。《坛经》说:"故知不悟,即佛是众生,一念若悟,即众生是佛。"据此,慧能提出了"直指人心,见性成佛"的口号。

4. "无念为宗"说　为了宣扬"顿悟成佛"说,慧能又提出"无念为宗,无相为体,无住为本"是"禅宗"的修行原则。慧能认为,凡夫之所以不能成佛,是因为其心有贪染、执念,从而不能自见本性。

要由凡转圣,首先要破除妄执,无心于万物,任运自在,这样才能解脱生死烦恼。

禅宗的修行方法主要把握以下三点:一是以无念为宗。无念为宗之"念"分为正念和妄念。正念是体证真如后产生的正确知见,妄念是指心受外物迷惑而产生的错误知见。"无念"不是"百物不思""万念除尽",而是说在与外物接触时,心不受外境的任何影响。二是以无相为体。"无相"不是指待缘而起的现象是无相的,而是指"于相而离相""外离一切相"。"无相"即是要否定因"无明"产生的实在之相,回归万法本有的无相之相,而不是说不跟事物接触。三是无住为本。"无住"有两层含义,其一指"念念不住""念念相续",即念头的迁流;其二指"于一切法上无住",面对外境不执着、不黏滞,心无挂碍。慧能认为,能做到这些,虽处在尘世之中却无染无杂,来去自由,精神上就能得到解脱。相反,心受外境的影响,追求声色,念念不忘相,必然无法断除烦恼。

禅宗的主要理论基础是《楞伽经》和《大乘起信论》,六祖慧能以《金刚经》代替了《楞伽经》作为修行的理论依据。慧能因听人诵"应无所住而生其心"领悟到佛法的真谛,他反对"拂尘看净,方便明经"的渐修禅法,而主张在随缘任运之中保持本体的自由无碍,这就是"无念为宗,无相为体,无住为本"的禅宗的修行原则。

人们历来以顿修和渐修区别南宗禅和北宗禅,其实南北二宗的禅法区别主要体现在悟道的方法上。需要强调的是,慧能强调顿悟却并不完全否定渐修,他主张顿悟不废渐修。他认为,人性本来皆具佛性,佛法无顿渐之分,但人有钝利、迷悟之分,"迷即渐修,悟即顿修"。所以,愚迷之人还需渐修而达到顿悟成佛之境。

(三)禅宗的哲学意蕴

慧能倡导的禅宗,其目的在于强化佛教的吸引力,挽救佛教的信任危机。在此过程中,他以特殊的形式推进了中国古代哲学本体论与认识论的发展。首先,禅宗关于主观与客观、现象与本质等问题的探讨,为宋明理学准备了思想资料,促进了中国封建社会哲学由前期向后期的转变。其次,禅宗的"本性是佛"说,把佛性推广到一切事物,由极端神秘主义走向泛神论,其中孕育着佛教的自我否定因素。最后,禅宗宣扬的反对权威、怀疑传统的主观精神,在以后的历史条件下,对不少进步思想家产生过积极的启发作用。可以说,禅宗哲学标志着佛教哲学在中国古代社会的发展结束。

第二节　反佛斗争中新儒学的兴起

唐代在经历安史之乱后由盛转衰,封建割据严重,社会政治、经济受到极大破坏。同时,佛、道两家势力不断地发展壮大,整个社会思想混杂、秩序混乱,严重冲击了儒家的价值观。在此背景下,韩愈力倡儒家伦理道德,希望以儒家思想维持社会稳定、维护中央集权。韩愈的学生李翱也力倡儒家,从儒家人性论的角度提出了"复性"的修养观;柳宗元和刘禹锡提出了"天人不相胜""天人交相预"的儒家本体论哲学思想,这为后期宋明理学的兴起奠定了思想基础。

一、韩愈的道统哲学

韩愈(768—824),字退之,河南河阳人,世称"韩昌黎""昌黎先生",是唐代古文运动的倡导者,位居"唐宋八大家"之首。韩愈的哲学思想主要体现在他的《原性》《原道》《原人》《原鬼》等篇中。韩愈在哲学史上最大的贡献是为儒家一脉相承之道统正名,守护了中华文脉。他为民请命,力排佛、老,甚至为此遭到贬谪,"虽九死其犹未悔"。

(一)对佛、老的批判

佛教与道教在唐代中晚期逐渐发展壮大,儒家思想逐渐式微,导致本来动荡的社会更加混乱。韩愈认为,佛教放弃君臣父子之道、消极避世的思想对社会的发展无积极意义;道教追求随缘运化,修仙得道,既不切实际,也不利于社会的发展和稳定。因而,应当凸显儒学的时代价值,抑制佛、老的消极影响。

韩愈在《原道》中批判道:"君者,出令者也;臣者,行君之令而致之民者也;民者,出粟米麻丝,作器皿,通货财,以事其上者也。君不出令,则失其所以为君;臣不行君之令而致之民,则失其所以为臣;民不出粟米麻丝,作器皿,通货财,以事其上,则诛。今其法曰:必弃而君臣,去而父子,禁而相生养之道,以求其所谓清净寂灭者。呜呼!"由此可见,佛教放弃君臣、父子之道,追求清净寂灭,既违背人伦秩序,也不利于统治者治理国家、教化百姓。

为了重振儒学,韩愈从儒家经典《大学》出发,以儒家修身、齐家、治国、平天下的思想批判佛、老。他在《原道》中说,"古之所谓正心而诚意者,将以有为也。今也欲治其心,而外天下国家者,灭其天常;子焉而不父其父,臣焉而不君其君,民焉而不事其事。"韩愈从《大学》的正心、诚意入手,说明儒家的修、齐、治、平与个人修养紧密相连,有利于维系人与人之间关系的正当与平衡,这比佛道两家消极"无为"的处世态度更有利于治理天下国家。

因为批判佛、老,韩愈遭到了贬谪。据记载,唐宪宗年间,凤翔法门寺藏有释迦牟尼舍利,塔门每三十年一开,开则岁丰人泰,于是唐宪宗决定派人迎佛骨入京。韩愈上书极力反对迎佛骨,他以华夷之辨晓以利害,说明供奉佛骨对维护社会纲常伦理无益,因此惹怒了唐宪宗,被贬为潮州刺史。韩愈以诗名志,写下了名垂千古的《左迁至蓝关示侄孙湘》:"一封朝奏九重天,夕贬潮阳路八千。欲为圣明除弊事,肯将衰朽惜残年。云横秦岭家何在?雪拥蓝关马不前。知汝远来应有意,好收吾骨瘴江边。"从此诗中足见韩愈批判佛教的决心和意志。韩愈等人力排佛、老,为民请命的努力,充分彰显了中国古代知识分子忧国忧民的家国情怀和使命担当。

(二)"道统"观的提出

为彻底批判佛、老,韩愈对儒家思想进行了高度的概括和总结,以阐明儒家思想的脉络和系统,以及在中国历史上的重要地位。为此,他提出了儒家学说的"道统"论。

"道"是韩愈哲学的最高范畴。他指出,"天道乱,而日月星辰不得其行。地道乱,而草木山川不得其平。人道乱,而夷狄禽兽不得其情"(《原人》)。这个"道"是最高的永恒存在,它体现在"天道""地道""人道"之中,贯通于天地人等古往今来、东南西北的整个宇宙之内。它主宰着万事万物。

韩愈明确说,他所倡导的这个"道",既不是老子绝仁弃义之道,也不是佛教舍君臣父子、外天下国家、灭人伦天常之道,而是孔孟所传的儒学之道。

韩愈依据儒家经典提出了一个与佛教"祖统"相对抗的道统。韩愈在《原道》篇中写道:"斯道也,何道也?曰:斯吾所谓道也,非向所谓老与佛之道也。尧以是传之舜,舜以是传之禹,禹以是传之汤,汤以是传之文、武、周公,文、武、周公传之孔子,孔子传之孟轲。轲之死,不得其传焉。"这个"道统"由尧开其端,中经舜、禹、汤、文、武、周公,再传至孔丘、孟轲,但孟轲以后便中断了,结果使佛、老学说统治了人们的头脑。韩愈以儒家道统的继承人自居,意欲重振儒家。

韩愈道统说的中心思想就是儒家的"仁义"。他认为,只有儒家的仁义才是真正的道德,并以此排斥佛、老,论证儒学的正统地位。他在《原道》中说:"凡吾所谓道德云者,合仁与义言之也。""夫所谓先王之教者何也?博爱之谓仁,行而宜之之谓义,由是而之焉谓之道,足乎己无待于外之谓德。其文《诗》《书》《易》《春秋》,其法礼乐刑政。"韩愈作《原道》篇说明儒家之道不同于佛、老之道,儒家之道通过先王之教的礼、乐、刑、政以及儒家经典《诗》《书》《易》《春秋》表现出来,由尧、舜、禹、汤、文、武、周公、孔子、孟子一脉传承,这个道的核心思想就是仁义。由内圣而外行三代以上的王道理想,这是儒家的内圣外王之道,这也是韩愈要确立的道统。

魏晋以来,佛、老之道得到了前所未有的发展,理论体系日益成熟,各自建立了完整的发展脉络,以确立自身学说的正统性和权威性,而儒家哲学一直以经学的形式在演进。由于经学的形式限制了哲学思维的创新,从而将儒学推向了僵化的局面。直至韩愈,他意识到只有将儒家哲学的基本观念、思想脉络梳理清楚,才能对佛、老做出有力的回击。

韩愈的道统说得到了宋明理学家的赞许和认同。宋儒朱熹《四书集注·中庸章句序》中明确了道统的观念:"盖自上古圣神继天立极,而道统之传有自来矣。"韩愈的道统论阐明了儒家一脉相承的思想脉络,唤醒了儒家沉睡的道统意识,让儒家学者在思考儒与佛道关系时,自觉地产生自我归属感。

道统论的提出,一方面为反对佛、老确立了坚固的理论阵地;另一方面为后期儒学尤其是宋明理学的兴起奠定了思想基础。但是,韩愈的道统论也有其消极的意义,他将荀子、杨雄等人排斥于儒家正统之外,突出强调了儒家心性一脉的正统地位,从而产生了心学与理学的内部纷争。现代新儒学集大成者牟宗三,更是将朱子理学看成是异端和歧出,被称为"别子为宗"。可以说,"道统"观一方面成为儒学发展的内在动力,另一方面又限制了儒学自身的发展。

(三)"性三品"论的新阐释

"性三品"是儒家人性论重要思想之一。汉儒董仲舒认为,单纯的性善论与性恶论不足说明人有善有恶的现象。他提出了"性三品"论,其核心要义有三:其一,对"性"概念的界定。他在《春秋繁露·深察名号》中强调,性是人生而固有的自然之质,"性之名非生与? 如其生之自然之质谓之性,性者质也"。他认为,人性不是生来就是善的,天有阴有阳,因而人性有贪有仁,仁性经过教化而成善,而贪性应加以限制。天道"任德不任刑",人应当克服邪恶的欲望,一心向善。其二,对"善"概念的重新界定。董仲舒认为,人性与善是不同的,"善如米,性如禾",善出于性,而性不是善。因此,应当对有"善质"的天生之民进行道德教化,"天生民性,有善质而未能善,于是为之立王以善之,此天意也"。其三,为了解释人为什么天生有善有恶,董仲舒在《实性》中将人之性分三品,即圣人之性、中民之性和斗筲之性,"圣人之性,不可以名性,斗筲之性又不可以名性,名性者,中民之性"。他认为,圣人之性是至纯至善的,斗筲之性即使经过教化也难以改变,只有中民之性是可以通过教化而为善。董仲舒的"性三品"论解释了人为什么有善有恶的现象,比先秦儒家的性善论、性恶论更为具体。但是,董仲舒一面强调了儒家道德教化的社会治理作用,一面又将"斗筲之性"放在不可教化的行列,这限制了道德教化的社会功能。

东汉思想家王充根据禀气多少把人性分为善、中、恶三种。他认为性善是中人以上,性恶是中人以下,善恶混是中人之性。人性的善恶,并非受命于天,而是由自然的"气"构成的。王充强调教育对人性形成发展的作用。他说:"论人之性,实有善有恶。其善者固自善矣,其恶者故可教告率勉使之为善。"(《论衡·本性篇》)

韩愈在此基础上对"性三品"论进行了创造性阐释。韩愈在《原性》中说:"上焉者之于五也,主于一而行于四;中焉者之于五也,一不少有焉,则少反焉,其于四也混,下焉者之于五也,反于一而悖于四。"人性即人生而固有的本性,其内容即仁、义、礼、智、信五常,其中"仁"乃性之本。具体而言,人性包含了上品之性、中品之性和下品之性。在三品之中五常之德所占的比重各不相同。性为上品的人,以一德为主,兼具其他四德;性为中品的人,对某一德或是不足,或是有些违背,其他四德也混杂不纯;性为下品的人,对一德完全违背,其他四德也不合,因而是邪恶的。

不仅如此,韩愈还依据"性三品"论将情也分为三品,他在《原性》中分析说:"性也者,与生俱生也;情也者,接于物而生也。性之品有三,而其所以为性者五;情之品有三,而其所以为情者七。"情是性接触外物而产生的喜、怒、哀、惧、爱、恶、欲等情感,上品人之情合于上品人之性,中品人之情所发不能达到或超过了五常之德的要求,下品人之情与下品人之性相吻合,是与道德标准相违背的。

那么,性之品可移否?韩愈在《原性》中做了交代:"上之性就学而愈明,下之性畏威而寡罪;是故上者可教,而下者可制也。"上品之人通过后天的道德修养与"先王之教"坚定向善的信念,而下品之人通过教化可以少犯错误。

韩愈强调了性与生俱来、生而本有的特征,而把情看成是"接于物而生"的,这较为具体地解释了人性的差别和可改造性。韩愈的"性三品"说为反对佛教人性论提出。他将性分三品,情也分三品,这有力地反驳了佛教灭情见性的观点,也避免了此前单一人性论的片面性,丰富发展了儒家人性论思想。

二、李翱的哲学思想

李翱(772—841),字习之,唐朝陇西人,贞元十四年进士,韩愈的学生。他与韩愈一起倡导复兴传统儒学,一生崇儒排佛。其哲学思想的代表作是《复性书》三篇。其中,第一篇总论性、情和"圣人",第二篇论成为"圣人"的修养方法,第三篇讨论了修养的必要性。

(一)"性善情恶"论

由于魏晋以来儒学的衰微和佛、老之学的盛行,促使人性问题成为哲学上的重要问题。李翱为韩愈的门人,与韩愈亦师亦友。他继承了韩愈崇儒排佛的基本精神,却与韩愈力斥佛、老的思路不同。韩愈从政治、经济、文化和社会发展的角度批判佛、老,为儒家学说正名。李翱则真正从哲学的立场反对甚至是吸收借鉴佛、老的思想。在人性论上,李翱提出了"性善情恶"的观点。

李翱认为,人性是人生而具有的本性,是至诚至善的,圣人与普通百姓并无不同。那么,为什么有的人成为圣人而有的人却走向邪恶呢? 李翱在《复性书》中分析说:"桀纣之性犹尧舜之性也。其所以不睹其性者,嗜欲好恶之所昏也。非性之罪也。曰:为不善者,非性耶?曰:非也。乃情所为也。情有善有不善,而性无不善焉。"显然,在李翱那里,桀纣与尧舜在本性上并无不同,根本的不同是嗜欲之情所为,情有善不善。从本性上看,桀纣之性与尧舜之性没有不同,圣人之所以为圣人是由本性决定的,而本性之所以惑乱不明,是喜、怒、哀、惧、爱、恶、欲七情所致。

虽然性无差别,情有善恶,但李翱认为性与情二者不可或缺。情是性的外在表现,人们可以通过情而认识性。圣人有情,但所发之情合乎本性,而普通百姓七情所发任意妄为,遮蔽了本性,这是邪恶产生的根源。

(二)"复性"说

既然性无差别、情有善恶,那么,成为圣人的根本方法就是"复性"。为了恢复人人本有的善性,李翱提出了"复其性"的修养方法。

所谓"复性"就是指,通过修养人人都能够恢复被遮蔽了的本有之善性。那么究竟该如何"复其性"呢?

首先是要断绝七情的妄动,即是要根绝思虑,"弗思弗虑,情则不生;情既不生,乃为正思。正思者,无虑无思也"。做到无思无虑的无情境界当然能断绝七情,但这对于常人是不太可能的。因而,李翱认为,弗思弗虑的"斋戒"工夫只是"复其性"的初步阶段。复性的根本工夫在"至诚","方静之时,知心无思者,是斋戒也。知本无有思,动静皆离,寂然不动者,是至诚也"。"至诚"是超越动静的修养方法,在"至诚"的境界下,所发七情完全合乎本性。

李翱继承了《中庸》"诚"的思想,将"诚"看作沟通天人的关键环节。"至诚"作为修养方法,即是要做到"视听言行,循礼而动",一切言行举止都要符合道德规范,最终达到"忘嗜欲而归性命之道也",达到圣人的境界。

李翱的哲学思想发展了韩愈的性三品说,以"性善情恶"的人性论阐释了哲学上的根本问题——恶的来源。他从儒家的《中庸》"天命之谓性"出发,以儒家伦理为旨归,又表现出

笔记栏

吸收佛、老思想的痕迹,为宋明时期儒学的复兴奠定了基础,为儒、道、佛三教融合做了思想准备。

第三节 天人关系发展的新阶段

柳宗元(773—819),字子厚,山西永济人;刘禹锡(772—842),洛阳人。两人都是永贞革新(公元805年唐顺宗永贞元年)的主要人物,支撑他们参与革新的理论基础,是他们对天与人、自然界与社会的明确分界:天、自然界作为一种客观自然的存在,不干预社会人事;社会人事属于人的领域,人应该有所作为。可惜他们的革新运动并不成功,柳宗元先被贬为邵州刺史,后再贬为永州司马;刘禹锡先被贬为连州刺史,后再贬为朗州司马。在漫长的贬谪生活中,他们以坚韧的毅力,写出了许多重要的理论著作,如柳宗元的《天对》《天说》《非国语》《贞符》等,刘禹锡的《天论》《因论》等,对维护特权的神权理论,进行了深刻的批判;对以往长期争论的天人关系问题,作出了唯物主义的回答,对发展古代唯物主义作出了重要贡献。

一、柳宗元的元气自然观

在自然观上,柳宗元坚持了中国哲学史上气一元论传统,对汉以来盛行的传统儒家"天人感应"的天命论思想进行了批评,高扬了无神论思想。

(一)元气自然观

世界究竟是由什么构成的? 对于这个哲学本体论的问题,战国末期的屈原在其《天问》中提出了一系列疑问:宇宙有没有一个"极"? 有没有造始者? 最初的造始者是谁来传道? 一切变化从哪里来考究? 又是怎样知道的呢? 柳宗元以回答《天问》的形式,写出了《天对》,明确地阐发了自己的唯物主义宇宙观。《天对》开宗明义地指出,元气是宇宙的本原。他说:"本始之茫,诞者传焉。鸿灵幽纷,曷可言焉。曶黑晰眇,往来屯屯;庞昧革化,惟元气存,而何为焉?"这里表明了他的元气自然观思想,认为:宇宙是悠远渺茫的,那些开天辟地的荒诞传说是完全不可相信;黑夜到天明的往来更替,万物从混沌中发生、发展,都是元气运动的结果,根本就没有造物主的影子;只有元气才是唯一的存在,是世界统一的物质基础。"天"或"地"都是元气的不同表现形态,"彼上而玄者,世谓之天,下而黄者,世谓之地;浑然而中处者,世谓之元气"(《天说》)。他进一步认为由元气构成的宇宙无论在时间或在空间上都是无限的,"无极之极,漭弥非垠""当焉为明,不逮为晦"(《天对》),"天地之无倪,阴阳之无穷"(《非国语》),"东西南北,其极无方"(《天对》)。

世界是由元气构成的,那么元气又由什么推动的呢? 柳宗元认为元气自为,世界万物的变化运动是元气自身的阴阳二气相互作用的结果。《非国语》载:"阴与阳者,气而游乎其间者也。自动自休,自峙自流,是恶乎与我谋? 自斗自竭,自崩自缺,是恶乎为我设?"元气的自动、自斗产生各种运动形态,根源在于自身内部矛盾的对立统一,而非阴阳之外的其他神秘力量,"合焉者三,一以统同。吁炎吹冷,交错而动"(《天对》)。柳宗元把运动的主体归结为"元气"本身对立物"交错"的作用,这一思想是十分深刻的,是合乎辩证法思想的。

柳宗元基于他的元气自然观,对"天人感应"和"君权神授"的传统有神论思想进行了抨击。

(二)对天人关系的论证——反对"天人感应"说

柳宗元认为,天、地、元气不是什么神秘的精神性的东西,而是没有意志的物质,它们同瓜果草木一样,本质上都属同一物质存在,根本不能对人施行赏罚。人事的功、祸都是人们自己造成的,呼天怨地是没有任何意义的,"天地,大果蓏也;元气,大痈痔也;阴阳,大草木也;其乌能赏功而罚祸乎?功者自功,祸者自祸,欲望其赏罚者大谬;呼而怨,欲望其哀且仁者,愈大谬矣"(《天说》)。在柳宗元看来,人类社会不同于自然,比如生植、灾荒属于自然现象,而法制、悖乱则是社会现象。这是两个不同领域,各有自己的变化发展规则,因而两者之间不能互相干预,"生植与灾荒,皆天也;法制与悖乱,皆人也。二气而已,其事各行不相预"(《答刘禹锡天论书》)。柳宗元把人类社会从自然界中划分出来,进一步否认了超自然力的天命、神权的存在,这在认识史上是对董仲舒以来"天人感应"论的一个突破,是对荀况的"明于天人之分"思想的继承、发展和复归。

（三）天人关系的延伸——对"君权神授"的批判

柳宗元以天与人"不相预"的无神论为理论武器,对"君权神授"的有神论思想进行了批判。他在《贞符》中明确指出:国家兴亡是"受命不于天,于其人";人们的吉凶祸福是"休符不于祥,于其仁"。统治者依靠"君权神授"的说教进行统治是不会长治久安的,因为从来没有人丧失了仁德仍能统治长久的,也从来没有人凭借祥瑞而保住了自己的统治地位的,"未有丧仁而久者也,未有恃祥而寿者也"(《贞符》)。柳宗元指出,古人讲天命神权的目的在于欺骗淳朴的百姓,"古之所以言天者,盖以愚蚩蚩者耳"(《断刑论》下)。这揭破了当时流行的"推天引神,以为灵奇"(《与吕道州论〈非国语〉》)的神学统治思想的本质,是王充"疾虚妄"的战斗无神论路线的继续和发展。柳宗元对有神论产生的思想根源进行了探究:人们求之于神的原因是感到自己的力量不足,如果人们有力量解决这个问题,那就不会求之于神,而求于人就行了。他指在《非国语·神降于莘》指出:"力足者取乎人,力不足者取乎神。"柳宗元之所以看重人的力量,而否定有意志的"天",是因为他相信自己的力量,靠自己的力量来解决问题。

二、刘禹锡的"天人交相胜"思想

柳宗元在他的《天说》《天对》中,着重论述了天的自然客观性,但并未更多地涉及天与人的关系。针对这种情况,刘禹锡写下《天论》三篇,进一步探讨了天与人、客观与主观的关系,对柳宗元的唯物主义宇宙观进行了补充和发展。柳宗元在他的《答刘禹锡天论书》中说:"其归要曰:非天预乎人也。凡子之论,乃吾天说传疏耳,无异道焉。"刘禹锡的《天论》基本思想是讲天不能干预人事,这个论点是对他的《天说》的解释和补充。事实上,刘禹锡的《天论》不仅是对《天说》的解释、注解,而且是对《天说》思想的进一步发展。他提出了一个重要命题:天与人交相胜。这是荀子"制天命而用之"思想的发展。

（一）对世界物质统一性的论证

刘禹锡首先肯定世界万物都以一定的物质存在为基础。他在《天论》中一开始就指出:"大凡入形器者,皆有能有不能。天,有形之大者也;人,动物之尤者也。"刘禹锡从整体角度概括了自然界的特性:天是有形万物中之最大者。虽然天是空的,但空不是无,"空者,形之希微者也"(《天论》)。空是物质存在的一种空间形式,虽然它看来无形,但它可依靠他物显示形状。比如说,建造房屋,高厚之形就表现出来;制成器皿,规或矩的形状就可以被发现。《天论》曰:"以目而视,得形之粗者也;以智而视,得形之微者也。"这说明空绝不是空无,它仍是实有的,只不过我们的肉眼看不见而已。刘禹锡对人的解释,首先肯定人是动物,但是动物中之最高者,突出人在世界万物中的特殊地位。无论天还是人,任何事物都是以一定的物质存在作为其存在的根据,而这个物质存在就是"气"。《天论》曰:"浊为清母,重为轻始。两位既仪,还相为庸。嘘为雨露,噫为雷风。乘气而生,群分汇从。植类曰生,动类曰虫。倮虫之长,为智最大,能执人理,与天交胜,用天之利,立人之纪。纪纲或坏,复归其始。"在刘禹锡看来,元气分为阴阳,由于阴阳二气的相互作用而形成了万物,而万物按其特点分成若干种类,有植物和动物。人是动物中智慧最高的,能够制定和掌握法则,以及利用各种自然资源建立起人类社会。即使人类社会消亡,也不影响物质世界的永恒性。这里,刘禹锡肯定了事物的客观实在性。

(二)肯定世界万物的规律性

刘禹锡认为世界万物的存在是遵循一定的客观规律。这种认识集中地表现在他对"数"和"势"的解释中,"夫物之合并,必有数存乎其间焉。数存,然后势形乎其间焉。一以沉,一以济,适当其数乘其势耳"(《天论》)。"数"指事物联系的规律,而"势"是指由规律主导引发的必然趋向,遵循一定的规律,事物便会沿一定的方向发展,行舟于水之所以可济,是因为人能够"适数"而"乘势"。刘禹锡对事物规律性的认识包含了两个方面的重要思想:一方面,他肯定"数"和"势"都是"附乎物而生,犹影响也"(《天论》),即事物的规律性是事物本身所具有的,以客观事物为基础;另一方面,他又肯定一切事物都不能"逃乎数而越乎势"(《天论》),即客观事物有一定的规律性,不能任意改变。很明显,刘禹锡的《天论》正是把对"数"和"势"的肯定和论述同对事物的客观实在性的肯定和论述紧密地结合在一起。他用"数"和"势"来解释事物之间联系、变化的复杂情况,以及人们对自然界的认识和把握,从而否定了神秘的、有意志的"天"的存在,明确反对维护特权的神权理论。

(三)"天与人交相胜"

刘禹锡在认识事物的规律过程中非常突出人的主观能动性,"天与人交相胜"的意思是"天"和"人"各有其特定的"功能","天之所能",人不能;"人之所能",天不能。《天论》曰:"天之能,人固不能也;人之能,天亦有所不能也。故余曰:天与人交相胜耳。"刘禹锡对"天之所能"和"人之所能"进行了严格的区分。自然界的功能在于生长繁殖万物,"物竞天择,适者生存"的规律在发挥作用,"天之道在生植,其用在强弱"(《天论》)。春夏之时万物生长,秋冬季节草木凋萎,水火能伤害人和物,木头坚硬、金属锋利,这是非生物界的自然性能;壮年时英武强健,老年时体衰眼花,气雄力壮的可以做首领,这是生物界的自然性能,"阳而阜生,阴而肃杀;水火伤物,木坚金利;壮而武健,老而耗眊,气雄相君,力雄相长:天之能也"(《天论》),这些是"天之所能"。人类社会的功能在于制定法制,人们判断是非善恶的规范在发挥作用,"人之道在法制,其用在是非"(《天论》)。春夏时种植庄稼,秋冬时收藏作物,防止水害而又利用水灌溉,扑灭火灾而利用火照明,砍伐木材加工成各种器物,熔炼矿石而又磨砺成金属器具,这是人类利用和改造自然的生产斗争。用"义"来制服强暴奸诈,按"礼"来区分长幼次序,尊重贤者、崇尚功臣、建立法制、防止邪恶,这是人类在生产斗争基础上形成一定的社会关系。"阳而艺树,阴而擊敛;防害用濡,禁焚用光;斩材攻坚,液矿硎铓;义制强讦,礼分长幼;右贤尚功,建极闲邪:人之能也"(《天论》)。这些是"人之所能"。很显然,通过"天之所能"和"人之所能"比较,我们可以看出刘禹锡的"天之所能"的根本意义大体上在于客观性和自然性,"人之所能"则在于主观能动性和社会性。在"天与人交相胜"的思想中,刘禹锡认为,天不是有意识地要"胜人",天之所能乃是其自然的特性,"天非务胜乎人"(《天论》);而人却是有意识地"胜天",自觉地改变无意识的自然,"人诚务胜乎天"(《天论》)。自然永远凭借固有的特性,遵循其固有的规律,使万物生长变化,而不加干预人世的治乱;人则运用其特殊的能力,从事各种自觉的活动,承受自然提供的条件,利用自然,治理万物,"天无私,故人可务乎胜也"(《天论》)。这样,一方面反对了把"天"神秘化的有神论思想,另一方面突出了人的自觉性、主观能动性。

(四)批判有神论思想

刘禹锡在《天论》中,深入揭示了有神论产生的认识论根源和社会根源。

首先,刘禹锡在《天论》里以操舟为例,分析了有神论产生的认识论根源。他认为船在小河里行走,快慢停航都在于人的掌握,狂风掀不起波涛,漩涡也形不成险阻,行船迅速平稳是人的作用,搁浅翻船也是人的原因。在这样的条件下,"舟中之人未尝有言天者,何哉? 理明故也"(《天论》)。反之,船在大江大海里航行,快慢停航不能完全由人的掌握,狂风可以遮天蔽日,密云能够成灾为害。因此,"舟中之人未尝有言人者,何哉? 理昧故也"(《天论》)。刘禹锡提出"理明"和"理昧"的不同情况,说明有神论产生的直接的认识论根源:当人们掌握了自然规律时,就树立起无神论观念;当人们对自然规律茫然无所知时,就会陷入有神论的圈套。

当然,刘禹锡对有神论不是简单地加以否定,而是做了具体分析。"彼江海之覆,犹伊淄之覆也。势有疾徐,故有不晓尔"(《天论》),并且要求人们在与自然做斗争中以"理明"的方法来消灭有神论的认识论根源,这也是发挥人的主观能动性的突出表现。

其次,更为重要的是,刘禹锡从法制层面揭示了有神论产生的社会条件。他认为,"法制"的执行有三种情况:

一是法大行,是非清楚,人道昌明,那种宣扬天决定着人类命运的说法就难以通行。《天论》曰:"法大行,则是为公是,非为公非,天下之人蹈道必赏,违之必罚。当其赏,虽三旌之贵,万种之禄,处之咸曰宜。何也? 为善而然也。当其罚,虽族属之夷,刀锯之惨,处之咸曰宜。何也? 为恶而然也。故其人曰:'天何预乃事耶? 唯告虔报本,肆类授时之礼,曰天而已矣。福兮可以善取,祸兮可以恶召,奚预乎天邪?'"

二是法小弛,是非有了杂乱,人道也有了杂乱,从而就会产生出有神论的思想。《天论》曰:"法小弛则是非驳,赏不必尽善,罚不必尽恶。或贤而尊显,时以不肖参焉;或过而僇辱,时以不辜参焉。故其人曰:'彼宜然而信然,理也;彼不当然而固然,岂理邪? 天也。福或可以诈取,而祸或可以苟免。人道驳,故天命之说亦驳焉。'"

三是法大弛,是非颠倒,人道完全被破坏,人能胜天之所能也就完全丧失,人就不可能再与有神论抗衡。《天论》曰:"法大弛,则是非易位,赏恒在佞,而罚恒在直,义不足以制其强,刑不足以胜其非,人之能胜天之具尽丧矣。"

因此,法制崩坏,是非颠倒,是有神论产生的社会原因。生活在社会秩序安定的时期,法制严明,人们都知道祸福产生的原因,所以不把恩怨归之于天;生活在社会秩序混乱的时期,法制不明,人们不知道祸福产生的原因,所以把本是人为的成败得失都归之于天,这并不是天干预人事。《天论》曰:"生乎治者人道明,咸知其所自,故德与怨不归乎天;生乎乱者人道昧,不可知,故由人者举归乎天,非天预乎人尔。"刘禹锡能从社会条件来考察和解释有神论产生的根源的确难能可贵。

第四节 隋唐哲学对中医学的影响

隋唐时期,佛教与道教得以迅速发展。至于儒学,虽然是官方的统治思想和科举取士的主要途径,但在理论层面上无法与佛、道抗衡。佛教传入中土后,面临的问题是如何进行本土化。要解决这个问题首先必须得到官方的认可。僧徒的做法是"援儒入佛",尽量用儒家的思想重新解释佛教教义,摒弃有违儒家伦理道德的教义。而禅宗正是佛学理论与中国传统的儒家学说及道家思想相互融合的结果,演变为类似本土化的宗教,成为中华传统文化中的重要组成部分。另外,佛学理论本身具有"普渡众生"、顾及下层劳动人民利益的思想,官方为了统治需要也积极"统佛归儒",利用佛教所讲"因果轮回""出世解脱"等思想来麻醉和安定劳动人民以缓和社会矛盾。当然,官方也无意将佛学抬高为统治思想的主导地位,从韩愈的"道统论"可见端倪。韩愈在理论上和柳宗元、刘禹锡不同,他是一个天命论者,鼓吹君权神授,但同时是一位勇敢的反佛斗士,积极维护儒家思想的独尊地位。为了反佛,韩愈重新接起儒家的"道统",从而开启了宋明理学的先河。隋唐时期儒、释、道三教思想的融合丰富了中华传统文化的内容,同时也对中医学的发展产生了积极的影响。

一、禅宗对中医学的启示

任何一种具体科学的研究和发展都是在一定的哲学理论指导下进行和展开的。慧能成佛的方法具有非语言性、非分析性、非理智性的特点,在思维形式上强调意会,排斥言传;强调参悟,否定认识上渐进;强调直觉,摒弃逻辑。禅宗这种重意会、重参悟、重直觉的思维方式非常突出人的主观能动性,对中医学理论思维形式有着深层次的影响。禅宗的思维形式对中医学的影响表现在两个方面:一是深化了中医学的认知方式;二是促进了中医学辨证论治体系的发展。

(一)禅宗对中医学认知方式的影响

禅宗的思维形式在一定程度上深化了中医学的认知方式。正如前文所言,禅宗融会了儒、道思想中重内省的特质,把重意会、重参悟、重直觉的思维方式推到了极致,丰富了中华传统文化的内容。中医学作为一门具体科学,它的认识方法和思维形式深受中华传统文化中哲学思想的影响。《黄帝内经》谓:"神乎神,耳不闻,目明心开而志先,慧然独悟,口弗能言,俱视独见,适若昏,昭然独明,若风吹云,故曰神。"要求医者通过闭耳塞聪等方法,使目明心开,以达到独悟、独见、独明的境地。由此可见,中医学在学习认知方法上非常讲究心悟,而心悟表现在思维形式上则为重意会、重参悟、重直觉。

禅宗的这种思维形式在一定程度上深化了中医学的认知方式,具体表现在中医理论和临床实践两个方面。

中医学理论大致可以分为符号型和语义型两类:那些比较成熟的理法方药规律,比如《伤寒论》的汤证体系,属于符号型;而中医学在经文、方剂、病机、药性等方面的多层次的认识结构,导致在领会、理解上的歧义性、模糊性和秘藏性,属于语义型。对于语义型的中医理论的学习认知需要借助于悟性思维,强调用心体验,以意商量,"医者,意也"。

在临床诊断方面,尤其是望色、按脉等诊断技艺,其意会成分甚高,每每倚重于领悟和直觉。在临床治疗过程,领悟也扮演着重要角色,如《叶案存真》一案中叶天士用阿胶、生地、元参、菖蒲、黄连、童便治疗少阴液亏邪陷发痉,程门雪就提出这是从仲景白通汤加人尿、猪胆汁汤化出的,两方"一寒一热,两两相对",指明"仲景之秘,唯叶氏能通变之",也就是叶氏于仲景之学有所得,其制方直与先贤之意相合,此即属悟。

(二)禅宗对中医辨证论治体系的影响

禅宗的思维形式对中医学辨证论治体系的发展和确立起到了重要的推动作用。禅,意为静虑、思维修,而禅宗在修持方法上强调止观静虑而达到悟道。因此禅宗这种重意会、重参悟、重直觉的思维方式含有思辨、领悟、以不变应万变的特点。这一特点惠能在同五祖弘忍有关众生皆有佛性的辩论对答中得以充分体现:"弘忍和尚问惠能曰:'汝何方人?来此山礼拜吾,汝今向吾边复求何物?'惠能答曰:'弟子是岭南人,新州百姓,今故远来礼拜和尚。不求余物,唯求作佛。'大师遂责惠能曰:'汝是岭南人,又是獦獠,若为甚作佛!'惠能曰:'人即南北,佛性即无南北,獦獠身与和尚不同,佛性有何差别!'"(《坛经校释》)在惠能看来,人虽有南北之分,但佛性却无南北之异,佛性遍于四方上下一切人心中;人虽有夷夏之别、贵贱之差,但无论夷夏贵贱,其所具有的佛性都是毫无二致的。禅宗这种思辨、领悟、以不变应万变的思维形式有别于重经验、重实证、重逻辑推理的理性思维方法,对中医学辨证论治体系的发展和确立起了重要的推动作用。

辨证论治是中医诊疗的重要手段,它的最大特点是在治疗上灵活变通,使治疗的重心落在机体功能的现时状态上,和辨病论治这种手段相比较,它的可操作性更强,比如在临床实践中根据实际情况的变化既可"同病异治",也可"异病同治",这也是中医的特色所在。可以看出,辨证论治这一治疗法则的背后积淀着"以不变应万变"的思维特征,深受禅宗思维形式的影响。

然而,从中医学发展史来看,诊疗手段的应用经历了由"辨病论治"到"辨证论治"的发展过程,最后确立了中医学辨证论治的学术体系,这与中国传统思想的演进是分不开的。

魏晋时期,"无不能生有"的玄学盛行,而以阴阳五行学说推导万事万物的经学衰败。在这种思潮的影响下,求实之风兴起,于是隋唐出现一些采用分门别类、追根寻源的方式探讨医学的医家,如巢元方、孙思邈、王焘等。他们在诊断方面注重客观的观察指标;在治疗方面注重辨病论治,针对疾病的病因进行治疗,同时也注重外科手术的治疗。

但到了宋元时期,禅宗发展到了极盛,深受禅宗影响的宋代理学开始崛起,禅宗这种思辨、领悟、以不变应万变的思维形式重新占了上风,作为具体科学的中医学也深受影响,从此形成了一股强大的、以辨证论治为主的思想潮流,而深入探讨疾病本质和特征的"辨病论治"随之受到了阻遏。比如,这一时期的金元四大家在禅宗这种思维形式的指导下,充分利用辨证论治原则的灵活性,结合自己的阅历和经验体会,提出了自己独到的学术见解,使中医理论取得了突破性的进展。治病求因,作为方法的"辨病论治"和"辨证论治"在探明疾病成因方面各有优势,但从方法层次对比来看,强调非理性重直觉的"辨证论治"比强调理性重逻辑推理的"辨病论治"更胜一筹。正如慧能在《坛经校释》讨论如何成佛时所言:"故知不悟,即是佛是众生;一念若悟,即众生是佛。"是佛还是众生全借一念之间的体悟。

中医之门是理解还是体验? 中医之魂是科学还是艺术? 中医强调在用心体验中去理解,借助图形化和简洁性的表述使中医科学思维艺术化,这也许就是禅宗对中医学的启示。

二、"道统论"对中医学的影响

韩愈的道统论是儒学发展的新阶段,开启了宋明道学的先河,对于完善和发展中医学的伦理道德有着重要影响,主要表现在两个方面:一是强化医者的医德修养;二是注重患者的情志调节。

(一)道统论对中医医德修养的影响

韩愈的道统论在中医实践中要求医者强化自身的医德修养。"仁"是道统论的核心思想。作为深受儒家思想影响的中医学自然把"仁"这个概念纳入其伦理道德框架中。中医伦理道德是围绕医者与患者的关系展开的,其核心的规范是强调"仁心仁术",它包含两层意义:一方面要求医者有一颗"利人的心";另一方面还要求医者具备"利人的能力"。所谓"利人的心"是指医者对患者无论贫穷贵贱要一视同仁,正如唐代医家孙思邈在《备急千金要方·大医精诚》中所言:"若有疾厄来求救者,不得问其贵贱贫富,长幼妍媸,怨亲善友,华夷愚智,普同一等,皆如至亲之想。"所谓"利人的能力"是指要求医者必须具备解除患者病痛的医术,而这医术的提高与医者的道德修养是分不开的。可以这样说,医德修养为医术增进提供了重要的动力之源。在韩愈的"性三品"中把人分为上、中、下三等,所谓上品之人就是具备"仁心"之人。他认为,如果这个社会缺了上品之人,中品之人就不能受教导而提升自己的人性,下品之人就不能受到管制而遏制其乱情妄念,从而人道大乱,社会陷于一片混沌之中。同样,在中医实践中,若缺乏良医,人民的身心健康得不到保证,从而加剧医患关系的紧张程度。所以,医者要强化自身的医德修养,不断向具备"仁心"的上品之人靠拢,做一个真正的良医。

韩愈的道统论有着重要的现实意义。医者要塑造"医者仁心"价值观,仁心仁术。很显然,仁心是前提,没有仁心,即使有仁术也是无益的;在有仁心的前提下,仁术会助力仁心的实现,仁术是仁心实现的条件。道统论强调"仁",客观上要求个人能力的不断提升,"内圣"才能"外王",这与当下强调医者医德医术的理念是一脉相承的。

(二)道统论对中医重视情志调节的影响

韩愈的道统论在中医实践中要求医者注重患者的情志调节。韩愈在其人性论中认为,人性接触外物就会产生情,与人性相对应,情也有三品,三品之情分别是三品之性接触外物的表现。情有喜、怒、哀、惧、爱、恶、欲七种,上品之性所表现出的情是不偏不倚,无过无不及;中品之性所表现出的情有的过甚,有的则缺乏;下品之性所表现出的情则是任情而行。人情志活动的不同状态对其健康影响是非常大的。中医学在分析引起疾病的原因时就非常注意人的情志因素。中医认为,若人的情志不循常度会直接伤及脏腑而导致疾病的发生。正如宋代医家陈无择在其"三因学说"中说:"七情,人之常性,动之则先自脏腑郁发,外形于肢体,为内所因。"由此看来,七情是导致疾病的重要因素。人体的情志活动与脏腑气血有着密切的关系:情志活动与五脏有关,即心在志为喜、肝在志为怒、脾在志为思、肺在志为忧、肾在志为恐;脏腑气血变化会影响到情志的变化,如《灵枢·本神》说"肝气虚则恐,实则怒""心气虚则悲,实则笑不休"。反之,七情太过也会损伤相应的内脏,引起七情致病。因此,医者在行医过程中还要扮演心理师的角色,注重患者的情志调节,比如通过聊天、谈心、安慰等方式调节患者情志活动,甚至可以针对不同脏腑的功能性疾病通过有意识地引导患者或笑或哭或喜或悲等以达到不药而愈的治疗效果。

(三)道统论对中医治病之道的影响

道统论治国理政之法与中医治病之道同理。韩愈认为,治病和治国一样,关键在于要把握问题的症结所在:治病求因,方能对症下药,药到病除;而治国要察天下危乱之根,纪纲严明,方能天下太平。韩愈在《杂说》中所云:"善医者,不视人之瘠肥,察其脉之病否而已矣;善计天下者,不视天下之安危,察其纪纲之理乱而已矣。天下者,人也;安危者,肥瘠也;纪纲者,脉也。脉不病,虽瘠不害;脉病而肥者,死矣。通于此说者,其知所以为天下乎!"治病和治天下,两者道理是相通的,正所谓"上医治国、中医治人、下医治病""不为良相,便为良医"。

●(李国荣 严家凤)

复习思考题

1. 试论慧能的学说及其对禅学的意义。
2. 论述华严宗"法界缘起"论的基本思想和哲学内涵。
3. 结合刘禹锡的"天人交相胜"思想,谈谈有神论产生的认识论根源和社会根源。
4. 试述禅宗重意会、重参悟、重直觉的思维形式对中医学的影响。

第八章

宋 明 理 学

学习目标

1. 了解张载的气学、程朱理学、陆王心学的基本内容；张载的气学、程朱理学、陆王心学对中医理论的影响。
2. 掌握张载的气学、程朱理学、陆王心学的核心思想。

宋元明时期，是中国文化和哲学发展的又一个高峰。由于宋明时期中国哲学的主要代表形态是理学，人们习惯上多以"宋明理学"来称呼这一时期的哲学。宋明理学亦称"道学"，是一种既贯通宇宙自然和人生命运，又继承孔孟正宗，并能治理国家的新儒学，是宋明时期占主导地位的思想体系。现代学术界通常把宋明理学体系区分为三派：张载为代表的"气学"派；程颢、程颐与朱熹为代表的"理学"派；陆九渊与王阳明为代表的"心学"派。

第一节　宋明理学的兴起

中国哲学发展到宋代，使得儒、释、道三家的融合成为主要趋势，儒学进入了理学时代。然而，随着封建社会逐步衰落，理学被僵化成维护封建专制统治的工具，明朝中后期对理学的反叛自然包括对封建专制统治的批判。

一、宋明理学的产生和发展

北宋是理学的形成和初步发展时期，著名的理学家周敦颐、邵雍、张载、程颢、程颐都生活在这个时期，是宋明理学的奠基人，被后人称为"北宋五子"。由周敦颐开创的濂溪之学，张载开创的关学，程颢、程颐开创的洛学，以及南宋朱熹开创的闽学，被后人称为濂、洛、关、闽，是宋代理学的四个学派。周敦颐、程颢、程颐以继承先秦儒家自居，同时吸取了佛教、道家的很多思想。他们的思想体系是儒家孔孟之道与道家老庄学说以及佛教唯心主义的综合。他们都把封建社会等级制度说成为天经地义，把封建道德基本原则即所谓"三纲五常"绝对化、永恒化，从而满足官僚地主阶级进行精神统治的需要。南宋的朱熹、陆九渊以及明代的王守仁继承并发展了周敦颐、程颢、程颐的哲学。朱熹和陆九渊是同时代人，私交很好，但在学术见解和治学方法上，又存在着分歧，二人曾进行了长期的辩论。比较集中的有两次：一次是淳熙二年（公元1175年）的鹅湖之会，主要围绕治学方法展开争论；另外一次是淳熙十五年（公元1188年）两人的通信往来，主要围绕"无极"与"太极"问题展开争论。朱陆的争论加速了理学体系的内部分化，使理学分为两大派别，并各自构建理论体系。朱熹主要承袭程颢、程颐的思想，被称为程朱理学；而陆九渊的学说由后来的王阳明继承发展，被称为陆王心学。

明朝中后期对理学的反叛始于王守仁。明末清初,王夫之等人以既批判又继承的态度,总结宋明理学的成果,这一总结具有鲜明的近代意识和启蒙意义。

二、理学的学术特点

理学思潮的产生和发展有三个明显的特点。

(一)以儒学为主,吸收佛、道思想

两宋时期理学(又称道学)兴起。宋代理学主要讨论的是以"性与天道"为中心的哲学问题,也涉及政治、教育、道德、史学、宗教等方面的问题。宋代理学是在汉唐以来儒、释、道从鼎立到相互作用,然后逐步趋于合流的基础上发展起来的。一批思想家先后崛起,在当时三教合流的大潮流下,他们主动以传统儒学的理论作为基本框架,以是否有利于纲常名教作为价值尺度和取舍标准,对佛、道的思辨哲学进行深入研究,在批判与吸收佛、老的基础上,以理学为形式使儒学得到复兴,并逐步取得了学术统治地位,成为中国封建社会后期的官方意识形态。理学起于北宋,经南宋进一步发展,为元代所延续,到明代更有新的发挥,所以一般又称之为"宋明新儒学"。

(二)建构儒家道德形而上学

先秦儒学主要关怀现实的伦理、政治,汉代经学则倾向于为现实的名教纲常叠加粗糙的宇宙论或神学维度,以此来论证现实封建制度的合法性,此二者皆对现实的伦理政治报以直接的热情,但皆未成功地为其建构一个相对完满的形而上学体系。相比较而言,佛、道(尤其是佛教)思想极富思辨精神,形而上学的维度非常明显。宋明理学正是在佛、道内在思辨与形上开显的刺激和挑战之下而形成的,并积极建构儒家的道德形而上学。除此之外,佛、道本身内在化的倾向也对宋明理学产生了重要影响。这便使得宋明理学对现实伦理政治的关注和热情有了曲折,而且在日后愈加精密的言说体认中,原始儒家和汉代儒学直接的行动力渐渐失却了。"无事袖手谈心性,临危一死报君王"是宋明理学的写照。宋亡于元、明亡于清的结果,不能不说与这种过于内在化而缺乏行动力的哲学有一定关系。

(三)理学与经学紧密结合

理学产生伊始,就与经学紧密结合在一起。理学家可以说人人都是经学名家,他们的理学思想均通过注释、解说、议论、引用经书的形式表现出来。理学与经学互为表里,构成了理学思潮的一个重要特点。宋代理学着重研究的儒家经典,首先是《周易》(主要是《易传》)。理学家不仅重视《周易》,还把《大学》《中庸》《论语》《孟子》提到经书的地位。南宋朱熹作《四书章句集注》,更把四者提至超越先秦"六经"的地位。

第二节 张载的气学思想

张载(1020—1077),字子厚,原籍大梁(今河南开封),生于长安(今陕西西安),久居凤翔府郿县(今陕西眉县)横渠镇讲学,世称横渠先生。由于他长期在关中讲学,其所创学派被称为"关学"。在北宋道学的发展中,张载是一位值得重视的哲学家。他的哲学思想对道学的发展产生了多方面的影响:首先,他所开创的气学一派,与道学中的理学、心学形成三足鼎立之势,由此构成了道学发展的基本格局;其次,他提出了"天地之性"与"气质之性"的概念,在《西铭》中论说的理想人格与人生境界,以及对儒家心性理论和人生哲学均做了充分补充,这对宋明理学其他各派的发展都产生了重要影响。因此,他与周敦颐、邵雍、程颢、程颐

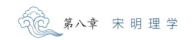

并称为"北宋五子",是对道学的发展做出过开拓性贡献的人物。

一、"太虚即气"

张载认为,整个世界是由物质性的元气所构成的。对于这个问题,他进行了进一步的分析,认为由元气构成的世界,可以划分为两种形态:一是无形的"太虚",一是有形的"万物"。"太虚"与"万物"之间,是什么样的关系呢? 张载对此给出了相当细致的论证。

首先,张载认为"太虚"与"万物"有着性质与状态的不同。他在《正蒙·太和》中说:"太虚无形,气之本体,其聚其散,变化之客形尔。""太虚"是气散而未聚的本然状态,这是永恒的存在;"万物"则是气暂时凝聚的状态,这不是永恒的存在。因此,"太虚"是"本体",而"万物"是"客形"。

其次,张载指出"太虚"与"万物"又非截然对置。"太虚"与"万物"通过"气"的聚散而相互转化,由此造成了"万物"的聚散变化以及变化运动中的世界。《正蒙·太和》曰:"太虚不能无气,气不能不聚而为万物,万物不能不散而为太虚。"在他看来,"太虚"与"万物"之间的相互转化,是在反复循环中进行的。这是一个具有客观必然性("不能无""不能不")的自然运动过程。

再次,张载强调,不论是"太虚"还是"万物",都是由"气"所构成的客观的物质存在。他在《正蒙·太和》中说:"气之为物,散入无形,适得吾体;聚为有象,不失吾常。""太虚"并不是如佛教、玄学所讲的非物质的"无""空"。气之聚为有形有象的"万物",不是无中生有;气之散为无形无象的"太虚",亦非由生而灭。他说,气凝聚为"万物"的时候,人可以用眼睛观察到;气散复归于"太虚"的时候,人就无法看得见。但是看不见的东西只是微而不显罢了,不能说它是绝对的"无""空"。因此,他的结论是:"知太虚即气则无'无'。"(《正蒙·太和》)这是说,所谓"太虚"实是充满了本始状态之"气",根本就不是"无"与"空"之类的本体。很明显,张载在这里继承、发扬了唐代柳宗元、刘禹锡对"空""无"的理解。

刘禹锡、柳宗元讲的"空者,形之希微者""无形,为无常形者"的思想,对张载很有启发。但刘、柳对"空""无"的理解,并不是从本体意义上讲的,更多的是指具体事物的存在状态(如房屋之"空"由四壁体现之类)。而张载讲的"太虚即气则无'无'",则是从宇宙的本质意义上讲的,具有了本体论的意义。张载也吸取了周敦颐的"无极而太极"、王安石的"太极"即"道"、即"气"等思想,既反对把宇宙的本质说成是具体的"有",又反对把宇宙的本质简单地规定为"无",因而指出"太虚"与"万物"是"气"的两种存在形态,以此说明"太虚即气则无'无'"的道理。由于他不讲宇宙的发生问题,而直接讲宇宙的本质问题,从而淡化了宇宙论的意味,凸显了本体论的意味。可以说,张载是第一个从宇宙论与本体论相结合的高度系统批评玄学、佛教本体论的哲学家。他说,玄学以"无"为本,认为"有"生于"无",必会导致"体用殊绝";佛教以"空"为本,认为万物待缘而起,必会导致"形自形,性自性""以山河大地为见病"(《正蒙·太和》)。

二、"气"与"性"

张载认为,人同天地万物一样,也由"气"凝聚而成。因此,人的本性由"气"的性质所决定。但对于"气",按照张载的说法,存在着形态上的区别:一是作为"本体"的"太虚"之气,二是构成"客形"的具体事物的阴阳二气。这两种形态的"气",对人性都有着影响。在张载看来,每个人都由"气"构成,"气"来自"太虚",因此都先天地具有"太虚"本性,这是所谓"天地之性"。由于"天地之性"来自作为"本体"的"太虚",因而体现了"气"的本始状态,是清澈纯一的,是善的根源。这种善的根源,每个人都具有,用他的话说,就是"性于人无不善"

（《正蒙·诚明》）。

张载又指出，人出生之后，由于禀受的阴阳二气不同，又形成各自不同的本性，这是所谓"气质之性"。阴阳二气与处于本始状态的"太虚"不同，不是清澈纯一的，而是有清有浊，其浊者是恶的来源，产生出各种欲望和不善的行为。这就使得人的"气质之性"有了善与恶的区别。张载把"气质之性"亦视为人性的一部分，认为"饮食男女皆性也，是乌可灭"（《正蒙·乾称》），肯定了人的欲望的合理性。张载认为，"天地之性"与"气质之性"共同构成了人的本性。每个人之性，都包含着"天地之性"与"气质之性"。他在《正蒙·诚明》中说："形而后有气质之性，善反之，则天地之性存焉。"这是说，人生之后，都有"气质之性"；由此向自身探求，又会发现每个人都有"天地之性"。从这种二重人性论出发，张载提出了"变化气质"的主张。他在《经学理窟》中说："为学大益，在自能变化气质。"人们能够通过学习，加强道德修养，改变自己不善的"气质之性"，恢复至善的"天地之性"。

三、气化流行

从"太虚即气"的宇宙论出发，张载阐发了"一物两体"的朴素辩证法思想，深刻地揭示了"气"运动变化的内在机制和根据。张载的这种阐发，可以分为两步看。

第一，张载提出的气化过程是"气"的自己运动。他在《正蒙·参两》中说："凡圜转之物，动必有机。既谓之机，则动非自外也。"任何运动着的事物的动因、契机（"机"），都存在于事物自身，没有外在的支配者、推动者。他进一步指出，这种"动非自外"的原因，在于"气有阴阳"。他在《正蒙·参两》中说："阴阳之气，则循环迭至，聚散相荡，升降相求，细缊相揉，盖相兼相制，欲一之而不能。"正是由于阴阳二气既对立又统一（"相荡""相求""相揉""相兼""相制"），产生了"气"的运动变化。也正是这种内在的矛盾，要想使阴阳二气变得一致，是不可能的。因此，他的结论是："阴阳两端，循环不已者，立天地之大义。"（《正蒙·太和》）在他看来，正是"阴阳两端"，即"气"的内在矛盾性，造成了气化运动的"动非自外"。这就鲜明地点出了"两端"的意义。

第二，张载又对"气有阴阳"的思想加以升华，明确地提出了"一物两体"的辩证法思想，深入论证了宇宙万物中的对立统一关系。他在《正蒙·参两》中说："一物两体，气也。一故神（自注：两在故不测），两故化（自注：推行于一），此天之所以参也。""气"是统一的物质实体，但包括内在的矛盾。"两"是矛盾双方的对立性，"一"是矛盾双方的统一性，"参"指矛盾双方既对立又统一，由此产生运动变化。其所以说"一故神"，是因为只有在统一体中才有阴阳相感的变化之机；其所以说"两故化"，是因为阴阳相感才使统一体推移变化。所谓"神化"，就是阴阳相感，由机而化，造成气化运动。

在他看来，"一"与"两"是不可分割的，"两不立则一不可见，一不可见则两之用息"（《正蒙·太和》）。然而，张载在矛盾双方的对立统一中，他更重视的是对立面的统一。他在《正蒙·太和》中说："有象斯有对，对必反其为；有反斯有仇，仇必和而解。"在他看来，有事物（"象"）就有矛盾（"对"），矛盾双方必然向着自己的对立面转化（"反"），于是产生对立面的斗争（"仇"），而斗争的结局则是新的统一（"和而解"），这是张载辩证法思想的特点，也是儒家辩证法思想的特点。冯友兰曾专门对张载的"仇必和而解"给出了自己的解释和发挥。他在《中国哲学史新编》中说："'仇必和而解'是客观的辩证法，不管人们的意思如何，现代社会，特别是国际社会，是照着这个客观辩证法发展的。""人是最聪明、最有理性的动物，不会永远走'仇必仇到底'那样的路，这就是中国哲学的传统和世界哲学的未来。"

张载的哲学，由宇宙论而突出了人的问题。他在气论的基础上，开展对人的问题的探讨。在人的问题上，他着重探讨了人的"性"与"知"两方面的问题。前者是探讨人是什么的问题,后者探讨的是人如何认识宇宙的问题。在论人的"性"与"知"的基础上,他又阐发了他的理想人格与人生境界,提出了人在宇宙中的位置问题。

第三节 程 朱 理 学

程朱理学亦称程朱道学,是宋明理学的主要派别之一,也是理学各派中对后世影响最大的学派之一。程朱理学始于周敦颐,由程颢、程颐(合称"二程")兄弟创立,到南宋朱熹集为大成。

周敦颐(1017—1073),字茂叔,原名敦实,因避宋英宗旧讳,改名敦颐,又作惇颐。道州营道(今湖南道县)人。因其晚年筑室于庐山莲花峰下小溪旁,以其营道故居之名"濂溪"命名,后人称其为濂溪先生,其学派称"濂学"。周敦颐是理学思想体系最早的奠基者,他继承了《易传》和《中庸》的思想,吸收道教和佛教的一些观点,并据《太极图》作《太极图说》,把《易传·系辞》关于"太极"和"两仪"的说法演变为一个以"太极"为核心范畴的宇宙论体系。《太极图说》曰:"无极而太极。太极动而生阳,动极而静;静而生阴,静极复动。一动一静,互为其根。分阴分阳,两仪立焉。阳变阴合而生水、火、木、金、土。五气顺布,四时行焉。五行,一阴阳也;阴阳,一太极也;太极本无极也。五行之生也,各一其性。无极之真,二五之精,妙合而凝,乾道成男,坤道成女,二气交感,化生万物,万物生生而变化无穷焉。"不难看出,周敦颐的宇宙发展图式是:太极—阴阳—五行—万物。

在《太极图说》中,周敦颐提出"人极"的概念。周敦颐在《太极图说》中说:"惟人也得其秀而最灵。形既生矣,神发知矣。五性感动而善恶分,万事出矣。圣人定之以中正仁义而主静,立人极焉。"人是由宇宙间最精华的气构成,因此其形体便具有知觉与思维功能,也就具有了区分善恶的价值评判能力。圣人以"中正仁义"为道德准则,又以"主静"作为修养的方法。

总之,周敦颐在宋明理学发展史上的意义主要在于建立了一套独特的话语体系,并且其中蕴含着明确的问题意识,开宋明理学之端。

一、二程的理学思想

程颢(1032—1085),字伯淳,学者称明道先生。河南洛阳人。他曾任地方官吏,后任太子中允、监察御史里行。程颐(1033—1107),字正叔,程颢之弟,学者称伊川先生。他曾任国子监教授、崇政殿说书。程颢、程颐兄弟早年同受学于周敦颐,"敦颐每令寻孔颜乐处,所乐何事"(《宋史·周敦颐传》),后又与邵雍、张载(二程的表叔)交往甚密。二程兄弟因长期在洛阳讲学,其学被称为"洛学",是北宋最典型、影响最大的理学学派。二程兄弟的言论与著作,后人编为《二程全书》,包括《二程遗书》《二程外书》《明道文集》《伊川文集》《伊川易传》《程氏经说》《二程粹言》等。关于二程学术观点的异同,学界众说不一;但两者思想主旨相同,这一点为学界所公认。故本章将两者合而述之。

(一)理本论

二程对理学思想有诸多创新,其中重要的一点是"天理"观念的提出。程颢在《河南程氏外书》卷十二中说:"吾学虽有所受,'天理'二字却是自家体贴出来。""天理"(有时简称"理")作为二程思想体系的最高范畴,具有多重内涵:

其一,"天理"具有绝对性、普遍性和恒常性。《二程遗书》卷二载:"天理云者,这一个道理,更有甚穷已? 不为尧存,不为桀亡。人得之者,故大行不加,穷居不损。这上头来,更怎生说得存亡加减？是佗元无少欠,百理具备。"天理之所以为天理,就在于它不依待于任何其他事物或条件,不可损益、不可加减,本身圆满自足、恒常遍在,是绝对的、最高的价值。天理亦可以说是贯通自然与社会的普遍原理。这一原理构成了天人合一的基础。正如程颢在《二程遗书》卷二中所说:"所以万物一体者,皆有此理。"

其二,"天理"也具有事物特性或规律的意义。程颐说:"天下物皆可以理照,有物必有则,一物须有一理。"(《二程遗书》卷十八)"凡眼前无非是物,物物皆有理,如火之所以热,水之所以寒……皆是理。"(《二程遗书》卷十九)"万物皆有理,顺之则易,逆之则难。"(《二程遗书》卷十一)

其三,"天理"指社会的道德原则。"人伦者,天理也。"(《河南程氏外书》卷七)"父子君臣,天下之定理,无所逃于天地之间。"(《二程遗书》卷五)此种意义上的天理体现的是一种人伦之道或伦理。

其四,"天理"也可以指性理。性理指的是人之道德本质,即程颐所谓的"性即理",认为人性即是所禀赋的天地之理。

总之,二程所谓的"天理"既指天地自然的普遍法则,也指人类社会的当然之则,此种意义上的天理("天人一理")蕴含着天人合一的精神,可以说是儒家天人合一思想的新发展。二程的"天理"观念是对张载"气本论"的超越。程颢在《二程遗书》卷二中说:"立清虚一大为万物之源,恐未安,须兼清浊虚实乃可言神。道体物不遗,不应有方所。"《二程遗书》卷十一载:"形而上者谓之道,形而下者谓之器。若如或者以清虚一大为天道,则乃以器言而非道也。"在此,张载以形而下的"气"为宇宙本原的本体论就被否定了,精神性的"天理"就在理学体系中被确立为最高本体。

(二)人性论

二程的人性论以程颐为主要代表。程颐以"理"来规定人性,提出"性即理"的思想,发展了先秦儒家的性善论。他在《二程遗书》卷二十二中说:"性即理也。所谓理性是也。""理性",就是张载所谓的"天命之性"。此"理性"之"性"以"理"为内容,这种以"理"为内容的人性,其本质是纯然无杂的,也是先天的至善无恶的。

程颐认为,讨论人性问题,不能只讲性,还要讲气,唯有这样才完备、透彻。他在《二程遗书》卷六中说:"论性不论气,不备;论气不论性,不明。"程颐此处"性"是指"性即理"之"性",亦即"天命之性";"气"是指"气质之性"。孟子道性善,其所论之性是"极本穷源之性",即"天命之性"(性之本);孔子所谓"性相近"、告子所谓"生之谓性"的性,是人受生以后的性,也就"才性"或"气质之性",而非根本的"天命之性"。作为性之本的"天命之性"无有不善,而"生之谓性"的性("气质之性")则有善有不善。程颐说:"言人性善,性之本也。生之谓性,论其所禀也。"(《二程遗书》卷十八)"性禀于天,才出于气。""才则有善有不善,性则无不善。"(《二程遗书》卷十九)"生之谓性,只训所禀受也。天命之谓性,此言性之理也。……若性之理也,则无不善。曰天者,自然之理也。"(《二程遗书》卷二十四)

(三)修养工夫论

儒家始终以成圣为最高目标,二程的理学在人性论的层面解决的是成圣的根据问题,在修养工夫论的层面,主要解决的是成圣的实践路径问题。

程颢的修养工夫论。程颢主张"克己""识仁""诚敬"等修养方法。程颢认为现实人性("气质之性")由气禀所成,故有恶的问题,因此如何祛除气禀之恶以恢复本然之善便成了重要的工夫问题。"克己"是祛恶明善的重要工夫,程颢在《二程遗书》卷二中说:"克己则私心去,自然能复礼,虽不学文,而礼意已得。"在解释《尚书·大禹谟》中的"人心惟危,道心惟微,惟精惟一,允执厥中"四句话时,程颢提出"天理人欲"之辨的观点。他在《二程遗书》卷十一中说:"人心惟危,人欲也。道心惟微,天理也。惟精惟一,所以至之。允执厥中,所以行之。"后来理学家所谓"存天理灭人欲"的观念即肇端于是,"灭人欲"实即是"克己"的工夫。

程颢还强调"识仁"和"诚敬"的工夫。他在《识仁篇》明确指出,"学者须先识仁"的观点。"识仁"即是识仁之本体,亦即人自身所本有的良知、良能或仁心。识者,乃体证、觉悟之义而非一般的认知之义。程颢认为,在人体证、觉悟此仁之本体之后,仍须"存习此心",而具体方法则是"诚敬"。他在《二程遗书》卷二中说:"识得此理,以诚敬存之而已,不须防检,不须穷索。"真实无妄谓之诚,敬畏庄重谓之敬。二程虽然都讲"敬"的工夫,但侧重点有所不同。与程颐注重内心的敬畏与外表的严肃之"敬"不同,程颢讲"敬",反对过分着力把持,强调自由自然、活泼和乐。他说:"执事须是敬,又不可矜持太过。"(《二程遗书》卷三)"今之学者敬而不见,得又不安者,只是心生,亦是太以敬来做事得重。""谓敬为和乐则不可,然敬须和乐。"(《二程遗书》卷二上)

程颐的修养工夫论。"持敬"和"致知"是程颐的主要修养方法。程颐在《二程遗书》卷十八中曾说:"涵养须用敬,进学则在致知。"这是对其工夫论的总括。"持敬"工夫的主要内容是庄重严肃与"主一""无适",强调外表的严肃与内心的敬畏并举。程颐认为,外貌的庄重、严肃、整齐,是"持敬"的入手处。他说:"俨然正其衣冠、尊其瞻视,其中自有个敬处。"(《二程遗书》卷十八)"动容貌、整思虑,则自然生敬。"(《二程遗书》卷十五)依程颐的观点,日常生活中的言谈举止之庄重、整齐与严肃,不仅具有外在修养的意义,同时亦可起到"息邪念""明天理"的内在效果。程颐说:"言不庄不敬,则鄙诈之心生矣;貌不庄不敬,则怠慢之心生矣。"(《二程遗书》卷一)"非礼勿视听言动,邪斯闲矣。"(《二程遗书》卷十八)"无他,只是整齐严肃,则心便一,一则自是无非僻之奸,此意但涵养久之,则天理自然明。"(《二程遗书》卷十五)

"持敬"的内在修养主要是指克私、闲邪,主要方式则是"主一""无适"。程颐说:"敬只是主一也。……存此,自然天理明。学者须是将敬以直内,涵养此意,直内是本。""所谓敬者,主一之谓敬。所谓一者,无适之谓一。"(《二程遗书》卷十五)程颐认为,所谓"敬"就是"主一""无适",而"主一""无适"就是专心于一处而不三心二意。但"主一"并不是专心于某种具体事物,而是收摄意念,使心不放逸,不骛外。程颐的这种"主一"工夫并不弃绝思虑,与佛、老的"枯坐参禅""绝圣弃智"之主"静"的修养工夫有所不同。

程颐所谓"进学在致知"主要就"格物致知"而言。程颐把"格物"解释为穷理。他说:"格犹穷也,物犹理也。"(《二程遗书》卷二十五)"致知"是"格物"的深化,意谓穷尽或推致物之理而知之。在程颐这里,"格物穷理"不能被简单理解为探究客观事物之规律,而首先是成圣明善的修养工夫。程颐说:"明善在于格物穷理。"(《二程遗书》卷十五)"……进修之术何先?曰:莫先于正心诚意。诚意在致知,致知在格物。"(《二程遗书》卷十八)天下事物无限之多,格物是要格尽所有事物之理吗?程颐认为没有必要,因为格物的工作积累到一定阶段,会发生质变,达到对"天理"(宇宙人生的普遍原理)的顿悟。他说:"须是今日格一件,明日又格一件,积习既多,然后脱然自有贯通处。"(《二程遗书》卷十八)

总之,二程的理学思想体系,是北宋时期理学初创阶段比较典型的形态,它勾勒出了程朱理学的基本轮廓,为朱熹思想的产生提供了理论基础。

二、理学的集大成者——朱熹

朱熹(1130—1200),字元晦,又字仲晦,号晦庵、晦翁等,祖籍徽州婺源(今江西婺源)。他生于福建尤溪,长期活动于福建,晚年定居于建阳(今属福建)考亭,其学被称为"闽学",其学派称为考亭学派。朱熹继承了程颐的基本思想,并吸收了佛、道及张载的部分思想,建立起了庞大的"理一元"论思想体系,是宋明理学的集大成者。朱熹不仅是著名的思想家、教育家,也是继孔子之后中国学术文化的伟大整理者。朱熹继承发展了韩愈的道统论,认为尧、舜、禹、文、武、周公、孔子、孟子一脉相传,到了孟子以后中绝了。他认为二程直接传承孟子,他自己则继承二程。所以,后世把二程与朱熹的学说并称为程朱理学。从南宋到明清几百年间,程朱学派的思想成为正统的官方哲学,对中国封建社会后期的思想文化影响深远。朱熹一生著述颇丰,后人将其论文及书信等汇编成《朱文公文集》(包括《文集》一百卷、《续集》十一卷、《别集》十卷和《朱子遗书》一百零三卷),将其讲学的语录分类汇编成《朱子语类》一百四十卷。朱熹的理学体系主要有:

(一)理气论

朱熹继承和发挥了二程的思想,认为"天理"是宇宙之本,万物之源。"理"是万事万物的原因、法则、规律。朱熹说:"天地之间,有理有气。理也者,形而上之道也,生物之本也;气也者,形而下之器也,生物之具也。"(《朱文公文集·答黄道夫》卷五十八)"天地间只是一个道理,性便是理。"(《朱子语类》卷四)

"理一分殊"本来是佛教的思想,朱熹借它来说明"一理"与"万理"的关系。"天地之间,理一而已。然乾道成男,坤道成女,二气交感,化生万物,则其大小之分,亲疏之等,至于十百千万而不能齐也。……《西铭》之作,意盖如此,程子以为'明理一而分殊',可谓一言以蔽之矣。"(《张载集·朱熹西铭论》)朱熹说,"物物有一太极",即每一具体事物都具有整个的理。那么,这一物的理与那一物的理为什么表现为不同的理呢?朱熹认为,这是因为每一具体事物虽然都具有整个的理,但各物所禀受的气不同,因而整个的理在各个具体事物上表现出来时,受到气的粹驳的影响,就有偏有全:"论万物之一原,则理同而气异;观万物之异体,则气犹相近,而理绝不同也。气之异者,粹驳之不齐;理之异者,偏全之或异。"(《朱文公文集·答黄伯商》)他还进一步解释说,所谓"理同而气异","理同"的理是唯一的、共同的,"是说方付与万物之初,以其天命流行,只是一般,故理同;以其二五之气,有清浊纯驳,故气异"(《朱子语类》卷四)。所谓"气犹相近而理绝不同",这是因为万物已得气之后,理一的理受到气的影响,整个的理表现出有昏有明、有开有塞,所以,"下句是就万物已得气之后说,以其虽有清浊之不同,而同此二五之气,故气相近;以其昏明开塞之甚远,故理绝不同"(《朱子语类》卷四)。又说:"盖合而言之,万物统体一太极也;分而言之,一物各具一太极也。"(《太极图说解》)"理一分殊"的说法,是把最一般的理即太极,安置到每一个具体事物之中,作为每一个具体事物存在的依据。

(二)"一生二"的辩证法

朱熹也同意张载"两故化"的学说。他在《朱子语类》卷九十八中说:"凡天下之事,一不能化,惟两而后能化。且如一阴一阳始能化生万物,虽是两个,要之亦是推行乎此一尔。"他承认正反两方面的交互作用是变化的原因。朱熹在回答《周易·系辞传》中太极生两仪,两仪生四象,四象生八卦的问题时说:"此只是一分为二,节节如此,以至于无穷,皆是一生两尔。"(《朱子语类》卷六十七)一方面,朱熹把太极分两仪,两仪分四象等现象概括为连续"一分为二"的过程;另一方面,他又打破了周、程的局限,把"一分为二"看成是一个"以至于无穷"的过程。朱熹肯定了对立的普遍性,他说:"有高必有下,有大必有小,皆是理必当如此。如天之生物,不能独阴,必有阳,不能独阳,必有阴,皆是对。这对处不是理对,其所以有对者,是理合当恁地。"(《朱子语类》卷九十五)他又提出"独中又自有对"的论断:"一便对二,形而上便对形而下。然就一言之,一中又自有对。且如眼前一物,便有背有面,有上有下,有内有外,二又各自为对。虽说无独必有对,然独中又自有对。"(《朱子语类》卷九十五)任何事物都有它的对立面,一物之内也包含对立,这就是内在的对立。不仅在不同事物之间存在

笔记栏

着矛盾的相反相成,而且在一个事物内部,也存在着相反相成。朱熹说:"统言阴阳,只是两端,而阴中自分阴阳,阳中亦有阴阳。乾道成男,坤道成女,男虽属阳,而不可谓其无阴;女虽属阴,亦不可谓其无阳。人身,气属阳,而气有阴阳,血属阴,而血有阴阳。"(《朱子语类》卷九十四)矛盾双方既对立又统一,由此推动事物的运动和变化。于是,朱熹又进一步探讨了"动""静"问题。朱熹说:"动静无端,阴阳无始。今以太极观之,虽曰动而生阳,毕竟未动之前须静,静之前又须是动,推而上之,何自而见其端与始。"(《朱子语类》卷九十四)总之,朱熹所讲的"一生二"的思想闪烁着朴素辩证法光芒。

(三)心性学说

朱熹继承和发挥了张载、二程的人性论,区分了"天命之性"和"气质之性"。"气质之性"就是"人心","天命之性"就是"道心"。他在《朱子语类》卷四中说:"有气质之性,无天命之性,亦做人不得;有天命之性,无气质之性,亦做人不得。"就"天命之性"与"天地之性"的区别,他在《四书章句集注·中庸章句》中说:"命,犹令也;性,即理也。天以阴阳五行,化生万物,气以成形,而理亦赋焉,犹命令也。于是人物之生,因各得其所赋之理,以为健顺五常之德,所谓性也。"朱熹赞同张载"心统性情"的观点。他说:"性是心之道理,心是主宰于身者。四端便是情,是心之发见处。""性是未动,情是已动,心包得已动未动。盖心之未动则为性,已动则为情,所谓'心统性情'也。"(《朱子语类》卷五)

关于道心与人心,朱熹在《四书章句集注·中庸章句序》中说:"心之虚灵知觉,一而已矣。而以为有人心、道心之异者,则以其或生于形气之私,或原于性命之正。"朱熹由此进一步认为任何人都具有道心,也都具有人心。他说:"道心是义理上发出来底,人心是人身上发出来底。虽圣人不能无人心,如饥食渴饮之类;虽小人不能无道心,如恻隐之心是。""圣人全是道心主宰,故其人心自是不危。若只是人心,也危。""食其所当食,饮其所当饮,乃不失所谓'道心'。若饮盗泉之水,食嗟来之食,则人心胜而道心亡矣!"(《朱子语类》卷七十八)

(四)"格物致知"工夫论

朱熹的"格物致知"工夫论大体上继承了二程尤其是程颐的思想,而又有所发展。朱熹认为,人的心中生来就含有一切事物之理,但心却不能直接认识到自己所含之万理,必须通过"格物"工夫,就事物加以研究,然后才能达到心的自我认识,从而对天地万物之理无不了然。他所写的《补大学格物传》认为:"所谓致知在格物者,言欲致吾之知,在即物而穷其理也。盖人心之灵,莫不有知,而天下之物,莫不有理。惟于理有未穷,故其知有不尽也。是以大学始教,必使学者即凡天下之物,莫不因其已知之理而益穷之,以求至乎其极。至于用力之久,而一旦豁然贯通焉,则众物之表里精粗无不到,而吾心之全体大用无不明矣。"所谓致知在格物,就是讲,要想得到知识,在于就物而研究它的理。人心的灵明都有知,而天下的万物都有理。因为对于物的理还没有研究到,所以心的知识也就不能够完全。所以"大学"教育的开始,必须让学者就所有天下万物,根据已知的道理加以研究,以求达到极限。以至力量用得久了,有一天豁然贯通,万物的表里精粗无不认识到,心的全部内容也无不明了。

认识过程分两个阶段,第一阶段是"即物穷理",就事物加以研究;第二阶段是"豁然贯通",大彻大悟,了然一切事物之理。在认识的发展过程中,朱熹认为要达到"豁然贯通"的飞跃阶段,就必须以"即物穷理"的渐进阶段做基础。若不经过"今日格一物、明日格一物"的渐进阶段进行积累,却直接要求大彻大悟,就必然流为空疏。但仅仅停留在渐进的阶段,不能在这个基础上将积累的知识"豁然贯通",也必然流为支离。只有将两个阶段结合起来,开始时虽然勉强用力,久而久之,自然可以达到贯通的境地:"积习既多,自当脱然有贯通处。乃是零零碎碎,凑合将来,不知不觉,自然醒悟,其始固须用力,及其得之也,又却不假用力。"(《朱子语类》卷十八)他认为,当时有一派在认识论上只停留在"即物穷理",因而在治学上就专重"务博";另一派在认识论上要求"反身而诚",直接达到大彻大悟,因而在治学上就专重"务约"。这都不是正确的方法,不能求得最高的真理。朱熹批评说:"自一身中以至万物之理,理会得多,自当豁然有个觉处。今人务博者,却要尽穷天下之理;务约者,又谓反身而诚,则天下之物无不在我者。皆不是。"(《朱子语类》卷十八)

朱熹讲即物穷理,包括研究抽象道理和具体事物的规律两个层面。如《朱子语类》卷十五说:"上而无极太极,下而至于一草一木一昆虫之微,亦各有理。一书不读,则缺了一书道理;一事不穷,则缺了一事道理;一物不格,则缺了一物道理。须著逐一件与他理会过。"但他所注重的是读书。"豁然贯通"指研究了一些事物之理以后,久而久之,就会忽然觉悟统一的理。之所以能够如此,是因为心中本来含有一切之理;格物只是起一种启发作用,通过格物的启发,心就能自己认识自己本来固有的理。他用宝珠来比喻心中的理,用擦拭宝珠来比喻格物。他在《朱子语类》卷五中说:"有是理而后有是气,有是气则必有是理。但禀气之清者为圣为贤,如宝珠之在清冷水中;禀气之浊者为愚为不肖,如珠之在浊水中。所谓明明德者,是就浊水中揩拭此珠也。"理本是心中固有的,但被气所遮蔽了,格物就是除去遮蔽,使固有的理显露出来。

朱熹强调心中有理,他认为"人人有一太极",每人所具有的太极就是此人的心中之理。他在《朱子语类》卷九中说:"一心具万理,能存心而后可以穷理。""心包万理,万理具于一心。不能存得心,不能穷得理;不能穷得理,不能尽得心。"他的推论是:心中有性,性就是理,所以心中有理。他在《朱子语类》卷五中说:"性便是心中所有之理,心便是理之所会之地。"用现代名词来说,即心中有理性。这理性是世界必须遵照的原理。理性不是认识能力,而是真理本身。朱熹在开始时区分认识主体和认识对象,研究事物的理;但他最终认为:心中的理性本来就包含一切事物之理,研究事物之理也就是得到心中固有之理性的自我认识。

朱熹强调的"格物"乃是"明吾心全体之大用"。所谓"大用",在他看来就是"为人君止于仁,为人臣止于敬";"格物"的目的就是要"止于至善"。这样,在朱熹那里认识论和道德修养也就分不开了。"格物致知"的目的是要人们认识"天理",提高道德修养的境界。

朱熹对于知行问题颇感兴趣,他花了许多精力潜心研究,提出了有益的见解:"知与行,工夫须着并到。知之愈明,则行之愈笃;行之愈笃,则知之益明。二者皆不可偏废。如人两足相先后行,便会渐渐行得到。若一边软了,便一步也进不得。然又须先知得,方行得。所以《大学》先说致知,《中庸》说知先于仁、勇,而孔子先说'知及之'。然学问、慎思、明辨、力行,皆不可阙一。"(《朱子语类》卷十四)

第四节 陆王心学

在宋明理学的发展过程中,与朱熹理学对立的心学,始于南宋陆象山,形成于明代王守仁。虽然王守仁的学说与陆象山有着一定的差异,但他们都以"心"为本体,学术界统称为陆王心学。

一、陆象山的心本论

陆九渊(1139—1192),字子静,号存斋。抚州金溪(今属江西)人。因曾在江西贵溪象山聚徒讲学,学者称象山先生。他的著述由其子编成《象山先生全集》。陆象山提出"心即理"而形成心学,并以朱熹理学批评者的面目出现。南宋至明代的"陆王心学"是由陆象山奠定基础的。陆象山学说的最大特点是他提出了以"心"为其哲学的核心概念,由此形成了

笔记栏

一个颇具特色的命题,这就是"心即理"。

(一)"本心"

"本心"是象山学说的核心观念,其整个思想学说即围绕这一观念而展开。关于"本心",陆象山说:"孟子曰:所不虑而知者,其良知也;所不学而能者,其良能也。此天之所与我者,我固有之,非由外铄我也。故曰:万物皆备于我矣,反身而诚,乐莫大焉。此吾之本心也。"(《陆九渊集·与曾宅之》,以下仅注篇名)"恻隐,仁之端也;羞恶,义之端也;辞让,礼之端也;是非,智之端也。此即是本心。"(《年谱》)"四端者,人之本心也,天之所以与我者,即此心也。"(《与李宰》二)在陆象山看来,本心就是先验的道德理性,是每个人先天本有的、不虑而知、不学而能的"良心"。此本心不同于生理学、心理学或社会学意义的心。此心是道德情感、道德法则与道德意志的统一体,具有普遍性和永恒性。就此意义上说,此心也是"大心"或"同心"。陆象山在"本心"的基础上提出"心即理"的命题。

(二)"心即理"

在《陆九渊集》里,陆象山对"心即理"这个命题有多层次的论述。其中,比较有代表性的言论有:"盖心,一心也,理,一理也,至当归一,精义无二,此心此理,实不容有二。"(《与曾宅之》)"人皆有是心,心皆具是理,心即理也。"(《与李宰》)"千万世之前,有圣人出焉,同此心同此理也。千万世之后,有圣人出焉,同此心同此理也。东南西北海有圣人出焉,同此心同此理也。"(《杂说》)此处"心"即指"本心"。本心即是理,就是说,本心不仅与社会道德法则同一,亦与宇宙原理同一。

陆象山所谓"理"实有不同层次的含义。其一,"理"有客观性。象山说:"此理乃宇宙所固有。""此理在宇宙间,固不以人之明不明、行不行而加损。"(《与朱元晦》)也就是说,"理"是宇宙中固有的、不以人的意志为转移的客观存在。其二,"理"有普遍必然性。"此理充塞宇宙,天地鬼神且不能违,况于人乎?"(《与吴子嗣》八)"此理充塞宇宙,谁能逃之?顺之则吉,逆之则凶。"(《易说》)"此理在宇宙间,未尝有所隐遁,天地之所以为天地,顺此理而无私焉耳。人与天地并立而为三极,安得自私而不顺此理哉。"(《与朱道济》)在陆象山看来,"理"作为充塞宇宙天地之间的客观规律,具有普遍必然性。人与天地万物都不能超越于理之上,违背此普遍规律;唯有顺之而动,才能维持宇宙与社会的和谐。总之,陆象山并不认为理是人心所生,尽管他说:"万物森然于方寸之间,满心而发,充塞宇宙,无非此理。"(《语录上》)这不是说宇宙原理是本心之产物,而是强调本心所发的道德准则与宇宙普遍原理具有同一性。陆象山是承认"理"的客观性、普遍必然性的,理解这一点,是正确把握其"心即理"思想的前提。

(三)工夫论

陆象山不同意朱熹对"格物致知"所作的诠释,主张"先立乎其大者"(《语录上》),即先挺立其"心即理"之"本心"。先立乎其本心,也就是"先发明人之本心"(《年谱》)。在修养工夫上,与朱子强调"道问学"的优先性不同,陆象山更强调"尊德性"之优先性。他说:"既不知尊德性,焉有所谓道问学?"(《语录上》)"学者须是打叠田地净洁,然后令他奋发植立。若田地不净洁,则奋发植立不得。……然田地不净洁,亦读书不得。若读书,则是假寇兵,资盗粮。"(《语录下》)在陆象山看来,单纯的学习知识并不能增进个体的道德,因而没有独立的价值和意义。与此同时,陆象山十分强调道德自我的主体性作用。他认为,"本心"是"天之所以与我者","我固有之,非由外铄我也"。他还说:"汝耳自聪,目自明,事父自能孝,事兄自能弟,本无少缺,不必他求,在乎自立而已。"(《语录上》)"请尊兄即今自立,正坐拱手,收拾精神,自作主宰。万物皆备于我,有何欠阙。当恻隐时自然恻隐,当羞恶时自然羞恶,当宽裕温柔时自然宽裕温柔,当发强刚毅时自然发强刚毅。"(《语录下》)所谓自作主宰,就是要树立起人的道德主体性。在陆象山看来，道德实践的成功与否决定于自我的意志，而不受外在条件的影响；人只有发明并依托自身本有的资源，才能在成圣的道路上达成上述目标。

陆象山认为，人虽然固有"本心"，但会因"蔽"而失。他说："愚不肖者不及焉，则蔽于物欲而失其本心；贤者智者过之，则蔽于意见而失其本心。"（《与赵监》）"人孰无心，道不外索，患在戕贼之耳，放失之耳。"（《与舒西美》）所以需要有相应的践履工夫来存养本心、发明本心。"古人教人，不过存心、养心、求放心。此心之良，人所固有，人惟不知保养而反戕贼放失之耳。"（《与舒西美》）所谓"存心"即对本心持存保养，从积极意义上说即让本心自作主宰，从消极意义上说即不令本心被"戕贼""放失"。陆象山反复申说"存养本心"的重要性。他说："只'存'一字，自可使人明得此理。此理本天所以与我，非由外铄。明得此理，即是主宰。"（《与曾宅之》）"弃去缪习，复其本心，使此一阳为主于内……此乃所谓有事焉，乃所谓勿忘，乃所谓敬。"（《与曾宅之》）陆象山很重视以静坐发明本心。朱熹曾指出陆象山的修养方法是"不读书，不求义理，只静坐澄心"（《朱子语类》卷五十二）。据陆象山弟子记载，陆象山亦曾明确肯定"静坐"工夫的价值。他说："学者能常闭目亦佳。"（《语录下》）

二、王守仁的"心学"

王守仁（1472—1528），字伯安，余姚（今属浙江）人。曾筑室讲学于会稽山阳明洞，自号阳明子，世称阳明先生。弘治十二年（1499年）进士，授刑部主事，改兵部主事，后被谪为贵州龙场驿丞，又曾任南京刑部主事、南京太卜寺少卿等，官至兵部尚书。他是明代理学中最有影响的思想家，也是明代"心学"运动的代表人物。王阳明的主要著作有《传习录》，后人把他一生的语录、书札、诗文等，编为《王文成公全书》（现名《王阳明全集》），共四十一卷。

（一）"心即理"

与宋代理学家陆象山类似，王守仁亦持"心即理"的观点与立场。此前王守仁信奉朱子的"格物穷理"说，后来经过"龙场悟道"方才悟得此理。由此，王守仁坚持心即是理和心外无理的思想，而反对朱子的"格物穷理"说。

王守仁首次明确表述"心即理"的命题是在与弟子徐爱的一段对话中："爱问：至善只求诸心，恐于天下事理，有不能尽。先生曰：心即理也。天下又有心外之事，心外之理乎？爱曰：如事父之孝，事君之忠，交友之信，治民之仁，其间有许多理在，恐亦不可不察。先生叹曰：此说之蔽久矣，岂一语所能悟。今姑就所问者言之。且如事父，不成去父上求个孝的理；事君，不成去君上求个忠的理；交友、治民，不成去友上、民上求个信与仁的理。都只在此心。心即理也。"（《传习录》）在王守仁看来，心即是理，天下无心外之理。此处"理"是指道德原则、原理，也就是说，孝忠信仁之理本就先天地内在于吾之本心，这些道德原理在人们的人伦社会实践中由道德本心自然地显发运用，而不用求之于外物。他还说："理也者，心之条理也。是理也，发之于亲则为孝，发之于君则为忠，发之于朋友则为信。千变万化至不可穷竭，而莫非发于吾之一心。"（《书诸阳卷》）在此，"心即理"可表述为"心之条理即是理"，也就是说，人的道德本心蕴含自然的条理，这些条理即是人之实践的道德准则，或者换言之，是吾人的本心赋予了实践活动以条理，使其呈现出道德的秩序。

王守仁还与弟子讨论了"心"与"物"的关系问题。"爱曰：昨闻先生之教，亦影影见得功夫须是如此。今闻此说，益无可疑。爱昨晓思格物的物字，即是事字，皆从心上说。先生曰：然。身之主宰便是心，心之所发便是意，意之本体便是知，意之所在便是物。如意在于事亲，即事亲便是一物；意在于事君，即事君便是一物；意在于仁民、爱物，即仁民、爱物便是一物；意在于视、听、言、动，即视、听、言、动便是一物。所以某说无心外之理，无心外之物。"（《传习录》）依王守仁之见，"物"是与"心即理"之"心"密切相关之"物"，此"物"之"理"亦由本心所赋予,因此,"物"即是实践活动中的"事","物"之"理"亦不过是道德原理或道德法则。王守仁所谓"无心外之理,无心外之物"只能在此意义上来理解。

(二)"知行合一"

王守仁从"致良知"的目的出发,把知与行统一起来,提出"知行合一"的命题。他说:"知者行之始,行者知之成。圣学只一个功夫,知行不可分作两事。"(《传习录》)在王守仁的理论体系里,"知"与"行"既然不可分作两事,那么也就是"合一"的,如何理解这种"合一"呢?

首先,作为"为学"的重要内容,"知"的过程即意味着"行"的过程:"夫学、问、思、辨、行,皆所以为学,未有学而不行者也。如言学孝,则必服劳奉养,躬行孝道,然后谓之学。……尽天下之学无有不行而可以言学者,则学之始固已即是行矣。"(《传习录·答顾东桥书》)此外,他还具体分析博学、审问、慎思、明辨与笃行的关系。他说:"盖学之不能以无疑,则有问,问即学也,即行也;又不能无疑,则有思,思即学也,即行也;又不能无疑,则有辨,辨即学也,即行也。辨即明矣,思即慎矣,问即审矣。学即能矣,又从而不息其功焉,斯之谓笃行。非谓学问思辨之后而始措之于行也。"(《传习录·答顾东桥书》)

其次,有知就应当行,知只有通过行才能为知,"未有知而不行者;知而不行,只是未知"(《传习录》)。王守仁在《传习录》举例说:"就如称某人知孝、某人知弟,必是其人已曾行孝行弟,方可称他知孝知弟,不成只是晓得说些孝弟的话便可称为知孝、知弟。又如知痛,必已自痛了方知痛;知寒,必已自寒了;知饥,必已自饥了。知行如何分得开? 此便是知行的本体,不曾有私意隔断的。圣人教人,必要是如此,方可谓之知。"为了让接受者更加理解知行关系,王守仁在《传习录》解释说:"知是行的主意,行是知的功夫;知是行之始,行是知之成。若会得时,只说一个知已自有行在,只说一个行已自有知在。"

王守仁的"知行合一"与其"心即理"之间存在密切的联系。他曾说:"外心以求理,此知行之所以二也;求理于吾心,此圣门知行合一之教。"(《答顾东桥书》)不难看出,"知行合一"是奠定在"心即理"的基础之上的。

(三)"致良知"

王守仁生前曾说:"吾平生讲学,只是'致良知'三字。"(《寄正宪男手墨二卷》)在一定意义上说,"致良知"是王守仁一生思想之总结。

什么是心之本体? 王守仁认为是"良知"。他说:"心者,身之主也,而心之虚灵明觉,即所谓本然之良知也。"(《答顾东桥书》)"良知者,心之本体。"(《答陆原静书》)对于"良知"问题,王守仁还有许多阐述:"良知者,孟子所谓'是非之心,人皆有之'者也。是非之心,不待虑而知,不待学而能,是故谓之良知,是乃天命之性,吾心之本体,自然灵昭明觉者也。"(《大学问》)"知是心之本体,心自然会知。见父自然知孝,见兄自然知弟,见孺子入井自然知恻隐,此便是良知不假外求。"(《传习录》)"良知即是未发之中,即是廓然大公,寂然不动之本体,人人之所同具者也。"(《传习录·答陆原静书》)

王守仁认为,"格物致知"就是"致良知"。王守仁说:"所谓致知格物者,致吾心之良知于事事物物也。吾心之良知,即所谓天理也。致吾心良知之天理于事事物物,则事事物物皆得其理矣。致吾心之良知者,致知也;事事物物皆得其理者,格物也。是合心与理而为一者也。"(《传习录·答顾东桥书》)王守仁把"格物致知"解释为"致吾心之良知于事事物物",因而把"良知"视作辨别是非的标准。他说:"夫学贵得之心。求之于心而非也,虽其言之出于孔子,不敢以为是也,而况其未及孔子者乎! 求之于心而是也,虽其言之出于庸常,不敢以为非也,而况其出于孔子者乎!"(《传习录·答罗整庵少宰书》)

总之,王守仁的"致良知"将心与理、知与行融合为一,充分体现了其哲学思想的创造性,标志着王守仁哲学体系的最终完成。

第五节　宋明理学与中医学

宋明理学是继承发扬易道儒释文化的结晶,是宋明时期的主流意识形态,其学术研究态度、研究方法及研究成果对后世中医学的思想及临床实践的演化发展产生了非常深远的影响。

一、气学理论对中医学的影响

理学中的气学理论渗入中医学,贯穿在中医理论体系的各个方面。它的应用可简单归为以下几个方面。

(一)说明生命过程的物质性和运动性

元气论认为,万物之本原为气,生命过程亦然。《素问病机气宜保命集·原道》曰:"人受天地之气,以化生性命也。是以形者生之舍也,气者生之元也,神者生之制也。形以气充,气耗形病,神依气立,气纳神存"。生命起始于气之聚合,终止于气之离散,一旦气绝,生机便息。而气的不断运动的属性,也使生命表现为物质的运动过程。"气"应用于中医学,形成了许多名词术语。中医理论有"血气""精气""谷气"等概念;此外,中医理论还有"气、血、津液"的"气",这是一个更为具体而特定的概念。

(二)说明人的整体性和联系性

构成人体各个部分、各个组织器官的都是气这一类基本物质。气除了聚合成有形的组织器官外,还弥散于人体之内,周游不息,无所不至。此外,人和自然界之间还时刻进行着各种各样的物质交换,包括"天食(饲)人以五气,地食(饲)人以五味"(《素问·六节藏象论》)。中医学认为,"人与天地相参也,与日月相应也",主要是因于气的中介作用。也正是通过气的这一作用,人和自然界表现出统一性。这一认识是对大量的人与自然变化相应的现象所做出的理论解释,进而使得中医学的整体观念得以完善。

(三)说明生理现象和病理过程

气是自然感应现象的中介。中国古代哲学家认为:万物按其性质可以区分为不同的"类",同类的东西之间存在着"类同则召,气同则合,声比则应"(《吕氏春秋·应同》)的自然感应关系;各种物质形态的一切相互作用都是感应,如乐器共振与共鸣、磁石吸铁、阳燧取火于日、月日引起海潮、天体相互吸引,以及日月、昼夜、季节气候变化影响到人的生理和病理过程等,都属于自然感应现象。"天地间只有一个感应而已,更有甚事"(《二程遗书》卷十五)。由于气是一种精微物质,它具有很强的活力,故中医理论认为:气对于人的生命活动,是十分重要的,"人之有生,全赖此气"(《类经·摄生》)。它运行于全身,推动和激发着全身各组织脏器的机能活动;它的属性为阳,运动不休,故又是机体热量的来源;在无休止地周流全身的过程中,它还起着抗御外邪入侵、调控液态物质以防其流失过多的作用。从广义上说,机体的物质代谢全过程以及所有的机能活动,都可以视作为气的运动所产生的变化,都是气参与其间的结果。因此,古人强调:"气者,人之根本也。"(《难经·八难》)在中医学领域中的上述认识,源于中国哲学中的气论。

二、理学伦理观对中医学的影响

理学推崇仁孝的伦理观对医德思想有着显著的影响,主要表现在两大方面:一是"医乃仁术"说；二是"习医尽孝"说。

重视"仁"的精神是先秦儒家的特色，这一传统亦被宋明理学家所继承。无论是张载的"民胞物与"，程颢的"仁者浑然与物同体"，还是朱子的"以博爱为仁""爱亲、仁民、爱物，无非仁也"，无不是在贯彻孔孟以来重"仁"的儒家伦理精神。作为"活人之术"的医学本就与注重践行仁爱精神的先秦儒家思想密切相关，再加之宋明理学家的大力宣扬，此后医术就逐渐被概括为"仁术"，儒家"仁"的原则也被公认为医界的道德准则。在宋代以来涌现的大量关于习医的箴言、医话、戒要等文献中，普遍将儒家的仁当作首要的原则，如明代学者龚信在《古今医鉴·明医箴》中曾曰："今之明医，心存仁义。"龚廷贤在《万病回春·医家十要》亦说："一存仁心，乃是良箴，博施济众，惠泽斯深。"潘楫则明确提出"医乃仁术"的说法："医以活人为心，故曰医乃仁术。"（《医灯续焰·医乃仁术》）

先秦以来的儒家即有重视孝道的传统。《论语》中有"孝悌也者，其为仁之本与"的说法，孟子也强调"事亲""尊亲"为"孝子之至"。宋明理学家亦重视孝道，但他们比较强调以仁来统摄孝，例如二程主张孝悌是践行仁的起点，朱子也认为尽孝（事亲）是践行仁的一种重要方式。理学家重孝的思想对于医孝合一之说的形成有着重要的影响。北宋理学家程颢明确指出，为人子者习医以事亲尽孝。他在《河南程氏外书》卷十二中说："病卧于床，委之庸医，比于不慈不孝。事亲者，亦不可不知医。"程颐亦有类似观点，他在《二程遗书》卷十八中说："今人视父母疾，乃一任医者之手，岂不害事？必须识医药之道理，别病是如何，药当如何，故可任医者也。"明代医家徐春甫亦继承了二程医孝合一论，他在《古今医统·医儒一事》中说："医为儒者之一事，不知何代而两途之。父母至亲者有疾而委之他人，俾他人之无亲者反操父母之死生。一有误谬，则终身不复。平日以仁推人者，独不能以仁推于父母乎？故于仁缺。"也就是说，当时的思想认为，为人子者若不能知医、习医以为父母疗疾，亦算不上真正的仁孝之人。

三、格物思想对中医学的影响

西方现代科学倾向于把研究对象分析成不同的部分加以一一探究，中医学则倾向于对人身心状况进行整体的、辨证的考察与诊治。这二者虽然存在着差别，但皆蕴涵着一种对宇宙和人悉心探究的科学精神。在宋明理学之前，此种具有科学精神的探索主要体现在道家（尤其是道教）的炼养实践中。实际上，在儒家的思想脉络中，也具有此种科学精神；并且在宋明理学（尤其程朱理学）中，此种科学精神得到了进一步的阐扬。具体而言，儒家此种科学精神的传统主要体现在"格物"思想的发展和演变中。

"格物致知"为中医学的发展提供注重实践的认识方法。古代医家的"格物致知"，多从唯物主义角度出发，并付诸医疗实践，使许多医学问题从"闻见之知"上升到"德性之知"，从而产生认识上的飞跃。理学强调以"格物致知"之道探究天地自然发生演变过程和人性善恶根源，倡导在"穷理尽性"过程中发现新问题，提出新见解。宋代后期开始，中医学受理学这种方法论启发，高度关注中医学深层次文化内涵，倡导在医理研究基础上，结合自身及前人实践经验，对固有理论实践体系加以完善和提高。

如刘完素在深入总结自身及前人临床实践经验基础上，深入探讨四时气候对人体生命活动影响规律机制，在广泛吸收《素问》《伤寒论》等有关外感病理论逻辑之后，创造性地提出六气化火论等。其著作《素问玄机原病式》《黄帝素问宣明论方》等书名中的"玄机""宣明""直格"等词皆源自理学思想。

朱丹溪的"湿热相火"论上格《素问》《伤寒论》，中考《太平惠民和剂局方》，下穷刘完素、李东垣等诸学始得以成。朱丹溪在《格致余论》自序中说："取《素问》读之，三年似有所得……又四年而得罗太无讳知悌者为之师,因见河间、戴人、东垣、海藏诸书,始悟湿热相火为病甚多……《局方》流行,自宋迄今,罔间南北,翕然而成俗,岂无其故哉!"

李时珍的《本草纲目》也是理学"格物致知""穷理尽性"治学精神的产物。李时珍在《本草纲目·凡例》中说:"虽曰医家药品,其考释性理,实吾儒格物之学,可裨《尔雅》《诗疏》之缺。"明代著名文学家王世贞在《本草纲目》序言中认为:"《本草纲目》博而不繁,详而有要,综核究竟,直窥渊海。兹岂仅以医书靓哉? 实性理之精微,格物之通典。"

明代张景岳在《类经图翼》中更是强调:"理气阴阳之学,实医道开卷第一义,学者当究心焉。"他认为:"不有精敏之思,不足以察隐;不有果敢之勇,不足以回天;不有圆融之智,不足以通变;不有坚持之守,不足以万全。凡此四者,缺一不可,必欲备之,则惟有穷理尽性,格物致知,以求圣人之心斯可也。"

宋明针灸学的蓬勃发展很大程度上也得益于理学"格物"与"穷理"治学方法的有效利用,如元代著名针灸学家、理学家、政治家窦汉卿在《针经指南》中说:"巧运神机之妙,工开圣理之深。外取砭针,能蠲邪而扶正;中含水火,善回阳而倒阴。原夫络别支殊,经交错综,或沟池溪谷以歧异,或山海丘陵而隙共。斯流派以难揆,在条纲而有统。理繁而昧,纵补泻以何功?"

综上所述,宋明理学为中医学理论的发展提供了很多新概念和新思维,促进了宋以后医学理论的发展。

(关素华)

复习思考题

1. 宋明理学有何特点?
2. 程朱理学的主要内容是什么?
3. 传统哲学中的气学理论对中医学有哪些影响?
4. 宋明理学的格物思想对中医学有哪些影响?

第九章

清代哲学

学习目标

1. 了解清代哲学的历史背景和研究特色；清代哲学对宋明哲学的传承批判与总结发展；清代哲学对中医学的影响。

2. 掌握清代哲学的主要流派、代表人物和基本内容。

明朝末年，政府腐败无能，国家易代鼎革，历史剧变对知识分子产生了巨大的心理冲击。反清失败后，一大批先进分子在殉国、隐居、出家、不仕以保全名节的同时，开始努力探究明清更替背后思想文化层面的原因，深入反思和革新传统哲学，谋求建立新的思想体系。这些尝试导致宋明理学之后的学术探索出现了注重经世致用、崇尚现实价值的重大转向。著名史学家、思想家钱穆曾在《讲堂遗录·明清学术思想》中指出，"倘使我们要选择一最合我们标准者，换言之，即我们今天最应注意的那一时期，我想应该是晚明。……明亡后，学者亲历亡国之痛，无路可走，但绝处逢生，遂产生极伟之学术。"纵观中国古代哲学史，新思想往往不是凭空出现的——不破不立，破而后立。正是对宋明理学空谈性命义理的尖锐批判，才有了以王夫之、黄宗羲、顾炎武、方以智、颜元、戴震等人为代表的清代实学思潮的产生。

第一节 王夫之的哲学思想

王夫之（1619—1692），字而农，号姜斋，湖南衡阳人，因晚年隐居于衡阳石船山，后人称之为王船山。其自幼跟随父兄读经义，明崇祯十五年（1642年）参加乡试。清军进入湖南后，他曾在衡山发动抗清武装起义，兵败退居肇庆，投奔南明桂王永历，任行人司行人。因弹劾王化澄，险遭残害，经农民军营救脱险。顺治九年（1652年），李定国大败清军，收复衡阳，招请王夫之，王夫之因不满于孙可望把持永历朝政，故离开湖南投奔桂林瞿式耜。桂林被破后，瞿式耜战死，王夫之辗转湘西、广东一带，后来见事无可为，决计归隐，遁藏深山苗洞，闭门读书，专心著述、授徒，一生不曾剃发易服。

王夫之晚年学术成就极高，在经学、小学、史学、文学、哲学方面都有研究，成果众多，留下的著作有一百多种，四百多卷，后人编为《船山遗书》。他的主要哲学著作有《周易外传》《尚书引义》《读四书大全说》《张子正蒙注》《思问录》《黄书》《噩梦》《俟解》《宋论》等。其中，《张子正蒙注》主要是对张载哲学思想的详尽阐发；《思问录》《俟解》以理气之谈、儒释之辩以及为学之序、修齐治平之方、天地日月升降之理等哲学问题的讨论为主；《黄书》《噩梦》是关于政治问题的著作。他还有经学著作《周易内传》《周易大象解》《周易稗疏》《周易考异》《书经稗疏》《尚书考异》《诗经稗疏》《诗经考异》《春秋家说》《礼记章句》《四书训义》

《老子衍》《庄子解》《楚辞通释》等。

王夫之在临终前,自题墓石:"抱刘越石之孤忠而命无从致,希张横渠之正学而力不能企。"这既体现出他强烈的民族情感,也表明他坚持和发展张载气一元论的哲学路径,并且最后成为中国哲学"气本论"的集大成者。他一方面对中国古代各思想学派的观点进行了梳理和严肃的批判总结;另一方面又通过建立朴素形态的唯物论和辩证法的哲学体系,启发和酝酿了近代启蒙思潮,成为中国古代哲学的高峰。

一、"太虚即气""理依于气"的自然观

(一)"太虚即气"

"气"是王夫之哲学的核心概念,"太虚即气"是王夫之在张载"气"论思想的基础上,进一步提出的,关于"天"的本质观点。"太虚即气",气是世界万物的本源,气只有聚散没有生灭,即使是看起来没有任何一物的虚空之处也无不充满了气。气无处不在,无所不包,具有普遍无限性。他在《张子正蒙注》言:"有形则人得而见之,明也。无形则人不得而见之,幽也。无形,非无形也,人之目力穷于微,遂见为无也。聚而明得施,人遂谓之有;散而明不可施,人遂谓之无。不知聚者暂聚,客也,非必常存之主;散者,返于虚也,非无固有之实;人以见不见而言之,是以滞尔。明则谓有,幽则谓无,众人之陋也。"人们把能看见的有形之物称为"有",看不见的无形称为"无"。王夫之批判这种观点,指出看不见的无形并不是真的空无一物,而是因为人的眼力所能见的范围有限,不能看见而已。在王夫之看来,"有"只是由某物聚集而呈现出来的可见的特性,也就是明;而不可见的"无",则是由某物散去而不再有可见的特性,也就是幽。("言幽明而不言有无"是王夫之对于"太虚即气"的天的本质观点的特殊论说方式。)

这种能聚散的本源之物便是气。王夫之在《张子正蒙注·太和篇》言:"人之所见为太虚者,气也,非虚也。虚涵气,气充虚,无有所谓'无'者。"在王夫之看来,聚散显隐这种变幻不居现象的实质便是气,"太虚即气"。气弥沦无涯而希微不形,弥沦无涯则气充盈于天地之间无处不在,希微不形也意味着气无处不在却不可得而见。聚散显隐其实就是气的运动变化形态,如《张子正蒙注·太和篇》中说:"车薪之火,一烈已尽,而为焰,为烟,为烬……汞见火则飞,不知何往,而究归于地。有形者且然,况其絪缊不可象者乎!……故曰往来,曰屈伸,曰聚散,曰幽明,而不曰生灭。"木材作为燃料,燃烧后转变为火、焰、烟、灰;汞燃烧化作蒸气散发,但终究他们并没有消失,只是气所呈现出来的"形式"的变换,并不是有无的生灭,也非气的生灭。

王夫之"太虚即气"的自然本体论观点,比以往的气本论者更为进步和高明。如王廷相认为"气"是万物得以产生的原始物质,木、火、土、金、水都是自元气变化而来,这是一种把"气"作为具体实物的元气实体说。而王夫之把"气"从具体实物的观念层次中抽象出来,在哲学意义上做了更高的概括,使其涵盖一切有形和无形的存在,具有更高的抽象性。

王夫之还运用"实有"的概念,改造传统命题"诚者物之始终",在《张子正蒙注》中言"诚者,神之实体,气之实用",即王夫之认为气是诚的本体,是比诚更为根本的存在,从而进一步规定了"气"最本质的属性,是一种客观实在性。并在《尚书引义》中言:"夫诚者,实有者也。前有所始,后有所终也。实有者,天下之公有也,有目所共见,有耳所共闻也。"即在王夫之看来这种客观实在性,是可以通过人们目见耳闻的感官所认识的,这在中国哲学史上是一个进步。

(二)"理依于气"

在理气关系上,王夫之反对宋明儒学"理主气""理生气"的唯心主义观点,而坚持"理依

于气"的唯物主义立场。他在《思问录》内篇中言:"气者,理之依也。"在《读四书大全书说》中言:"气外更无虚托孤立之理。"在王夫之看来,理依赖于气,而气是最根本的本源。在《说文广义》卷二中王夫之对"理"作了辞源学的考证:"理,本训治玉也。通诸凡治者皆曰理,与乱对,故为理国、理财,而治刑之官曰大理。理之则有理矣,故转为'理义'字,事之当然而行之顺也。玉浑然在璞而未有理,治之而文理见。事不治则理不著,治而后见其必然而不易焉,故曰'理在气中'。气有象而理无形。气之变动成乎理,犹玉之未治而理隐,已治而理著。"从辞源学上讲,"理"原意为动词"治理",本指治玉,后引申为经治理而形成的与"乱"相对的秩序,以及事物呈现出来的必然规律、义理。而由动词性的"理"到名词性的"理",也就是从实践范畴的"理"到认识范畴的"理",王夫之认为是由"气化"来实现的,"气"的变动才使"理"得以呈现。

王夫之认为只有气化才能使气的刚柔、中正、仁义得以显露,这种刚柔、中正、仁义的条理呈现过程也就是理得以建立的过程。王夫之在《读四书大全书》中云:"是唯气之已化,为刚为柔,为中为正,为仁为义,则谓之理而别于非理……太极最初一圆,浑沦齐一,固不得名之为理。殆其继之者善,为二仪,为四象,为八卦,同异彰而条理现,而后理之名以起焉。气之化而人生焉,人生而性成焉。由气化而后理之实著,则道之名亦因以立。"在太极浑沦的状态中,王夫之认为没有分别,没有条理,也就不可以说有理。理作为条理和秩序,是气化的有效性成果,而一旦气上见理,则继而自然成势,所以王夫之在《读四书大全说》中认为:"只在势之必然处见理。"因此,在王夫之看来,气是世界万物的本源,也是变化日新的物质载体,而在变化过程中所固有的客观必然性,就是理,理在势之必然处可见,因而是可知的。

王夫之"理依于气"的自然观坚持了气一元论的立场,并对于宋明理学"性理空谈"的流弊进行了严厉的批判,在实践意义上有助于将人们的思想焦点引导到客观现实世界中来。

二、"太虚本动""气化日新"的辩证发展观

(一)"太虚本动"

王夫之反对周敦颐、朱熹"太极不动"的观点,认为:"太虚者,本动者也。动以入动,不息不滞。"在王夫之看来,整个物质世界无时无刻不处在运动中,运动是物质世界内在的固有属性,一种运动形态渐息,另一种形态又相继而起。王夫之在《思问录》内篇中言:"太极动而生阳,动之动也;静而生阴,动之静也。废然无动而静,阴恶从生哉? 一动一静,阖辟之谓也。由阖而辟,由辟而阖,皆动也。废然之静,则是息矣……静者静动,非不动也。"太极本动,是说运动是绝对的,一切皆动。因为"太虚本动",所以动和静都是运动的动静。静止是相对的,绝对意义上的静止是不存在的。因此,王夫之在《张子正蒙注》卷九中批判了两种偏向,"流俗滞于物以为实,逐于动而不反;异端虚则丧实,静则废动,皆违性而失其神也"。一方面,"流俗"派追求动而忽略了静,另一方面,"异端"类又一味追求静而忽略了动。可以看出,王夫之否定了宋明理学的主静观以及佛、老哲学中对动静关系的割裂对峙。

(二)阴阳与动静的关系

王夫之还进一从体用范畴探讨和论证了阴阳与动静的相互关系。在《周易内传》卷五中言:"动者,阴阳之动;静者,阴阳之静也。其谓动属阳、静属阴者,以其性之所利而用之所著者言之尔。"王夫之认为动和静是阴阳二气的固有属性,阴阳是体,动静是用,体用不分离,动静与阴阳亦不相分离。也就是说运动的根源在于阴阳二气物质本身,而阴阳二气作为客观物质又是运动变化的载体,如果没有阴阳二气,运动也就不存在。

(三)"气化日新"

"天地之德不易,而天地之化日新",这是王夫之思想中的重要内容。事物的发展,有生

必有死,有荣必有枯,有新必有故。王夫之在这生死、荣枯、新故之中尤为强调一个"新"字,认为天地万物时刻变化更新。他在《周易外传》中说:"由致新而言之,则死亦生之大造矣。"《张子正蒙注》中说:"荣枯相代而弥见其新。"王夫之将这种"变化日新"看作宇宙的根本规律,而事物为什么会变化日新呢? 王夫之在《张子正蒙注·太和篇》中认为:"一气之中,二端既肇,摩之荡之,而变化无穷。"作为天地万物本原的气,总要分化出相互对立的两个方面,即"二端",这相互对立的两个方面相互作用,从而造成无穷无尽的变化,故"天下之万变,而要归于两端"(《老子衍》)。这两端也就是事物内部所固有的矛盾的对立面,王夫之认为这是事物变化发展的源泉。

(四)"盈虚之变"

王夫之在气化日新中区分出了两种类型,即量的变化和质的更新。他在《思问录》外篇中提到:"爪发之日生而旧者消也,人所知也。肌肉之日生而旧者消也,人所未知也。人见形之不变而不知其质之已迁。"肌肉每天都在进行着新陈代谢,虽然表面形态上看不出它的变化,但日复一日的新陈代谢所累积的量变已经蕴含了质变。所以他在《周易内传》卷三中说:"盈虚之变,非骤然而遽成,必以渐为推移,而未变者已早变其故。"事物的运动变化发展总是逐渐进行的,由量变累积到一定程度而达成质变。

王夫之在质变与量变的基础上,进一步概括出了"变"与"通"两种不同的质变方式,两种不同的质变方式皆可由量变而达于质变,进而组成连贯的周期性运动过程:由"变"而"外生","外生"而"通","通"而"内成","内成"而"变"。如他在《周易外传》中说:"春以生温于寒,秋以生凉于暑,夏以成温而暑,冬以成凉而寒。"所以说"秋变夏,春变冬,夏通春,冬通秋",而四季变换简称为:"春通夏而秋变之,秋通冬而春变之。"(《周易内传》卷五)但王夫之进一步强调这种周期性的循环往复并不是简单的循环论,每一次的周期都是"有则而善迁"的螺旋上升。

(五)矛盾的特点

关于矛盾的这一概念,王夫之进一步分析了其特点。

一是"阴阳不孤行于天地之间""无有乾而无坤之日,无有坤而无乾之日"(《周易外传》卷六)。也就是说矛盾双方是相互共存的,没有脱离对方而单独存在的,同时又"权无主辅",矛盾双方没有固定不变的地位,而是随矛盾的发展不断地相互转化的。

二是矛盾双方不仅是"分一为二",同时也是"合二以一",既"判然各为一物"又"交相入而包孕以运动之貌"。矛盾的双方是相互对立的独立个体,但同时它们又被包含在统一的运动形式当中。

三是在以上两点既有的理解之上,君子当"乐观其反而利用之"。人们应该深刻洞悉矛盾的这些特性,并在现实生活中去运用矛盾的这些特性处理事务。

四是矛盾可能会"极而后反"。因此在社会生活中当避免矛盾双方的激化,而要"奉常以处变""变不失其常"。在王夫之看来,"常"和"变"是一组辩证关系。一方面,"君子常其所常,变其所变,则位安矣。常以治变,变以贞常,则功起矣"(《诗广传》卷五),人们应当把握事物变化发展的规律,然后来促成变化,从而在变化面前保持从容之态;另一方面,他又更为突出强调"常"的一面,"圣人反变以尽常,常立而变不出其范围,岂必惊心耀魄于忧患之至,以与为波靡也哉?"他认为人应当树立起自己的常态,这样有了德性的一贯性和人格的坚定性,才能以从容不迫的姿态面对变化,从而实现与时偕行。

以上的动静观、矛盾观和常变观是王夫之"太虚本动""气化日新"的辩证发展观,也是王夫之辩证思想最重要的内容,大大超越了前人的理论思辨水平,在中国古代哲学史上是一个极大的进步。

三、"能必副其所"和"行可兼知"的认识论

"能""所"范畴本源自佛教哲学,王夫之利用、改造"能""所"的概念提出了"能必副其所"的观点,并对人的认识活动中的主体与客体、人主观的认识能力与客观的认识对象,以及它们之间的关系作出了明确的区分和鉴别,提出了唯物主义的反映论。

(一)"能必副其所"

关于"能""所",王夫之首先对它们作了辞源学上的考证:"所,本训伐木声。今借为'处所'字,与'居'意近,……今人道号称'所',犹之堂、轩,皆题其居止处。又转为语助辞,与'能'相对。能,在己之用也;所,在事之体也。凡有成形、成心、成功、成事一定之处皆曰'所',实有其所而可有事也。"(《说文广义》卷二)在王夫之看来,"能"与"所"是相对的关系,"能"是指人本身反映的能力,"所"是指心所反映的外部客观世界。王夫之在《尚书引义》中进一步探究了两者的关系:"境之俟用者曰'所',用之加乎境而有功者曰'能'。乃以俟用者为'所',则必实有其体;以用乎俟用,而以可有功者为'能',则必实有其用。体俟用,则因'所'以发'能';用,用乎体,则'能'必副其'所'。'所'可以具体到人伦日用之中,而'能'则取之于耳目心思之用。'所'不在内,故心如太虚,有感而皆应;'能'不在外,故为仁由己,反己而必诚。""能"与"所"的关系主要体现在"因所以发能"与"能必副其所"。"所"作为外部的客观世界,可以具体到人伦日用,是有待于被认识的客观对象;"能"作为人本身内在反映的能力,有耳目心思等功能效用。正是客观对象的存在刺激和引发主体的认识作用,主体的认识作用才施加到客体上,并使两者相符合,从而产生正确的认识。

在这里,王夫之反对佛教将人所知的对象归结为人主观知能所产生的幻象这一观点;也反对陆王心学"消所以入能",认为"吾心之能起"即为"天下之所起"的观点。他强调"能必副其所",站在面对客观世界真实存在的立场坚持"所"的客观实在性。

在具体的认识过程中,王夫之还进一步认为应当"以心循理"(《说文广义》卷二)。王夫之认为认识产生的过程有"事之来"与"心之往"的相互作用性,并且"心"区别于耳目官能,有理性综合的思维能力和主观能动性,"有物于此,过乎吾前,而或见焉,或不见焉。其不见者,非物不来也,己不往也"。心有其主观的选择性去见或不见,但外部世界是客观存在的,且"万物皆有固然之用,万事皆有当然之则,所谓理也。乃此理也,唯人之所可必知、所可必行;非人之所不能知,不能行而别有理也"(《说文广义》卷二)。在王夫之看来,理是客观必然的,同时又是必然可被人所认知、理解和加以运用的。因此,要"随时循理而自相贯通,顺其固然,不凿聪明以自用"(《张子正蒙注》卷四)。

由此,王夫之提出"即事以穷理",反对"立理以限事",主张要积极主动探究客观事物的必然规律,反对宋明理学以理为至上、至高、至全的观点。

(二)"行可兼知"

"知行"关系是指认识与实践的关系问题,是中国古代哲学的一个重要论题。王夫之在批评程朱理学"知先行后"和陆王心学"知行合一"的基础上提出了"行可兼知"的知行观。王夫之认为"知行"相分,"各致其功"是知行观的一个重要前提。他在《礼记章句》中说:"同者不相为用,资于异者乃和同而起功,此定理也。不知其各有功效而相资,于是姚江王氏'知行合一'之说,得借口以惑世。"王夫之认为知行相分才能相资以为用,由此明确反对王阳明"知行不相分、以知为行"的知行合一观点。

王夫之进一步指出,在认识与实践的过程中,知行并不是平等的地位,而是行占据主导地位。他在《尚书引义》卷三中说:"且夫知也者,固以行为功者也,行也者,不以知为功者也。行焉,可以得知之效也;知焉,未可以得行之效也……行可兼知,知不可兼行。"王夫之从

功夫和效果两个层面来强调行的优先性和主导地位。

从功夫的层面看，"知以行为功，行不以知为功"。一方面，认识活动总是一个与外界不断接触、学习的过程。未知的东西，也就是不能为认识所把握的东西，总是要在实践中慢慢摸索才能渐渐为认识所把握，所以实践是认识产生的必要过程和功夫，故说"知以行为功"；另一方面，"其力行也，得不以为歆，失不以为恤，志一动气，惟无审虑却顾，而后德可据，是行不以知为功也"（《尚书引义》卷三）。通过实践而获得的认识才是确定无疑的，唯有确定无疑才可以内化为德性，而这种德性并不能为一般见闻之知的认识所取代，所以说"行不以知为功"。从效果的层面看，实践可以使人们获得认识，但有认识却并不能使人们获得实践的效果，事情的成败关键在于能否力行，知而不行，便无实效。正如王夫之在《四书训义》中所说："冥心而思，观物而辨，时未至，理未协，情未感，力未赡，俟之他日而行乃为功。"认识需要时机、情感、力量等诸多的条件才能真正付诸实践，从而产生一定的效果，所以说实践对于认识具有优先性和主导地位。

王夫之也严肃地批评了一些学者"离行以为知，其卑者则训诂之末流，无异于词章之玩物而加陋焉；其高者瞑目据梧，消心而绝物，得者或得，而失者遂叛道以流于恍惚之中"。所以他在《四书训义》中强调："知者非真知也，力行而后知之真。"只有经过实践检验后的认识才可谓真知。

（三）对"格物致知"赋予新意

王夫之对传统认识论中的"格物致知""博文约礼"进行了新的阐释，这也是王夫之认识论思想的重要内容。王夫之在《尚书引义》中说："博取之象数，远征之古今，以求尽乎理，所谓'格物'也；虚以生其明，思以穷其隐，所谓'致知'也。"

王夫之的"格物"与"致知"相当于现在我们所讲的感性认识与理性认识。关于两者的关系，王夫之进一步在《读四书大全说》中分析到："'格物'之功，心官与耳目均用，学问为主而思辨辅之；所思所辨者，皆其所学问之事。'致知'之功，则惟在心官，思辨为主而学问辅之；所以学问者，乃以决其思辨之疑。致知在格物，以耳目资心之用，而使有所循也；非耳目全操心之权而心可废也。"在王夫之看来，在"格物"也就是认识的感性阶段，以发挥耳目的感性作用为主，同时辅之以心官的思辨作用；而在"致知"也就是认识的理性阶段，以心官的思辨作用为主，但也不脱离感性认识。就整个认识过程而言，"格物"由所学所问而得来的感性材料，是第一位的。它既是思辨的基础，同时也是思辨决疑的依据。但王夫之认为并不是以耳目感官来取代心官思辨，而只是为其提供材料使之有所遵循。

王夫之坚持"从物到感觉和思想"的认识路线，以及对认识过程的两个阶段论述，是完全不同于传统对"格物致知"理解的创新性认识。

（四）"博文约礼"

关于"博文约礼"，王夫之认为："博文、约礼，并致为功。方博而即方约，方文而即方礼，于文见礼，而以礼征文。礼者，天理自然之则也；约而反身求之，以尽己之理而推己之情，则天理自然之则著焉。"（《读四书大全说》卷六）不同于传统的诠释，王夫之认为"礼"并不是传统的伦理纲常规范，而是天理自然之则，属于"道""规律"或"知识"的范畴，是认知的客观对象。博文便是广泛地接触事物以获取丰富的感性认识，为"礼"的认识提供感性材料；约礼便是对这些感性材料加以切己地体会、理解分析，使自己真正地认识这些客观规律或法则。这也是王夫之完全不同于传统对"博文约礼"理解的新阐释。

四、"理势合一"的历史观

"理势合一"是王夫之的历史观，主要体现在《读通鉴论》《宋论》《春秋世论》等作品当中。所谓"势",是指历史发展的必然趋势;"理"是指在历史发展过程中体现出来的规律性;"理势合一"指历史本身的秩序和必然性始终不脱离实际的历史进程,理势相互作用。在王夫之看来,一方面"迨已得理,则自然成势"(《读四书大全书》卷九),"理"作为客观规律必然会造成一定的趋势;另一方面"势既然而不得不然,则即此为理矣"(《读四书大全书》卷九)。"势"作为不得不如此的一种状态,它的客观必然性也就是理,而"理""势""合而名之曰天"(《读四书大全书》卷九)。这里的"天"是"莫之为而为之"(《读四书大全书》卷九),是有理而无心的、客观的,历史的过程不是意志或人格的外化,也不是某一精神实体的展开,而是客观自在的。

以王夫之《读通鉴论·秦始皇》中的"假手之说"为例:"秦以私天下之心而罢侯置守,而天假其私以行其大公,存乎神者之不测,有如是夫。"秦始皇废除诸侯分封而建立郡县制度,原本是出于"欲私其子孙以长存"来维护自己家族统治的私心,但是令秦始皇本人意料之外的是,正是通过这种郡县制,历史实现了"公天下"的进步。同样的,历史的客观自在性也发生在"张骞出使西域"事例中,张骞通使西域原本是为了逢迎汉武帝好求良马的私欲,但从客观上来讲,他却开通了中原与这些地区的联系,也是历史上的一大进步。具体的历史人物与事件,就当时的目的和意图而言,可能并不能呈现出历史性的意义,而只有在大历史视野中,这些具体的人物、事件才能超出当时的有限"存在",从而具有历史高度与意义。所以,在王夫之看来历史是"理势合一"的,具有客观规律性和自在性的。并且他进一步认为:"生有生之理,死有死之理,治有治之理,乱有乱之理,存有存之理,亡有亡之理,……违生之理,浅者以病,深者以死,人不自知而自取之,而自昧之。"生、死、存、亡都有它自己的客观规律性,所以必须要加强对社会历史发展各个方面的"理"与"势"的认识,从而减少愚昧,避免盲目性。

五、"日生日成"的人性论与理欲之辨

"性,日生日成",是王夫之对人性本质以及人性如何在社会生活中逐渐形成的问题的认识,是王夫之最有名的思想之一。理欲之辨是人性论上的另一个层面,主要是指理性与欲望的冲突及其处理问题。

王夫之在《尚书引义》卷三中说:"天命之谓性,命日受则性日生矣。目日生视,耳日生听,心日生思。形受以为器,气受以为充,理受以为德,取之多,用之宏而壮;取之纯,用之粹而善;取之驳,用之杂而恶。不知其所自生而生,是以君子自强不息,日乾夕惕,而择之守之,以养性也。于是,有生之后,日生之性益善,而无有恶焉。若夫二气之施不齐,五行之滞于器,不善用之则成乎疵者。"

王夫之认为天不断地授予人以性,人性每天都在不断生成。天如何授予人以性?王夫之认为"天之命人物也,以理以气",天以理、气命人,人受之而有性有形。王夫之继承了儒家传统"天命之谓性"的观点,认为人之性源于天,但同时他又反对完全以"天命"来全然命定人性,而认为在天命授受这个逐日发生的动态生成过程中,除了天命的授予以外,更重要的是人带有主体价值观能动地做出"择之""取之""守之"的过程,也就是养性的过程。人有善、恶、全、疵等不同的区分和转变,正是因为这一主动的"权变"过程起了关键性作用。也就是说,人性是一个有待于自己去成就自己的自强不息的过程。王夫之"日生日成"的人性论强调人主动选择、主动持守的主观能动性,在这一点上相较于传统人性论,有十分突出的进步。

在人性论的另一层面,王夫之说"理自性生,欲以形开",人有性有形,所以有理有欲,因此理欲之辨与性形之辨密切相关,也是人性论中的一个层面。在理欲之辨的问题上,王夫之在《读四书大全说》卷八中说:"礼虽纯为天理之节文,而必寓于人欲以见……故终不离人而

别有天,终不离欲而别有理也。"王夫之强调要在"欲中见理",突出欲与理的统一性,从而与朱熹强调理欲的矛盾性以及对欲望的排斥性的"以理制欲"观点完全区别开来。王夫之自评这样的理欲观既"不堕俗儒",又"不入异端",朴实而有味。同时他认为"去欲"从根本上是佛家的流弊:"西山云'诸子寡欲,颜子无欲',则寡欲者断现行烦恼之谓,无欲者断根本烦恼之谓。只到此便休去、歇去,一条白练去,古庙香炉去,则亦安得有圣学哉?"(《读四书大全说》卷五)王夫之推究"去欲"问题的根底,认为其实"欲"根本不可能全去,如果彻底无欲了,人也随之没有了,一切的根基便也为空。他又在《诗广传》中说:"君子敬天地之产而秩以其分,重饮食男女之辨而协以其安。苟其食鱼,则以河鲂为美,亦恶得而弗河鲂哉?苟其娶妻,则以齐姜为正,亦恶得而弗齐姜哉?"因此,王夫之肯定人的感性欲求的合理性,强调这种感性欲求的合理满足,是百姓安其身心的必要保障。同时,人们对善事善物的追求也在一定程度上可以促进社会的发展和进步。

第二节　颜元、戴震的哲学思想

颜元、戴震的思想各具特色,并且他们对程朱理学进行了深入评判。梁启超在《中国近三百年学术史》中评价颜元,称其对于旧思想的解放是最为彻底的,其所树的旗号曰"复古",而其精神纯为"现代的"。戴震则更有"前清学者第一人"之誉。颜、戴二人能够发前人之所未发,下两千年不敢下之笔,很值得后人学习和借鉴。

> **思政元素**
>
> "圣人"——肯做功夫的人
>
> 颜元曰:"圣人是肯做工夫的庸人,庸人是不肯做工夫的圣人。"(《习斋先生言行录·齐家》)
>
> 这句话被习近平总书记引用于2014年5月4日《在北京大学师生座谈会上的讲话》中。总书记强调了青年做人问题。圣人不是天生的,是下苦功夫得来的,以此勉励青年要成为肯做功夫的圣人。

一、颜元的自然人性论和重习行的认识论

颜元(1635—1704),字易直,又字浑然,号习斋,今河北博野人,清代思想家、教育家。因家境贫寒,养于朱姓之家。据《颜习斋先生年谱》记载,幼年的几位老师均讲求实学,颜元跟随他们先后学习了技击、兵法、医学等实用技能,对其"习行、习动"观念的形成颇有助益。颜元的思想初承陆王,后奉程朱,力行有年,终觉禅俗,最终以批判宋明理学,倡导经世致用、开物成务、济利苍生、富国安民而成为清代著名的实学家和颜李学派的开创者。

(一)自然人性论

1. 理气合一　颜元结合两宋的历史对理学进行了深刻的反思。他在《存学编》卷二中说:"而乃前有数圣贤,上不见一扶危济难之功,下不见一可相可将之材,两手以二帝畀金,以汴京与豫矣!后有数十圣贤,上不见一扶危济难之功,下不见一可相可将之材,两手以少帝付海,以玉玺与元矣!多圣多贤之世,而乃如此乎?"《颜习斋先生年谱》卷下中也记载了颜

元的感叹："必破一分程、朱,始入一分孔、孟,……予尝言误人才、败天下事者,宋人之学也,不其信夫!"在"理气关系"这一焦点问题上,颜元明确地反对程朱学派"理在气先"的观点,坚持理气合一。他在《存性编》卷一中反问道:"若无气质,理将安附?"颜元还进一步解释说:"理者,木中纹理也,其中原有条理,故谚云:'顺条顺理'。"(《四书正误》卷六)

2. 性形不二　在道德理性与自然之性的关系上,颜元认为理与气的关系同样适用于性与形的关系。他在《存人编》卷一中说:"形,性之形也;性,形之性也。舍形则无性矣,舍性亦无形矣。失性者,据形求之,尽性者,于形尽之。贼其形,则贼其性矣。"可见,颜元的理气论和性形论是一脉相承的,理气合一,性形不二。他认为,人的欲望是身体需要的表现,也是人性的必然表现,即便超出了一般范围也不能如程朱所说的那样以罪定性,实现人性绝不能离开形体的必要条件。

3. 性善思想　颜元不仅论证了理与气、性与形的统一,还肯定了理气、性形都是至善的。对于天命之性和气质之性的关系,《颜习斋先生言行录》卷下载:"气质正吾性之附丽处,正吾性作用处,正性功著手处。"颜元秉承了孟子的性善思想,重点批驳了理学的气质有恶的观点,他在《存性编》卷一中开篇明义:"若谓气恶,则理亦恶,若谓理善,则气亦善。盖气即理之气,理即气之理,乌得谓理纯一善而气质偏有恶哉!譬之目矣:眶、疱、睛,气质也;其中光明能见物者,性也。将谓光明之理专视正色,眶、疱、睛乃视邪色乎?余谓光明之理固是天命,眶、疱、睛皆是天命,更不必分何者是天命之性,何者是气质之性。"(《存性编》卷一)性善,才、情、气质亦善,不能把本性与才、情、气质截然分开,就如同说理善气恶、天命之性善、气质之性恶一样荒谬,气质之性就是天命之性。

他反对程朱把理和性归为至善、把气和形说成是至恶的人性二元论观点,指出人性二元论受到佛、老思想的干扰,只看到理气与性形表面的差异性,忽视了它们深层次的一致性,割裂了它们之间的密切联系,从而厌弃形体,执着于"变化气质"。颜元认为,人的性命气质虽然生来各不相同,但性质是共同的,只是程度不同而已;同时,后天的"习染"也是造成差异的重要原因,不能将其归结为先天的不同。

既然性与形统一于善,那么就不需要"变化气质",只要做到"知性、尽性"就可以了。而"尽性"不仅要"据形尽性",发挥吾性的作用,还必须通过形体作用于外界事物,不能像道学家那样脱离实际,空谈性理,要学原始儒家所提倡的六德、六行、六艺、六府、三事等,今日习礼,明日习射,身实学之,身实习之,方能"尽性"。他进一步强调说:"唐虞之世,学治俱在六府、三事,外六府、三事而别有学术,便是异端;周孔之时,学治只有个三物,外三物而别有学术,便是外道。"(《颜习斋先生言行录》卷下)

4. 体用关系　颜元还进一步论述了与之相类似的体用关系,《朱子语类评》载:"人皆知古来无无体之用,不知从来无无用之体,既为无用之体,则理亦虚理。"中国古代哲学家对体用关系论述颇多,但意义不尽相同。颜元不仅关注本体与现象的分辨,更注重阐发形体与功用之间的关系。他在《存学编》卷下中说:"盖吾儒起手便与禅异者,正在彻始彻终总是体用一致耳。"这种自始至终的"体用一致"表现在现实生活中就是如何发挥机体功能,学习技艺技能,应用于实践,改造自然,创造财富。因此,这种以"用"为核心的体用合一论成为颜元"习动、习行"哲学思想的理论出发点之一。

(二)重习行的认识论

宋明理学的代表人物大都很重视认识论的探讨,比如通过重新解释"格物致知"来阐发通过认识以"穷天理"的理本论思想。二程和朱熹都把"格"解释为"至",二程认为"格物"就是穷至事事物物之理,让心与理合一;朱熹认为"格物"就是要把客观事物纳入到主体的认识范围,不仅要知道万事万物之"然",更重要的是知其"所当然"和"所以然",后二者并不是事物本身的属性和规律,作为一种普遍的规则,又主要在人伦之理和性命之理上建构所谓"三纲五常"之理。王守仁把"格"解释为"正","格物"就是"正念头",将由"天植灵根"自然产生的是非好恶的判断推及万事万物,作为认识过程的"格物致知"就是不断地进行除恶扬善、发明本心的道德践行,逐步提高道德修养,保证自觉之知与推致之行合二为一。

1. 对"格物致知"的重新认识 王夫之在《读四书大全说》卷一中提到:"大抵格物之功,心官与耳目均用,学问为主而思辨辅之,所思所辨者,皆其所学问之事。致知之功,则唯在心官,思辨为主而学问辅之,所学问者乃以决其思辨之疑。致知在格物,以耳目资心之用,而使有所循也,非耳目全操心之权而心可废也。"在这里,他不仅探讨了感性认识与理性认识的朴素辩证关系,而且提出了反对"立理以限事"(即认识先于经验,如"三纲五常"之理),倡导"以心循理"(主观要符合客观)的认识论。

颜元与王夫之的认识论思想相近,他着重对宋明理学"格物致知"的阐述进行了猛烈抨击。《习斋记余》卷六载:"盖致知在是物上,便亲见了那物,不尤胜于宋儒与今人全不见梅、枣,便自谓穷尽酸甜之理乎?嗟乎!通五百年学术成一大谎,其如此局何哉!"他将宋明理学比喻为不见梅、枣而自谓酸甜,直言其谎话连篇。该卷还特别指出朱熹门人的偏弊:"朱门一派,口里道是即物穷理,心里见得、日间做得却只是读书讲论。他处穷事理之理,说教好看,令人非之无举,此处现出本色。其实莫道不曾穷理,并物亦不能即。半日静坐,半日读书,那曾去格物?莫道天下事物,只礼乐为斯须不可去身之物,亦不曾即而格之!"颜元深刻批判宋儒不是从实践到认识,而是从书本到认识的认识路线,并指出其误区——"心中醒,口中说,纸上作,不从身上习过,皆无用也"(《存学编》卷二)。

2. "手格其物而后知至" 正是在彻底反思的基础上,颜元对于"格物致知"的理解体现了崇尚实践的认识论思想。他认为"格"是"手格猛兽""手格杀之"之"格","物"是不依赖于人体感官的客观存在,是认识的对象。正如《四书正误》卷一所言:"知无体,以物为体,犹之目无体,以形色为体也。故人目虽明,非视黑视白,明无由用也;人心虽灵,非玩东玩西,灵无由施也。"颜元深刻地阐述了离开作为客体的"物"就不可能有"认识"的观点。所谓"格物"就是"实做其事",就是躬行履践,亲力亲为。对于"致知",他在《习斋记余》卷六中说:"如欲知礼,凭人悬空思悟,口读耳听,不如跪拜起居,周旋进退,捧玉帛,陈笾豆,所谓致知乎礼者,斯确在乎是矣。如欲知乐,凭人悬空思悟,口读耳听,不如手舞足蹈,搏拊考击,把吹竹,口歌诗,所谓致知乎乐者,斯确在乎是矣。推之万理皆然。"对于二者的关系,颜元在《四书正误》卷一中说:"手格其物,而后知至。"因此,在颜元的认识论中"格物"是"致知"的基础。颜元的认识论更注重感性认识在认识过程中的作用,强调认识得以形成的条件不仅是实践,要达到高层次的认识还需要反复实践。他非常推崇《论语》中"学而时习"的思想,认为:"孔子开章第一句,道尽学宗。思过,读过,总不如学过。一学便住也终殆,不如习过。习两三次。终不与我为一,总不如时习方能有得。"(《颜习斋先生言行录》卷下)他的这一认识体现了重"习动、实行",反"静悟、空谈"的学风。

当然,颜元也不是一味地重视实践忽视理论研究。他在《存学编》卷一中说:"为学为教,用力于讲读者一、二,加功于习行者八、九。"

颜元重经验得来的认识,轻视理论研究得到的成果,这是其认识论的不足之处。但其唯物论和经验论的色彩,反映了中国社会发展到封建社会末期呼唤实践理性和知识理性的时代要求。

(三)"实学实行,经世致用"的功利主义

颜元总结明亡的教训,认为根本的原因在于空谈心性的腐朽学风,因此儒者必须注重事功。他认为,道与功,义与利是统一的,圣贤也是讲功利的,正义明道的目的就在于计功谋

利。他在《四书正误》卷一中说："以义为利，圣贤平正道理也。……利者，义之和也。……义中之利，君子所贵也。"他在《颜习斋先生言行录》卷下中又指出："世有耕种而不谋收获者乎？世有荷网持钩而不计得鱼者乎？……'不谋''不计'两不字，便是老'无'释'空'之根。……盖正谊便谋利，明道便计功。……全无谋利计功，是空寂，是腐儒。"

颜元重新阐述了尧、舜、周、孔的务实宗旨，严厉批评了孔孟之后历代学术的尚虚空疏，大力提倡"实学"，倡导一种经世致用的新学风，主张以"实"代"虚"。他提倡的学习科目，曰"实文"；学习方法，曰"实学""实习"；提倡的行为，曰"实行"；提倡的事功，曰"实用"；提倡的性体，曰"实体"。总之，他要以学、习、行、能代替理学家的讲、读、著、述，主张"宁为一端一节之实，无为全体大用之虚"（《存学编》卷一）。

二、戴震的认识论和对理欲之辨的批判

戴震（1724—1777），字慎修，又字东原，安徽休宁人。清代著名语言文字学家、哲学家、思想家。早年受朱熹影响较大，从事经学、史学、传统自然科学、语言、音韵、训诂等方面的研究，后被召为《四库全书》纂修官，治学广博，著述丰厚。中年时期，对程朱理学由信疑参半到深刻批判，思想成熟后独树一帜，凸显了近代科学的实证理念和人本主义精神，对后世学术发展影响很大。

（一）"有血气斯有心智"的认识论

戴震注重对事物之间相互区别的特殊本质的分析，强调研究事物的"分理"，即所谓"察分理"。

1. 阐释"道"与"理"的关系　戴震首先对"道"与"理"做了区分："道"是自然界和人类社会发展变化的根本规律，可称之为"天道"和"人道"，是客观的感性存在；"理"则是具体事物或现象的特殊本质和规定性，是人们主观思维认识的产物，又可以细分为两个方面，一是万物自身的"不易之则"，二是人们对"不易之则"的体认。因此，"就天地、人物、事为求其不易之则，是谓理。后儒尊大之，不徒曰'天地、人物、事为之理'，而转其语曰'理无不在'，以与气分本末，充视之如一物然。岂理也哉！"（《绪言》）那么，如果有人要问对"不易之则"的体认既有声、色等表象的感受，又有理、义等精微的把握，二者有什么不同呢？戴震在《绪言》和《原善》卷中分别进行了回答："人物受生于天地，故恒与之相通。盈天地间，有声也，有色也，有臭也，有味也；举声色臭味，则盈天地间者无或遗矣。内外相通，其开窍也，是为耳目鼻口。""耳之能听也，目之能视也，鼻之能臭也，口之知味也，物至而迎而受之者也。"

2. 阐释"理"与"义"的关系　对于更高层次的"理义"的认识，戴震在《孟子字义疏证》卷上中说："神明之盛也，其于事靡不得理，斯仁义礼智全矣。故理义非他，所照所察者之不谬也。何以不谬？心之神明也。人之异于禽兽者，虽同有精爽，而人能近于神明也。理义岂别若一物，求之所照所察之外；而人之精爽能进于神明，岂求诸气禀之外哉！"这就揭示了认识在感性阶段和理性阶段的不同机制。

3. 主体（我）与客体（味、声、色等）的关系　戴震在《孟子字义疏证》卷上中还特意强调"声色"等客体与"我"的关系（"味与声、色，在物不在我，接于我之血气，能辨之而悦之"），以及"理"与"心"的关系（"就人心言，非别有理以予之而具于心也；心之神明，于事物咸足以知其不易之则，譬有光皆能照，而中理者，乃其光盛，其照不谬也"）。因此，所谓声、色等感觉虽然和理义在认识层面、内容和机制等方面有差异，但二者都是外在的客体，都来源于外在的客观世界，能够为主体的感官和"神明"所感知和认识。此外，还论述了人的耳、目、鼻、口等感觉器官之所以能够形成，也是为了适应主体与外在的客体相互沟通的需要。

4. "有血气斯有心知"　在《孟子字义疏证》卷上中，戴震进一步论述了认识的客观性。

他指出："天下惟一本,无所外。有血气,则有心知;有心知,则学以进于神明,一本然也。"这就说明人的认识能力是依赖于"血气"——人的生理结构的。那么"血气"又依赖于什么呢?"人之血气心知,本乎阴阳五行",这就为人的认识构建了一个客观的物质基础。

与傅山、陈确肯定人的血气与心智的统合、反对伦理道德至上主义类似,戴震"有血气斯有心知"的认识论不仅否定了宋明理学中的"心具众理""心与理一"和"心即理"等主流观念,而且对于实学研究具有很强的方法论价值。既然"血气心知"是客观的,感觉器官是客观的,认识的外物(包括声、色、嗅、味)是客观的,"理"也是客观的,那么要想求得理就需要尊重客观事实,还万事万物以本来面目,不可以个人的主观猜测和臆断来代替客观事物之理。

(二) 对宋明理学理欲之辨的批判

从古至今,在道德伦理的研究领域,"天理"和"人欲"的关系一直是许多哲学家都关注的问题,其焦点在于道德伦理规范与人的感性欲求之间的关系。朱熹把"天理"界定为"道心",即仁、义、礼、智之性,与之相对,"人欲"就是"人心"。在《朱子语类》中,朱熹认为二者本来是一体,只是所知觉不同:觉于理者为道心,觉于欲者为人心。道心流于形气之私,人欲之蔽,如蒙尘垢,即为人心。圣人著作一以贯之,只是教人存天理,灭人欲,他将这一思想等同为孔子提倡的"克己复礼"。事实上,对宋明理学中理欲观的突破,自明代泰州学派就已经开始了。从王心斋将天理良知改造为自然明觉,到罗汝芳"无之非是"的"率性精神",自然人性思想的萌芽已然显现。王夫之认为朱熹过于看重理和欲之间的矛盾性,因此才倾向于以理制欲甚至灭欲。他在《读四书大全说》卷八中提出:"礼虽纯为天理之节文,而必寓于人欲以见,……故终不离人而别有天,……终不离欲而别有理也。"可见,王夫之着重阐发的是理和欲的统一性,即"欲中见理"。此外,王夫之还肯定了人们对于"人之所欲"(如山珍海味)追求的合理性。

1. 程朱理学"以理杀人"　戴震也对宋明理学"理欲之辨"进行了激烈挞伐,甚至在《孟子字义疏证》卷下中断言:"此理欲之辨,适成忍而残杀之具。"首先,他指出割裂"人心"和"道心"的统一来谈天理会适得其反。"古之言理也,就人之情欲求之,使之无疵之为理;今之言理也,离人之情欲求之,使之忍而不顾之为理。此理欲之辨,适以穷天下之人尽转移为欺伪之人,为祸何可胜言也哉!"其次,依仗自以为是的"理欲之辨"以理责人,会因道德泛化而产生极大的社会危害性,理学的异化和末流及其政治化和社会化甚至会带来"以理杀人"的不良后果。《孟子字义疏证》卷上曰:"尊者以理责卑,长者以理责幼,贵者以理责贱,虽失,谓之顺;卑者、幼者、贱者以理争之,虽得,谓之逆。……人死于法,犹有怜之者;死于理,其谁怜之?"

2. 提出"理存乎欲"　戴震已经具备了初步的人本主义思想,在批判封建社会精神专制的基础上对理欲关系进行了重新思考,提出了"理存乎欲"的新理欲观。他以朴素唯物主义自然观为基础,把理和欲的统一理解为必然和自然的统一,反对以"存""灭"的简单逻辑和对立思维处理理欲关系,构建了以"血气心知"为物质前提、既看到二者的差异又看到二者统一的理欲观。他在《孟子字义疏证》提到:"夫人之生也,血气心知而已矣……人生而后有欲、有情、有知,三者,血气心知之自然也……理者,存乎欲者也……天下必无舍生养之道而得存者,凡事为皆有于欲,无欲则无为矣;有欲而后有为,有为而归于至当不可易之谓理;无欲无为又焉有理?"

3. 强调"不可禁欲,不可纵欲"　戴震在肯定"欲"是人类生活原动力的同时强调欲不可禁,亦不可纵。应该对"人之所欲"赋予充分的人文关怀,既不应该将个别或者一部分人的道德诉求硬性规定为全体民众的实际需要,也不应该把理想的道德标准强加于普通个体的日常行为。真正符合人性的道德规范应该以人们的正当感性欲求为根基,寻求中正公允的伦理约束。戴震将人欲作为天理的一部分,谋求在改造了的"天理"的范畴内探讨"公欲"、界定"公欲"、实现"公欲"。

从学术源流来看,颜元和戴震的哲学思想实际上是对宋明理学的反对。他们在学习、信奉、研习、反省、批判理学的过程中,以其理论勇气和智慧,敢于挑战传统思想,使得清代学术在向朴素唯物主义发展的同时,突破了旧观念、旧思维的藩篱,高扬起重知识、重实行的旗帜,发出了中国近代思想启蒙的先声。

第三节　清代哲学对中医学的影响

中医学在漫长的历史发展过程中,一方面主动吸收哲学成果为自己找到理论根基,另一方面也在用哲学思想和哲学思维指导着自己的理论构建和医疗活动。在元气论、阴阳学说、五行学说等哲学思想的引导下,中医有了长足的发展,建立并健全了病因学、病机学、证候学、方剂学、针灸学、本草学等基本理论体系,临床经验也得以系统总结。明清之际,传统哲学由宋明理学向明清实学的转变为包括中医学在内的传统科学进一步发展提供了良好的理论指导和思想氛围。

一、清代朴素唯物主义对中医学的影响

爱因斯坦曾说:"相信有一个离开知觉主体而独立的外在世界,是一切自然科学的基础。"这句话清晰地表达了任何一门严肃的科学都应该自觉把唯物主义的世界观作为科学研究的指针。有什么样的世界观,就有什么样的方法论。唯物主义的世界观决定了不以主观意识为先导、一切从实际出发、以实践检验和发展真理的研究方法。清代朴素唯物主义的世界观对学者们的方法论影响非常明显。王夫之、颜元、傅山、戴震等人都不同程度地把"即物穷理"的思想修养方法改造成为研习实学或者某种意义上的科学探索方法。

(一)戴震的本体论对中医学的影响

戴震在《绪言》卷上中指出:"如飞潜动植,举凡品物之性,皆就其气类别之。人物分于阴阳五行以成性,舍气类更无性之名。医家用药,在精辨其气类之殊,不别其性,则能杀人。"医生要想达到好的治疗效果,必须注重"分理",只有对药物的性味功效细致区分,准确把握,才能保证疗效,反之就会害人杀人。戴震的方法论中已经明确地突出以求真为目的的认识主体的地位,开启了归纳整理、去伪存真、微观分析的新传统;并且这一时期的科学家和哲学家都已认识到科学实验的重要性。中医学在这个方法论变革的大背景下也出现了一系列新的变化,清代的很多哲学家如方以智、傅山、颜元等本身也是医学家,他们的唯物主义和无神论思想对行医具有重要的指导意义。

(二)傅山的唯物论对中医学的影响

傅山在其著作中多次阐明了朴素的唯物论思想,他在《霜红龛集》卷二十六中说:"太虚无印版,……氤氲变化,无古无今,无模拟之天使,图彩本于皇神,何物主气也,何物主理也?"这段话清晰地表明,宇宙万物是由物质性的元气发展而来的,元气处于永恒的运动变化之中,这种运动变化不仅不依赖于人,而且背后没有什么神仙、天使主宰和推动,所谓神仙不过存在于"人事"之中而已;"物皆有自然"(《霜集》卷三),"物性不可违","使时使不动,动时不待使,自然之道"(《〈庄子〉批点》卷二)。万物运动变化遵循客观法则,这种法则不以人的意志为转移,也可以称之为自然规律。但傅山并没有因此产生被动消极的思想,他强调人可以发挥主观能动性去认识自然和改造自然。他在《霜集》卷三十五中指出:"天之所为,春

生、夏长、秋收、冬藏而已。若不教之以人为之事,但性著所为,暴殄无惜,一味歌天之所为,则非也。何也?天爱人不能使人坐而得衣食也。即如诸器物,皆不徒为是,因我得以除之、执之而为之。"宋明理学提出了"理在气先"的思想,傅山则针锋相对,提出"气在理先"的观点,他认为气是天地万物产生的本原,万物之所以具有生命存在是因为阴阳二气的相互作用。傅山将气化学说引入其医学理论和医疗实践,他在《傅青主女科》中论述了气化是女性月经形成的关键,月经失调是由水、火、精、气、血的气化异常造成,在治疗上强调补精养血、生血先补气的原则。又如他的养生理论认为人的生老病死是自然规律,人不可能长生不老,但是遵循自然规律可以保命延年。根据气本论的思想,生命活动的根本是精气,如能保持心神清净内守,防止躁动外散,就会有助于精气的充盈固秘,达到延年益寿的效果。

(三)黄元御将五运六气与伤寒六病相结合

清代乾隆时期的著名医家黄元御的一个重大成就是将五运六气与伤寒六病相结合,提出六气统六经、六经从六气、外感之邪可循经而动的学说,对一气周流理论进行了有益的补充和发挥。黄元御的医学著作中,都是以"气"作为立论基础,比如以"六气"解释伤寒六经,以气之"升降沉浮"解释五脏六腑等,体现了"气本论"的哲学思想。

清代哲学对宋明理学的全面反思培养了这一时期哲学家和医学家巨大的理论勇气和彻底的怀疑批判精神——这也是不唯书、只唯实的唯物主义思想的体现。这种精神在清代伤寒论研究中具体体现为"错简重订"理论得以确立。清初中医三大家之一的喻昌批判了宋元以来对《伤寒论》条文"百家争鸣"式地随意发挥,提出应根据实践经验来看待经典,支持明代方有执提出的《伤寒论》"错简"之说,与张璐、吴仪洛、程郊倩等医家组成"错简重订"学派,对《伤寒论》的内容和结构进行了重新组织,使之条文进一步系统化,发展并完善"三纲鼎立"观点,促进了《伤寒论》研究的深入与发展。

二、清代经世致用的实学思潮对中医药学的影响

自明万历兴起直到晚清的,以龚自珍、魏源为代表的经世思潮,在明亡清兴的历史进程中空前高涨。明亡之初,"天下兴亡匹夫有责"的时代强音召唤起无数仁人志士,如黄宗羲、顾炎武、王夫之、傅山等投入到反清复明的斗争中去,当武装抗清最终被镇压之后,残酷而无奈的现实让学者们弃武从文,转向学术。他们或是反思前朝积弊,或是鞭挞理学旧论,同时,深入总结经济、政治、文化、社会等各个方面的兴衰得失,以记取历史教训,期待以新思想、新学风来变革学术、有用于世。这是明清之际理学受到猛烈抨击、实学得以大行其道的历史原因。

中医学历来就是实学之一,清代经世致用的实学思潮推动了中医学在新的历史阶段的发展,出现了以实用性为指导思想的多种著作。

(一)邹润安《本经疏证》——对《神农本草经》的注疏

四大经典著作之一的《神农本草经》历代鲜见注疏,清代医学家、药学家邹润安(1790—1845)撰写的《本经疏证》是研究《神农本草经》药物精蕴的一流著作。它融合《黄帝内经》《伤寒杂病论》的医理要义于一体,在疏解《神农本草经》时,没有仅仅停留在阐述药物药性、药理的理论层面,而是紧扣该药所适应的病机、所涉及的方剂和病证,同时提出一系列实际问题,自问自答,紧密联系临床实效和实际功用,将《神农本草经》的研究推向了一个新的阶段,体现了"讲求实用、注重实践"的实学精神。

(二)《古今图书集成》与《四库全书》对医学资料的整理

清代的陈梦雷编纂了我国现存最大、体例最完善的类书——《古今图书集成》,它按照"随类相从"的原则,将上古到明末清初的文献资料分类辑录,重新编排。《古今图书集成·

医部》所收的资料十分丰富,自《黄帝内经》到清初的医学著作为止,博采了120余种重要医学文献,共520卷。该书的编排独具特色:纵向按照从基础理论到医疗实践的顺序罗列,横向则以各科疾病为主线,将历代治疗经验汇总归纳。既有古代医经的注释,又有基础理论的阐述;既有临床各科疾病的诊治,又有历代医学发展的记事。由于该书分类科学,便于医家就某一学科或某一疾病获取专门的历史资料,又能溯源明流,对于中医的临床应用和学术研究极为方便,其实用性得到了后世的普遍赞誉。

清代另一部官方编纂的鸿篇巨制是《四库全书》,分为经、史、子、集四部,故名四库。该书的性质属于丛书,相对《古今图书集成》而言,并没有把古籍拆散重编,而是注重保留原始资料的独立性。古代学者编辑史书,多将医家附于子部末流,但总纂官纪昀慧眼独具,看到了医学对于民生不可或缺的实际效用,《纪文达公遗集》卷八载:"医虽一技,亦民命之所关,故升诸他艺术上也。"故此,他将医家类书籍列于儒家、兵家、法家、农家之后,为子部第五。《四库全书总目·子部·医家类》著录古代医书97部,存目医书100部,总计197部,基本涵盖了医经、本草、方论、病理、诊断、临床各科、针灸、养生、医案、医史等各类中医文献,系统总结了中国18世纪以前的医学学术概况。该书不仅对古籍的源流沿革进行了严密的考证,而且保存了丰富的医学文献资料,并对医书的优劣得失做出了客观公允的评价。由于此书的博大精深以及"即类求书,因书究学"的功用,加之成书年代较晚,收录较全,备受学术界推崇。

(三)陈修园及其医学启蒙教育

清代医学家陈修园非常重视医学启蒙教育,尤其关注入门者的实际学习效果和应用方便与否。他撰写的韵文类启蒙著作《医学三字经》《医学从众录》《医学实在易》等书籍简洁易懂,朗朗上口,流传后世,影响甚大。其中《医学三字经》于嘉庆年间出版以来,到中华人民共和国成立约一个半世纪,再版二十余次,版本二十余种,启蒙了无数中医人才,造就了众多中医名家。

(四)汪昂的《医方集解》及其他实用医药著作

理论家汪昂在《医方集解》一书的"凡例"中明确著书的实际用途:"庶几平居读之,可使心理开明,临病考之,不致攻补误用,脱遇庸劣之手,既可据证以校方,设处穷僻之乡,不难检方以用药。"其他如《古今名医方论》《汤头歌诀》等直接面向医学入门者,帮助他们学习初级的方剂学知识应用于临床。此外,还出现了一类"专取药品简易,便于穷村僻壤应手而得"(《秘方集验》)的以收集民间验方为主的验方类方书。如清代王梦兰纂集的《秘方集验》,这类书籍不仅传承了民间一些简便、显效的疗法,保存了很多不为人知的乡土医生的经验成果,对于中医在不利的自然条件、社会条件下仍能发挥作用具有重要意义。

此外,实学思潮使得医家更加重视临床实用医学的研究,临床医学的理论和实践都取得了进步,中医分科也越来越细,方剂数量明显增多。

明清之际的哲学思想开始转向批判理学、注重实践,这有利于突破旧思想的束缚。随着哲学对人生命认识的不断深化,中医理论在明清之际日臻成熟。清代哲学中经世致用的理念,也为中医药的归纳分科、面向临床、宣传普及提供了思想基础。

(谢雪姣　张大川)

复习思考题

1. 明清之际中国哲学的主要思想是什么?
2. 如何理解王夫之对中国古代哲学的批判性总结?
3. 如何认识清代哲学对中医学发展的影响?

主要参考书目

1. 冯友兰. 中国哲学简史[M]. 北京:生活·读书·新知三联书店,2009.

2. 李泽厚. 中国古代思想史论[M]. 北京:生活·读书·新知三联书店,2017.

3. 张岱年. 中国哲学大纲[M]. 北京:商务印书馆,2015.

4. 孙正聿. 哲学通论[M]. 2版. 上海:复旦大学出版社,2005.

5. 张载. 张载集[M]. 北京:中华书局,1978.

6. 程颢,程颐. 二程集[M]. 王孝鱼,点校. 2版. 北京:中华书局,2004.

7. 朱熹. 朱子全书[M]. 朱杰人,严佐之,刘永翔,主编. 上海:上海古籍出版社;合肥:安徽教育出版社,2002.

8. 王守仁. 王阳明全集[M]. 上海:上海古籍出版社,2014.

9. 颜元. 颜元集[M]. 王星贤,张芥塵,郭征,点校. 北京:中华书局,1987.

10. 董仲舒. 春秋繁露[M]. 凌曙,注. 北京:中华书局,1991.

11. 崔瑞兰. 中国古代哲学[M]. 2版. 北京:人民卫生出版社,2018.

12. 李俊. 中国古代哲学[M]. 北京:人民卫生出版社,2012.

13. 张其成. 中医哲学基础[M]. 北京:中国中医药出版社,2016.

14. 冯达文,郭齐勇. 新编中国哲学史:上下卷[M]. 北京:人民出版社,2004.

15. 夏含夷.《周易》的起源及早期演变[M]. 蒋文,译. 上海:上海古籍出版社,2022.

16. 夏海. 老子与哲学[M]. 北京:生活·读书·新知三联书店,2016.

17. 陈霞. 道家哲学引论[M]. 北京:中国社会科学出版社,2017.

18. 杨伯峻. 论语译注[M]. 北京:中华书局,2017.

19. 丁四新,龚建平. 中国哲学通史:秦汉卷[M]. 郭齐勇,主编. 南京:江苏人民出版社,2021.

20. 陈来. 宋明理学[M]. 北京:北京大学出版社,2020.

21. 吴根友. 中国哲学通史:清代卷[M]. 郭齐勇,主编. 南京:江苏人民出版社,2021.

复习思考题
答案要点

模拟试卷